Hefte zur Zeitschrift „Der Unfallchirurg"

Herausgegeben von:
L. Schweiberer und H. Tscherne

253

Springer
*Berlin*
*Heidelberg*
*New York*
*Barcelona*
*Budapest*
*Hongkong*
*London*
*Mailand*
*Paris*
*Santa Clara*
*Singapur*
*Tokio*

D. Nast-Kolb, C. Waydhas, L. Schweiberer (Hrsg.)

# Posttraumatisches Multiorganversagen

Mit 67 Abbildungen in 117 Einzeldarstellungen und 49 Tabellen

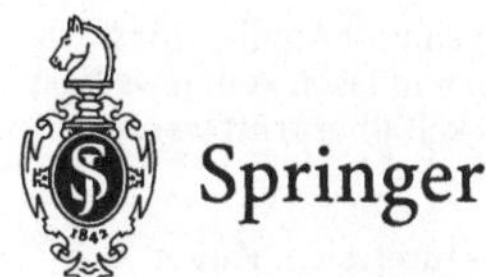

Springer

Reihenherausgeber

Professor Dr. Leonhard Schweiberer
Direktor der Chirurgischen Universitätsklinik München Innenstadt
Nußbaumstraße 20, D-80336 München

Professor Dr. Harald Tscherne
Medizinische Hochschule, Unfallchirurgische Klinik
Konstanty-Gutschow-Straße 8, D-30625 Hannover

Bandherausgeber

Priv.-Doz. Dr. D. Nast-Kolb, Priv.-Doz. Dr. C. Waydhas, Prof. Dr. D. L. Schweiberer
Chirurgische Klinik und Poliklinik
Klinikum Innenstadt der Ludwig-Maximilians-Universität München
Nußbaumstr. 20, D-80336 München

ISBN-13:978-3-540-60846-2

Die Deutsche Bibliothek – CIP-Einheitsaufnahme
[Der **Unfallchirurg / Hefte**] Hefte zur Zeitschrift „Der Unfallchirurg". – Berlin ; Heidelberg ;
New York ; Barcelona ; Budapest ; Hongkong ; London ; Mailand ; Paris ; Santa Clara ; Singapur ;
Tokio ; Springer.
Früher Schriftenreihe
Bis 226 (1992) u.d.T.: Hefte zur Unfallheilkunde
Reihe Hefte zu: Der Unfallchirurg
NE: HST

253. Posttraumatisches Multiorganversagen. – 1996
**Posttraumatisches Multiorganversagen** : mit 49 Tabellen / D. Nast-Kolb ... (Hrsg.). –
Berlin ; Heidelberg ; New York ; Barcelona ; Budapest ; Hongkong ; London ; Mailand ; Paris ;
Santa Clara ; Singapur ; Tokio : Springer, 1996
(Hefte zur Zeitschrift „Der Unfallchirurg" ; 253)
ISBN-13:978-3-540-60846-2      e-ISBN-13:978-3-642-85247-3
DOI: 10.1007/978-3-642-85247-3
NE: Nast-Kolb, Dieter [Hrsg.]



Satz: FotoSatz Pfeifer GmbH, 82166 Gräfelfing
SPIN: 10525450      24/3135–5 4 3 2 1 0 – Gedruckt auf säurefreiem Papier

# Vorwort

Die schwere unfallbedingte Verletzung stellt sowohl für den Patienten als auch für die Gesellschaft eine außerordentliche Belastung dar. Der Verunfallte ist betroffen durch eine in der Regel lange Krankenhausbehandlung und Rehabilitationsphase, verbunden mit der Belastung seiner sozialen Bindungen und eventuellen körperlichen und psychischen Langzeitschäden, die seine Arbeitsfähigkeit vermindern und bis hin zur Pflegebedürftigkeit reichen können. Das Gesundheitssystem wird durch enorme Akutbehandlungskosten, welche bis weit über 100 000 DM betragen können, und die weiteren Folgekosten für die Rehabilitation belastet. Volkswirtschaftlich sind jedoch diese Aufwendungen gerechtfertigt, da bei einem Durchschnittsalter der polytraumatisierten Patienten von ca. 30 Jahren ungefähr 80 % der Überlebenden in die Berufstätigkeit zurückkehren.

Im Rahmen der medizinischen Versorgung stellt das posttraumatische Organversagen nach schwerer Unfallverletzung mit einer hohen Sterblichkeitsrate von 10 – 30 % höchste Anforderungen. Deshalb kommt neben der Verbesserung der organerhaltenden Maßnahmen insbesondere der Prophylaxe und der Vermeidung von Sekundärschäden eine ganz besondere Bedeutung zu. Hierzu ist einerseits eine kontinuierliche Verbesserung der Rettungskette und gerade auch der organisatorischen Strukturen im Krankenhaus bei der Erstversorgung notwendig. Andererseits müssen die Ergebnisse pathophysiologischer und pathobiochemischer Grundlagenforschung in den Behandlungsalltag eingebracht und auf ihren praktischen Wert untersucht werden. Dafür ist eine enge Zusammenarbeit und ein ständiger Wissens- und Erfahrungsaustausch zwischen Grundlagenforschern und den an der Patientenversorgung beteiligten Fachdisziplinen unabdingbar.

Die Beiträge im vorliegenden Buch stellen deshalb die aktuellen Möglichkeiten zur Vermeidung und Behandlung des posttraumatischen Multiorganversagens interdisziplinär dar. Im Vordergrund stehen dabei neue Behandlungskonzepte sowie der therapeutische Stellenwert neuer pathophysiologischer Erkenntnisse.

Der erste Schritt in der Behandlung ist die Früherkennung von Risikofaktoren, die es ermöglicht, gefährdete Patienten schon im präklinischen Bereich zu erkennen, adäquat zu behandeln und durch eine optimal funktionierende Rettungskette ohne Zeitverlust in das geeignete Krankenhaus zu transportieren. Wegen der entscheidenden Bedeutung des primären traumatisch-hämorrhagischen Schockgeschehens für das spätere Organversagen werden die neuen pathophysiologischen Erkenntnisse dargestellt und der aktuelle Stellenwert sowie die Möglichkeit einer Mediatormodulierung kritisch diskutiert. Bezüglich der klinischen Behandlung kommt neben der initialen Diagnostik und Therapie im Schockraum dem therapeutischen Management bei Schädel-Hirn-Trauma, bei intraabdominellen Verletzungen und bei der Versorgung von Frakturen der Wirbelsäule, des Beckens und der langen Röhrenknochen eine wesentliche Bedeutung zu. Zuletzt werden die Ursachen und Behandlungsmöglichkeiten beim posttraumatischen Lungenversagen diskutiert.

Dieses Buch richtet sich somit gleichermaßen an die präklinisch tätigen Notärzte, an die im Krankenhaus mit der Erst- und Weiterversorgung betrauten Anästhesisten, an Chirurgen, Unfallchirurgen und Intensivmediziner sowie an die Forschung. Durch die Beiträge namhafter Vertreter aus Klinik und Forschung ist es gelungen, einen aktuellen und praxisrelevanten Überblick über den heutigen Stand der Polytraumaforschung zu geben.

Sämtliche Beiträge wurden anläßlich eines Symposiums über das „Posttraumatische Multiorganversagen – Stellenwert neuer Therapieansätze" vom 9. bis 11. November 1995 in München vorgetragen. Ermöglicht wurde dieses Symposium durch die Unterstützung der E.K. Frey – E. Werle-Stiftung der Familie Henning L. Voigt.

*D. Nast-Kolb    Ch. Waydhas    L. Schweiberer*

# Inhaltsverzeichnis

# Ist eine Früherkennung des Risikopatienten am Unfallort und im Schockraum möglich?

B. BOUILLON, E. NEUGEBAUER, M. KRÄMER und T. TILING
II. Chirurgischer Lehrstuhl der Universität zu Köln, Ostmerheimerstr. 200, D-51109 Köln

## Einleitung

Schweiberer berichtete 1978 über einen 28jährigen Patienten, der nach Sturz von einer Leiter eine Tibiaschaftfraktur erlitten hatte (Schweiberer et al. 1978). Er wurde zur operativen Versorgung der Fraktur am Tag nach dem Unfall in seine Klinik verlegt. Initial unauffällig, hatte der Patient 30 h nach dem Unfall erstmals Temperaturen von 39,9 °C und eine leichte Tachykardie. Nach 46 h war der Patient somnolent, tachypnoisch und zentralisiert. Er wurde intubiert und mußte 5 Tage beatmet werden. 3 Tage nach Extubation wurde der Patient erneut ateminsuffizient und entwickelte wieder Fieber im Rahmen einer Pneumonie. Er mußte intubiert und beatmet werden. Nach 3 Tagen erfolgte die Extubation. 30 Tage nach dem Unfall wurde er ohne Osteosynthese in ambulante Therapie entlassen. Die Fraktur heilte konservativ aus.

Der Patient hatte als Folge seines Traumas unerwartet ein Lungenversagen entwickelt. Schweiberer kommentierte, daß das Ausmaß des Traumas offensichtlich falsch eingeschätzt und erste Anzeichen eines Organversagens nicht ernst genommen worden waren. Gerade junge Patienten kompensieren auch schwere Verletzungen hämodynamisch blendend und wiegen den Arzt vermeintlich in Sicherheit (Schweiberer et al. 1978).

Schweiberer forderte daher eine verläßliche Beurteilung der Verletzungsschwere, die frühzeitige Erfassung wichtiger Parameter und die Aufstellung eines therapeutischen Stufenplans (Schweiberer et al. 1978).

Auch heute ist das Organversagen weiterhin ein relevantes Problem in der Traumaversorgung. Es gefährdet v. a. Schwerstverletzte, welche die Akutphase nach dem Trauma überlebt haben (Goris et al. 1985; Regel et al. 1991). Es kann als Funktionsversagen eines (oder mehrerer) lebenswichtigen Organsystems definiert werden (Goris et al. 1985). Die bekannteste Klassifikationen zur Definition von Organversagen ist der MOF-Score von Goris.

Die Inzidenz der verschiedenen Organversagen schwankt in der Literatur. Im Traumaregister der Deutschen Gesellschaft für Unfallchirurgie konnte bei 556 schwerverletzten Patienten mit einer Letalität von 20 % ein Lungenversagen bei 31 %, ein Leberversagen bei 10 %, ein Nierenversagen bei 5 % und ein Multiorganversagen bei 18 % der Fälle beobachtet werden. Die Letalität des Multiorganversagens ist hoch. Regel berichtete über eine Letalität von 75 % bei Vorliegen eines Multiorganversagens nach Trauma (Regel et al. 1991).

Welche einfachen klinischen Parameter am Unfallort oder im Schockraum deuten auf die Entwicklung eines Organversagens hin?

Hefte zu „Der Unfallchirurg", Heft 253
Nast-Kolb/Waydhas/Schweiberer (Hrsg.),
Posttraumatisches Multiorganversagen
© Springer-Verlag Berlin Heidelberg 1996

## Unfallmechanismus

Hoyt konnte in einer prospektiven Untersuchung von 3289 Traumapatienten zeigen, daß bei Patienten mit stumpfen, im Vergleich zu penetrierenden Verletzungen, doppelt so häufig ein respiratorisches Versagen auftritt und ein 2,8fach erhöhtes Risiko besteht, ein Adult Respiratory Distress Syndrom (ARDS) zu entwickeln (Hoyt et al. 1993).

In einer prospektiven Studie untersuchte Esposito den Unfallmechanismus als präklinisches Vorhersagekriterium für eine schwere Verletzung an 3007 Traumapatienten (Esposito et al. 1995). Dabei definierte er typische Unfallmechanismen (Tabelle 1) und konnte zeigen, daß Fußgänger, die von einem Fahrzeug mit einer Geschwindigkeit von mehr als 30 km/h getroffen wurden, und Personen, bei denen im gleichen Fahrzeug ein Mitfahrer als Folge des Unfalles verstarb, häufiger schwer verletzt waren und eine Letalität von 18 bzw. 19 % aufwiesen. Personen, die aus einem Fahrzeug geschleudert wurden oder deren Fahrzeuge bei einem Unfall mehr als 75 cm eingedrückt wurden, hatten ein mittleres Risiko, schwere Verletzungen zu erleiden mit einer Letalität von 7 %. Stürze aus einer Höhe von mindestens 6 m und Unfälle, bei denen sich das Fahrzeug überschlug, zeigten ein niedriges Risiko für eine schwere Verletzung (Tabelle 1). Die schwere Verletzung wurde durch einen Injury Severity Score (ISS) ≥16 definiert.

**Tabelle 1.** Risiko verschiedener Unfallmechanismen für das Auftreten einer schweren Verletzung (mod. nach Esposito et al. 1995). Als Maß für die Schwere einer Verletzung wurde ein ISS ≥16 und die Mortalität der Population gewählt

| Unfallmechanismus | n | ISS ≥16 [%] | Mortalität [%] | Risiko |
|---|---|---|---|---|
| Fußgänger mit >30 km/h angefahren | 119 | 35 | 18 | Groß |
| Mitfahrer verstorben | 17 | 23 | 19 | Groß |
| Fahrzeugdeformität >75 cm | 134 | 23 | 7 | Mittel |
| Aus Fahrzeug geschleudert | 281 | 24 | 7 | Mittel |
| Sturz aus ≥6 m Höhe | 719 | 13 | 6 | Klein |
| Fahrzeug überschlagen | 412 | 12 | 3 | Klein |

## Physiologie am Unfallort

Physiologische Parameter, die einfach und schnell am Unfallort erhoben werden können, sind die Vitalfunktionen Bewußtsein, Kreislauf und Atmung. In der Literatur findet man Untersuchungen zur Bedeutung des Schocks, der Bewußtlosigkeit und verschiedener physiologischer Scores wie Glasgow Coma Scale (GCS) und Trauma Score (TS) für das Auftreten eines Organversagens bzw. den Tod (Teasdale u. Jennett 1974; Champion et al. 1981).

Hoyt konnte in seiner prospektiven Untersuchung von 3289 Traumapatienten zeigen, daß bei Vorliegen eines Schocks am Unfallort ($RR_{syst}$ <100 mmHg) das Risiko für das Auftreten eines respiratorischen Versagens bei 1,1 und für die Entwicklung eines ARDS bei 1,9 lag (Hoyt et al. 1993). Beide Werte waren statistisch nicht signifikant unterschiedlich. Das Risiko, eine Pneumonie zu entwickeln, war im Schock verdoppelt (Tabelle 2).

**Tabelle 2.** Risiko, definierte pulmonale Komplikationen bei Vorliegen bestimmter physiologischer Parameter am Unfallort zu erleben (mod. nach Hoyt et al. 1993). Das Risiko wird in Odds Ratios (Risikowahrscheinlichkeiten) angegeben im Vergleich mit den Patienten, bei denen normale physiologische Verhältnisse am Unfallort vorliegen. (*RV* respiratorisches Versagen, *ARDS* Adult Respiratory Distress Syndrome)

| Parameter | n | RV (Odds Ratio) | ARDS (Odds Ratio) | Pneumonie (Odds Ratio) |
|---|---|---|---|---|
| Schock ($RR_{syst}$ <100 mmHg) | 680 | 1,1 | 1,9 | 2,0 |
| Bewußtlos (GCS <8) | 573 | 2,0 | 3,2 | 4,3 |
| Trauma Score ≤12 | 621 | 2,4 | 3,9 | 3,9 |

Esposito untersuchte bestimmte physiologische Zustände am Unfallort auf ihren Vorhersagewert bezüglich Erkennung einer schweren Verletzung, definiert als ISS ≥16 (Esposito et al. 1995). Der kritische physiologische Zustand wurde definiert als systolischer Blutdruck <90 mmHg, Atemfrequenz <10/min oder >29/min oder einer GCS <13. Dabei fand er bei 161 Patienten mit diesem kritischen Zustand einen Anteil Schwerverletzter von 32 % und eine Mortalität von 11 %, er bewertete diesen Zustand als großen Risikofaktor.

Bickell untersuchte in einer randomisierten Studie den Wert der präklinischen Volumentherapie bei Patienten mit einem penetrierenden Torsotrauma und einem systolischen Blutdruck ≤90 mmHg (Bickell et al. 1994). Er konnte zeigen, daß bei dieser speziellen Risikopopulation eine präklinische Volumentherapie das Outcome der Patienten verschlechterte. Die Letalität und die Häufigkeit von ARDS, Nierenversagen und Gerinnungsstörungen stiegen in der Gruppe mit frühzeitiger Volumentherapie (Tabelle 3).

Eine gute Klassifikation der Verletzungsschwere zeigen die Glasgow Coma Scale, der Trauma Score und der Revised Trauma Score, wenn sie am Unfallort erhoben werden. In einer prospektiven Analyse von 612 präklinisch versorgten schwerverletzten Traumapatienten konnte gezeigt werden, daß alle oben genannten physiologischen Scores eine gute Korrelation mit dem Überleben zeigten (Bouillon et al. 1993). Von allen am Unfallort erhebbaren Scores konnte der Trauma Score das Überleben am besten vorhersagen; er zeigte bei einem Cut Off Point von 11 eine Sensitivität von 90,5 % und eine Spezifität von 88,9 %.

Eine spezielle Risikogruppe stellen Patienten mit Herz-Kreislauf-Stillstand nach Trauma dar. In der Literatur finden sich bei 1106 publizierten Reanimationen nach Trauma 4 definitiv Überlebende (Bouillon et al. 1994). In einer eigenen prospektiven

**Tabelle 3.** Ergebnisse der randomisierten Studie: Wert einer früheren, präklinischen Volumentherapie bei Patienten mit penetrierendem Torsotrauma und einem systolischen Blutdruck ≤90 mmHg (Bickell et al. 1994)

| Volumen am Unfallort | Ja | Nein |
|---|---|---|
| Patientenzahl (n) | 309 | 289 |
| Volumen (ml) | 870 | 92 |
| Versorgungszeit (min) | 30 | 27 |
| Komplikationen (%) | 30 | 23 |
| Überleben (%) | 62 | 70 |
| Sepsis (%) | 5 | 5 |
| ARDS (%) | 4 | 1 |
| Nierenversagen (%) | 4 | 1 |
| Gerinnungsstörung (%) | 11 | 8 |

Untersuchung von 224 Reanimationen nach Trauma fanden wir trotz aggressiver präklinischer Maßnahmen nur 4 Patienten, die lebend die Klinik verlassen konnten (Bouillon et al. 1994).

## Anatomie am Unfallort

Die Diagnose des exakten anatomischen Verletzungsmusters am Unfallort ist nur bedingt möglich. In einer Untersuchung an 612 schwerverletzten Patienten konnte Lechleuthner (persönliche Mitteilung) eine präklinische Trefferquote der Notärzte von unter 40 % für signifikante Verletzungen (AIS $\geq$3) ermitteln. Alleine das Schädel-Hirn-Trauma konnte in 60 % korrekt erkannt werden, was auf das klare Leitsymptom „Bewußtseinsstörung" zurückzuführen ist. Signifikante abdominelle Verletzungen wurden nur zu 20 % richtig durch die Notärzte erkannt.

Anatomische Scores lassen sich aus oben genannten Gründen am Unfallort nicht verläßlich erheben. Entsprechend liegen dazu keine Untersuchungsergebnisse in der Literatur vor.

## Physiologie im Schockraum

Im Schockraum sind physiologische Parameter von Schwerverletzten in Deutschland aufgrund aggressiver präklinischer notärztlicher Maßnahmen nur eingeschränkt verwertbar. Durch Analgesie, Sedierung, Narkose und Intubation sind Parameter der Atmung und des Bewußtseins praktisch nicht verwertbar (Bouillon et al. 1992).

Hoyt konnte bei 197 Patienten, die im Schock ($RR_{syst}$ $\leq$100 mmHg) die Notaufnahme erreichten, zeigen, daß das Risiko, eine Pneumonie oder ein respiratorisches Versagen zu entwickeln, verdoppelt, die Wahrscheinlichkeit, ein ARDS zu entwickeln, verdreifacht ist (Hoyt et al. 1993). Eine GCS <8 bei Aufnahme im Schockraum zeigte in der gleichen Studie eine deutlich erhöhte Rate an pulmonalen Komplikationen. Das Risiko, ein ARDS zu entwickeln, betrug 5,6, eine Pneumonie trat 7,4-fach häufiger auf als in der Population mit einer GCS $\geq$8 (Hoyt et al. 1993).

Die Arbeiten von Champion (Trauma Score, Revised Trauma Score) und Teasdale (Glasgow Coma Scale) zeigten eine gute Korrelation der physiologischen Scores in der Notaufnahme mit der Überlebenswahrscheinlichkeit (Champion et al. 1981, 1989; Teasdale u. Jennett 1974).

## Anatomie im Schockraum

Kopf und Thorax sind die für das Überleben bestimmenden Körperregionen. In einer retrospektiven Untersuchung von 202 Polytraumen konnte dieser Zusammenhang mit Hilfe einer multiplen Regression und der Definition der Verletzungsschwere durch die Abbreviated Injury Scale (AIS) festgestellt werden (Bouillon et al. 1989).

Hoyt untersuchte die Bedeutung des Verletzungsmusters für die Entwicklung pulmonaler Komplikationen (Hoyt et al. 1993). Dabei konnte er zeigen, daß Patienten mit

**Tabelle 4.** Das Risiko, definierte pulmonale Komplikationen bei Vorliegen bestimmter signifikanter Verletzungen (AIS ≥3) zu entwickeln (mod. nach Hoyt et al. 1993). Das Risiko wird in Odds Ratios (Risikowahrscheinlichkeiten) im Vergleich mit den Patienten, bei denen keine signifikante Verletzung der untersuchten Körperregionen bestand, angegeben. (*RV* respiratorisches Versagen, *ARDS* Adult Respiratory Distress Syndrome)

| Verletzungen AIS ≥3 | n | RV (Odds Ratio) | ARDS (Odds Ratio) | Pneumonie (Odds Ratio) |
|---|---|---|---|---|
| Kopf | 353 | 10,6 | 9,8 | 11,8 |
| Thorax | 360 | 2,4 | 3,4 | 2,4 |
| Abdomen/Becken | 264 | 2,4 | 1,3 | 2,0 |
| Extremitäten/Becken | 387 | 2,8 | 1,8 | 2,0 |
| Weichteile | 8 | 0 | 7,0 | 5,7 |

signifikanten Kopfverletzungen (AIS ≥3) ein 10faches Risiko tragen, ein respiratorisches Versagen, ein ARDS oder eine Pneumonie zu entwickeln (Tabelle 4).

Regel konnte in einer Untersuchung von 38 Schwerstverletzten zeigen, daß Patienten, die im Verlauf ein Multiorganversagen (MOV) entwickelten, an Kopf, Thorax, Abdomen und Becken schwerer verletzt waren als die Gruppe ohne MOV (Regel et al. 1991). Besonders die Patienten mit stumpfen pelvinen und abdominellen Traumen zeigten ein höheres Risiko, ein MOV zu entwickeln. Bezüglich der Schwere der Extremitätenverletzung zeigten die Gruppen mit und ohne MOV keine signifikanten Unterschiede.

In einer retrospektiven Untersuchung von 3406 Polytraumen konnte Regel auch einen Zusammenhang zwischen der Anzahl der verletzten Körperregionen und der Letalität nachweisen (Regel et al. 1993). In der untersuchten Population betrug die Letalität bei einer verletzten Körperregion 14%, bei 2 Regionen 26%; sie stieg weiter bis 30% bei 5 betroffenen Körperregionen. Auch signifikante Verletzungen des Thorax, des Abdomens und der Extremitäten bzw. des Beckens zeigten ein erhöhtes Risiko, eine pulmonale Komplikation zu entwickeln.

Der ISS, als anatomischer Score auch vorläufig nach der Erstdiagnostik im Schockraum zu erheben, zeigt eine gute Korrelation mit der Überlebenswahrscheinlichkeit, der Inzidenz eines MOV und dem Auftreten eines ARDS (Baker et al. 1974; Champion 1990; Bouillon et al. 1993; Roumen et al. 1993).

## Konstitution des Patienten

Greenspan konnte bei 1600 Traumapatienten zeigen, daß bei gleicher Verletzungsschwere das Risiko, an den Verletzungsfolgen zu sterben, mit dem Alter zunimmt (Greenspan et al. 1985). Regel konnte ebenfalls eine mit dem Alter zunehmende Letalität in einer Population von 3406 Polytraumen nachweisen (Tabelle 5) (Regel et al. 1993).

In einer multivariaten Analyse konnte Hoyt zeigen, daß bei einem Alter über 55 Jahren das Risiko, ein Lungenversagen zu entwickeln, bei 4,3 und für das Auftreten einer Pneumonie 2,0 beträgt (Hoyt et al. 1993). In einer Untersuchung an 38 Polytraumen konnte Regel zeigen, daß das Durchschnittsalter in der Gruppe, bei der ein MOV auftrat, mit 38 Jahren gegenüber 32 Jahren in der Gruppe ohne Organversagen höher war (Regel et al. 1991).

| Altersgruppen (Jahre) | Anzahl (%) | Letalität (%) |
|---|---|---|
| 0–9 | 3,4 | 23,0 |
| 10–19 | 21,1 | 25,0 |
| 20–29 | 31,9 | 25,2 |
| 30–39 | 12,9 | 17,3 |
| 40–49 | 11,7 | 21,5 |
| 50–59 | 8,3 | 42,8 |
| 60–69 | 5,1 | 38,4 |
| 70–79 | 3,8 | 34,4 |
| >80 | 1,8 | 50,0 |

**Tabelle 5.** Literaturangaben zur Letalität von Polytraumen in Abhängigkeit vom Alter (Regel et al. 1993)

Inzwischen wurden mehrere Untersuchungen publiziert, die eine Zunahme der Letalität bei Vorliegen von Vorerkrankungen nachweisen konnten (Morris et al. 1990; Milzman et al. 1992; Sacco et al. 1993; Tinkoff et al. 1990).

Tinkoff veröffentlichte eine Untersuchung bei Traumapatienten mit Leberzirrhose. Er konnte zeigen, daß die beobachtete Letalität von 30 % deutlich höher lag als die für die entsprechende Verletzungsschwere erwartete Letalität von 7 % (Tinkoff et al. 1990).

Sacco nutzte die große Datenbank der Major Trauma Outcome Study (MTOS) und zeigte bei gleicher Verletzungsschwere, gleichem Alter und gleichem Unfallmechanismus eine deutliche Verschlechterung der Überlebensraten bei Vorliegen mindestens einer Vorerkrankung (Sacco et al. 1993). Diese wurden definiert nach dem Vorerkrankungsschlüssel des APACHE-II-Scores (Knaus et al. 1985). Die Letalität stieg signifikant bei Vorerkrankungen von Leber, Herz-Kreislauf, Atmung, Niere und bei Vorliegen eines Diabetes mellitus. Aufgrund der geringen Inzidenz von Vorerkrankungen (5 %) wurde die Letalität der Gesamtpopulation kaum beeinflußt. Für die Beurteilung des Krankheitsverlaufes eines Einzelpatienten kann dieser Zusammenhang aber wichtig sein (Sacco et al. 1993).

## Zusammenfassung

Das Outcome eines Traumapatienten hängt ab von der einwirkenden Energie (Unfallmechanismus), der resultierenden Verletzungsschwere und der Konstitution des betroffenen Patienten, definiert durch sein Alter und bestehende Vorerkrankungen. Bestimmte Parameter am Unfallort oder in der Notaufnahme können bereits zu einem sehr frühen Zeitpunkt, im Sinne eines Screenings, auf einen Risikopatienten hinweisen (Tabelle 6). Das Vorliegen eines solchen Parameters muß daher bis zum Beweis des Gegenteils als Hinweis auf eine schwere Verletzung bzw. einen Risikopatienten gewertet werden.

**Tabelle 6.** Checkliste „Risikopatient" für die Entwicklung eines Organversagens nach schwerem Trauma

| | |
|---|---|
| Unfallmechanismus | Fußgänger von Fahrzeug mit mehr als 30 km/h getroffen<br>Mitfahrer getötet |
| Physiologie | Herzstillstand<br>Blutdruck ($RR_{syst}$) <90 mmHg<br>Atemfrequenz <10/min<br>GCS <10 |
| Anatomie | Schädel-Hirn-Verletzung (AIS ≥3)<br>Thoraxverletzung (AIS ≥3)<br>ISS ≥20 |
| Konstitution | Alter ≥55 Jahre<br>Vorerkrankungen |

## Literatur

Baker SP, O'Neill B, Haddon W, Long WB (1974) The Injury Severity Score: A method for describing patients with multiple injuries and evaluating emergency care. J Trauma 14: 187–196

Bickell WH, Wall MJ, Pepe PE, Martin RR, Ginger VF, Allen MK, Mattox KL (1994) Immediate versus delayed fluid resuscitation for hypotensive patients with penetrating torso injuries. N Engl J Med 331: 1105–1109

Bouillon B, Hirschel V, Imig R, Tiling T, Troidl H (1989) Lebensqualität – Kriterium in der Behandlungsstrategie Schwerstverletzter. Langenbecks Arch Chir (Suppl II) Kongreßbericht: 117

Bouillon B, Krämer M, Lechleuthner A, Tiling T (1992) Polytrauma – präklinische Erfordernisse, Rettungsmittel, Rettungszeiten. Unfallchirurgie 18: 85

Bouillon B, Krämer M, Tiling T, Neugebauer E (1993) Traumascoresysteme als Instrumente der Qualitätskontrolle – Eine prospektive Studie zur Validierung von 7 Traumascoresystemen an 612 Traumapatienten. Unfallchirurgie 96: 55–61

Bouillon B, Walther T, Krämer M, Neugebauer E (1994) Trauma und Herz-Kreislaufstillstand – 224 präklinische Reanimationen in Köln von 1987–1990. Anaesthesist 43

Champion HR, Sacco WJ, Carnazzo AJ, Copes WS, Fouty WJ (1981) Trauma Score. Crit Care Med 9: 672–676

Champion HR, Sacco WJ, Copes WS, Gann DS, Genarelli TA, Flanagan ME (1989) A revision of the trauma score. J Trauma 29: 623–629

Champion HR, Copes WS, Sacco WJ et al. (1990) The Major Trauma Outcome Study: Establishing national norms for trauma care. J Trauma 30: 1356–1365

Esposito TJ, Offner PJ, Jurkovich GJ, Griffith J, Maier RV (1995) Do prehospital trauma center triage criteria identify major trauma victims? Arch Surg 130: 171–176

Goris RJA, Te Boekhorst TPA, Nuytink JKS, Gimbrère JSF (1985) Multiple-Organ Failure. Arch Surg 120: 1109–1115

Greenspan L, McLellan B, Greig H (1985) Abbreviated Injury Scale and Injury Severity Score: A scoring chart. J Trauma 25: 60–67

Hoyt DB, Simons RK, Winchell RJ, Cushman J, Hollingsworth-Fridlund P, Holbrook T, Fortlage D (1993) A risk analysis of pulmonary complications following major trauma. J trauma 35: 524–531

Knaus WA, Draper EA, Wagner DP (1985) APACHE II: A severity of disease classification system. Crit Care Med 13: 818–827

Milzman DP, Boulanger BR, Rodriguez A (1992) Pre-existing disease in trauma patients: A predictor of fate independent of age and Injury Severity Score. J Trauma 32: 236–242

Morris JA, MacKenzie EJ, Edelstein SL (1990) The effect of preexisting conditions on mortality in trauma patients. JAMA 263: 1942–1947

Regel G, Sturm JA, Pape HC, Gratz KF, Tscherne H (1991) Das Multiorganversagen (MOV) – Ausdruck eines generalisierten Zellschadens aller Organe nach schwerem Trauma. Unfallchirurg 94: 487–497

Regel G, Lobenhoffer P, Lehmann U, Pape HC, Pohlemann T, Tscherne H (1993) Ergebnisse in der Behandlung Polytraumatisierter – Eine vergleichende Analyse von 3406 Fällen zwischen 1972 und 1991. Unfallchirurg 96: 350–362

Roumen RM, Redl H, Schlag G, Sandtner W, Koller W, Goris RJ (1993) Scoring systems and blood lactate concentrations in relation to the development of adult respiratory distress syndrome and multiple organ failure in severely traumatized patients. J Trauma 35: 349–355

Sacco WJ, Copes WS, Bain LW et al. (1993) Effect of preinjury illness on trauma patient survival outcome. J Trauma 35: 538–543
Schweiberer L, Dambe LT, Klapp F (1978) Die Mehrfachverletzung: Schweregrad und therapeutische Richtlinien. Chirurg 49: 608–614
Teasdale G, Jennett B (1974) Assessment of coma and impaired consciousness. Lancet 13: 81–84
Tinkoff G, Rhodes M, Diamond D, Lucke J (1990) Cirrhosis in the trauma victim – effect on mortality rates. Ann Surg 211: 172–177

# Konsequenzen der Früherkennung für die frühe Beatmungstherapie

A. Trupka

Chirurgische Klinik und Poliklinik, Klinikum Innenstadt, Ludwig-Maximilians-Universität, Nußbaumstr. 20, D-80336 München

## Einleitung

In der Phase der Primärversorgung des Polytraumatisierten steht die Sicherung der Vitalfunktionen im Vordergrund. Neben schnellstmöglicher Blutstillung und Kreislaufstabilisierung haben die Sicherung der Atemwege und eine adäquate Ventilation entsprechend dem ABC des initialen Traumamanagements absolute Priorität [1]. Hieraus leiten sich bei akuter Verlegung der Atemwege, kardiopulmonaler Reanimation oder schwerer Insuffizienz des Atem- bzw. Kreislaufsystems Notfallindikationen zur sofortigen endotrachealen Intubation und mechanischen Ventilation ab. Bei den häufig jedoch initial mehr oder weniger kompensierten, bzw. kompensiert erscheinenden Mehrfachverletzten bedarf es einer differenzierteren Risikobeurteilung zur Indizierung der entsprechenden therapeutischen Maßnahmen. Der Unfallmechanismus liefert wertvolle Hinweise auf das Ausmaß der stattgehabten Gewalteinwirkung und potentiellen Verletzungsschwere und sollte daher vom erstversorgenden Notarzt immer exakt dokumentiert und an die aufnehmende Klinik übergeben werden. Patienten mit Schädel-Hirn- oder Thoraxtrauma weisen häufig eine Gefährdung der Lungenfunktion auf mit entsprechenden Indikationen zur Intubation und Beatmung; doch auch bei respiratorisch primär stabilen Patienten kann aufgrund der Gesamtverletzungsschwere bzw. der Verletzungskombination die Indikation zur Frühintubation gegeben sein mit dem Ziel, durch Reduzierung sekundärer Organkomplikationen die Prognose zu verbessern [19]. Hypovolämischer Schock, Hypoxie und Mediatorenfreisetzung aus Weichteil- und Extremitätenverletzungen initiieren eine kaskadenartig ablaufende systemische Entzündungsreaktion nach Trauma (SIRS), die zu einem generalisierten Endothelschaden führt [4]. Dieser wiederum stellt die morphologische Grundlage des nach Tagen bis Wochen auftretenden (Multi-) Organversagens (MOV), als der häufigsten Todesursache des sekundären Versterbens nach Trauma, dar. Da bislang keine kausalen Therapieansätze existieren, die Aktivierung der diversen humoralen und zellulären Mediatorensysteme zu modulieren, kommt der Prophylaxe des MOV durch adäquate Therapie in der Frühphase eine wesentliche Rolle zu. Die Optimierung der Sauerstoffverfügbarkeit durch ausreichende Ventilation, Oxygenierung und Gewebeperfusion stellt das zentrale Therapieziel der Primärphase dar, um den durch die Folgereaktionen des traumatisch-hämorrhagischen Schockgeschehens häufig bis an die Kompensationsgrenze belasteten Patienten nicht zusätzlich durch hypoxische Episoden zu gefährden.

Die Indikation zur frühen Intubation und Beatmung muß somit immer eine auf den individuellen Patienten abgestimmte Entscheidung darstellen, die neben der entsprechenden Expertise zur technischen Durchführung eine subtile Kenntnis der

Hefte zu „Der Unfallchirurg", Heft 253
Nast-Kolb/Waydhas/Schweiberer (Hrsg.),
Posttraumatisches Multiorganversagen
© Springer-Verlag Berlin Heidelberg 1996

wesentlichen Traumamechanismen und pathophysiologischen Zusammenhänge vom erstbehandelnden Notarzt bzw. Schockraumteam verlangt. Wird die Inubation unter konsequenter „in line immobilisation" der HWS durchgeführt und anschließend eine Zervikalstütze angelegt, ist das Risiko einer neurologischen Verschlechterung bei begleitender Halswirbelsäulenverletzung äußerst gering [18].

## Störungen der Vitalfunktionen

Anerkannte und zweifelsfreie Indikationen zur notfallmäßigen Intubation beim Schwerverletzten sind 1. die traumatische Reanimation, 2. ein anhaltend schwerer hypovolämischer Schockzustand und 3. eine manifeste respiratorische Insuffizienz [2, 8, 15]. Der anhaltende Schockzustand ist dabei durch einen systolischen Bludruck <90 mmHg, die respiratorische Insuffizienz durch eine Atemfrequenz <9 oder >30/min bzw. eine pulsoxymetrisch gemessene Sauerstoffsättigung <90 % definiert [13]. Eine akute Verlegung der oberen Atemwege verläuft meistens unter einem sehr dramatischen klinischen Bild und stellt nicht selten eine erhebliche Herausforderung bei der immer umgehend erforderlichen Intubation dar. Gelingt die oro- (bzw. naso-) tracheale Intubation nicht, sollte mit der dann notwendigen Koniotomie nicht zu lange gezögert werden, um die deletären Folgen einer längeren zerebralen Hypoxie zu vermeiden [1].

**Ursachen einer Atemwegsverlegung beim Traumapatienten**
- Fremdkörperaspiration (z. B. Zähne)
- Weichteile (z. B. Zunge)
- Gesichtsschädelverletzungen
- Oropharyngeales Ödem / Hämatom
- Laryngo-tracheales Trauma
- Komprimierendes cervikales Hämtom

## Schädel-Hirn-Trauma (SHT)

Patienten mit Störungen der Bewußtseinslage infolge einer Schädel-Hirn-Verletzung, Alkohol- bzw. Drogeneinfluß oder einer Hypoxie erfordern eine frühestmögliche Sicherung der Atemwege und Ventilation. Nach schwerem SHT führen die Verlegung der Atemwege (zurückfallende Zunge), die verminderten Schutzreflexe mit erhöhtem Aspirationsrisiko, sowie die bei bis zu 60 % der Patienten beobachteten pathologischen Atemmuster [14] zu einer verminderten alveolären Ventilation mit den deletären Folgen der zerebralen Hypoxie und Hyperkapnie. Das neurogene pulmonale Ödem stellt eine weitere, wenngleich seltene Komplikation mit Kompromittierung der Lungenfunktion nach schwerem SHT dar [21]. Das traumatisierte Cerebrum weist dabei eine deutlich erhöhte Empfindlichkeit gegenüber Sauerstoffmangel auf. Durch zerebrale Hypoxie (Ödem) und Hyperkapnie (zerebrale Vasodilatation mit Zunahme des intrakraniellen Blutvolumens) resultiert ein weiterer Anstieg des intrakraniellen Druckes (ICP) mit Abnahme des zerebralen Perfusionsdruckes (CPP). Pfenninger konnte durch eine Bestimmung der arteriellen Blugase am Unfallort zeigen, daß eine direkte Korrelation zwischen dem Grad der Bewußtseinsstörung (Glasgow Coma Scale, GCS) und dem arteriellen $pCO_2$ besteht; bei einem GCS kleiner 10 wurde regelmäßig eine Hyperkapnie ($>$45 mmHg) als Ausdruck einer schweren respiratorischen Störung mit alveolärer Hypoventilation beobachtet [17]. Zahlreiche Studien konnten in den letzten Jahren zeigen, daß sog. sekundäre Insulte (Hypoxie, Hyperkapnie, Hypotonie) nach schwerem SHT zu einer signifikanten Outcomeverschlechterung mit Anstieg der Letalität führen [5, 12]. Da bis zu 40 % nicht intubierter Patienten mit schwerem SHT bei Klinikaufnahme hypoxisch und/oder hyperkapnisch sind und dadurch eine signifikant schlechtere Prognose aufweisen [5, 6, 10], muß die Intubation und Ventilation bei einem GCS $<$10 bereits an der Unfallstelle als Standard gefordert werden. Beim polytraumatisierten Patienten, der insbesondere durch ein begleitendes Thoraxtrauma (s. unten) oder schwere Verletzungen des Bewegungsapparats (Femurfraktur, Beckenfraktur), zusätzliche Risiken für die Entwicklung hypoxischer und hypotensiver Phasen aufweist, muß die Intubation um so dringlicher erfolgen.

## Thoraxtrauma

Mehrfachverletzte mit Thoraxtrauma entwickeln signifikant häufiger respiratorische Komplikationen, die sich in der Regel bereits während der ersten 24 h nach dem Unfall manifestieren. Durch die höhere Inzidenz an Lungen- (RV) und auch MOV ist die Prognose dieser Patienten gegenüber gleichschwer Verletzten ohne Thoraxtrauma signifikant schlechter [22]. In einer eigenen prospektiven Untersuchung entwickelten die etwa gleichschwer verletzten Patienten mit Thoraxtrauma (ISS 37) signifikant häufiger ein respiratorisches Versagen, ein ARDS, sowie ein MOV als die Polytraumatisierten ohne Thoraxtrauma (ISS 34). Dies war mit einer signifikant höheren Letalität verbunden (Tabelle 1). Der direkte Parenchymschaden der Lunge mit interstitiellen und alveolären Einblutungen, dys- bis atelektatischen Bezirken und interstitiellem perifokalem Ödem gefährdet den spontan atmenden Schwerverletzten durch Verschlechterung der Compliance, Zunahme der Shuntperfusion und daraus resultierender Hypoxämie. Thoraxwandinstabilität, schmerzbedingte Tachypnoe und Schonatmung führen zu einer enormen Steigerung der Atemarbeit. Frühzeitige Intubation und PEEP-Beatmung gewährleisten eine verbesserte Lungenventilation und Oxygenierung durch Eröffnung kollabierter Alveolen und reduzieren den ohnehin erhöhten Sauerstoffverbrauch des Polytraumatisierten erheblich [9, 16].

**Tabelle 1.** Polytrauma mit Thoraxtrauma (n = 69, mittlerer ISS 36)

|  |  | Thoraxtrauma | Kein Thoraxtrauma |
|---|---|---|---|
| $n$ |  | 43 | 26 |
| ISS | [$n$] | 37 | 34 |
| Respiratorisches Versagen | [%] | 60 | 12 |
| ARDS | [%] | 28* | – |
| Pneumonie | [%] | 60* | 31 |
| MOV | [%] | 40* | 12 |
| Letalität | [%] | 25* | 4 |

* p $<$0,05

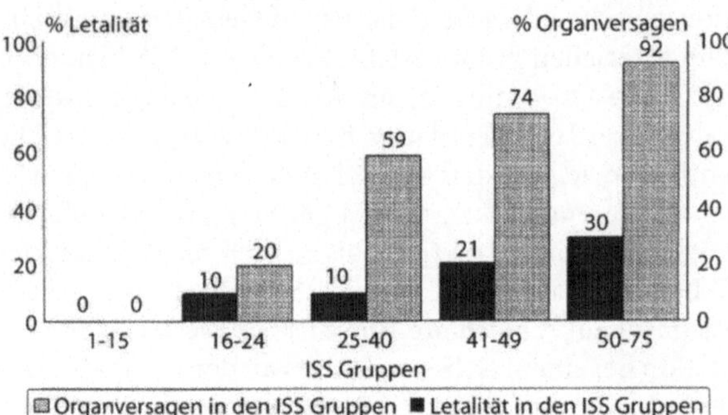

**Abb. 1.** Organversagen und Letalität in Abhängigkeit von der Verletzungsschwere (ISS) (prospektive Studie, $n = 131$). Inzidenzen des Organversagens (*rechte Balken*), Letalität (*linke Balken*) in den verschiedenen ISS Gruppen bei 131 Schwerverletzten, die nicht primär verstorben sind

Die frühe Intubation und Beatmung scheint beim Polytraumatisierten mit schwerem Thoraxtrauma, auch bei primär noch kompensierter Lungenfunktion, zu einer Prognoseverbesserung beitragen zu können [8, 19]. So entwickelten die innerhalb von 2 h post Trauma intubierten Patienten einer prospektiven Polytraumastudie trotz der signifikant höheren Verletzungsschwere (mittlerer ISS 36 vs. 26) seltener ein RV (48 vs. 55 %) und etwa gleich häufig andere OV (58 vs. 55 %) mit jedoch deutlich geringerer Letalität (16 vs. 22 %) [19]. Die hochsignifikant (p <0,001) unterschiedliche Verletzungsschwere der FI- und SI-Gruppe gestattet leider keinen direkten Vergleich der Häufigkeiten an Organversagen und der Letalität zwischen den vom Verletzungsmuster durchaus vergleichbaren Gruppen. Anhand der eigenen Studienergebnisse (Abb. 1), sowie aus anderen Untersuchungen ist jedoch bekannt, daß mit steigender Verletzungsschwere die Inzidenz der posttraumatischen OV und die Letalität zunehmen. Folglich würde man für die SI-Gruppe deutlich niedrigere Inzidenzen an OV mit entsprechend geringerer Letalität erwarten [19].

## Unfallmechanismus und Verletzungsschwere

Der Unfallmechanismus sollte vom erstversorgenden Notarzt immer exakt dokumentiert werden, da er wertvolle Rückschlüsse auf die stattgehabte Gewalteinwirkung und die Gefährdung des Patienten zuläßt. Bei den unten aufgeführten Unfallmechanismen ist immer mit einer erheblichen Traumatisierung des Patienten zu rechnen und neben einer entsprechenden Primärversorgung ein Transport in ein Traumazentrum anzustreben (ATLS). Insbesondere eingeklemmte Patienten sind in höchstem Maße gefährdet und müssen häufig noch im eingeklemmten Zustand intubiert werden.

### Unfallmechanismus mit potentieller Polytraumatisierung
- Tod des Beifahrers
- Sturz aus >5 m Höhe
- Ejektion aus dem Fahrzeug
- Einklemmung / Verschüttung
- Fußgänger, Fahrradfahrer angefahren
- Verkehrsunfall mit hoher Geschwindigkeit

In einer Untersuchung von Lampl et al. handelte es sich bei 162 Eingeklemmten in 80 % um Polytraumatisierte, 69 % mußten am Unfallort intubiert werden [11]. Mit steigender Verletzungsschwere nimmt durch Zunahme des Blutverlusts und der systemischen Mediatorenbelastung das Ausmaß der hypovolämisch-traumatischen Schockreaktionen zu. Diese primären pathophysiologischen Abläufe im Bereich der Mikrozirkulation (SIRS) führen jedoch bereits in den ersten Stunden nach Trauma zum generalisierten Endothelschaden, der letztendlich die pathologisch-anatomische Grundlage der späteren Organfunktionsstörugen darstellt. Dies drückt sich in einem zur Verletzungsschwere parallelen Anstieg von MOV und Letalität aus (Abb. 1). Der meist junge polytraumatisierte Patient befindet sich trotz hoher Verletzungsschwere initial häufig in einer kompensierten kardiopumonalen „Borderline-situation". Jegliche zusätzliche Belastung (Hypotonie, Hypoxie, Infektion) kann schnell zur Dekompensation führen und sollte durch adäquate Therapiemaßnahmen verhindert werden. Wie die Ergebnisse einer prospektiven Untersuchung zeigen konnten, scheint die frühe Intubation aufgrund der Verletzungsschwere aus den genannten Gründen zu einer Reduzierung posttraumatischer Organkomplikationen polytraumatisierter Patienten beitragen zu können [20]. In den Patientengruppen, die aufgrund der Verletzungsschwere (kein SHT, kein Thoraxtrauma, keine kardiorespiratorische Insuffizienz zum Intubationszeitpunkt) innerhalb 2 h post Trauma (Frühintubation) intubiert worden waren, wurden bei annähernd gleicher Verletzungsschwere (Frühintubation (FI): ISS 33, Spätintubation (SI): ISS 32) sehr deutliche Unterschiede in der Häufigkeit posttraumatischer OV (SI 80 vs. FI 60 %) und der Letalität (SI 30 vs. FI 14 %) beobachtet. Aufgrund der nur kleinen Fallzahlen in diesen Untergruppen wird kein signifikantes Niveau erreicht; zu beachten ist jedoch die erheblich erhöhte Letalität von 30 % in der SI-Gruppe auch im Vergleich zum Gesamtkollektiv (15 %).Wir empfehlen daher entsprechend diesen Ergebnissen und der Beobachtung, daß bei Schwerverletzten mit ISS >24 ein sprunghafter Anstieg posttraumatischer Organkomplikationen zu verzeichnen ist (Abb. 1), bei diesen Patienten die Frühintubation alleine aufgrund der Verletzungsschwere, insbesondere dann, wenn ein Verletzungsmuster mit hoher Mediatorenfreisetzung und ausgedehntem Weichteiltrauma (z. B. beidseitige Femurfraktur, Femur- plus instabile Beckenfraktur, Crushtrauma einer unteren Extremität) vorliegt.

## Zusammenfassung

Aufgrund dieser Ergebnisse und den einschlägigen Literaturhinweisen möchten wir folgende Synopsis der Indikationen zur Frühintubation beim Polytrauma vorschlagen:
    Absolute Notfallindikationen zur präklinischen Intubation beim Polytrauma sind:

- Traumatische Reanimation und anhaltender hypovolämischer Schockzustand (systolischer RR <90 mmHg)
- Bewußtseinstrübung / Bewußtlosigkeit nach schwerem SHT (GCS <10)
- Akute Verlegung der oberen Atemwege
- Manifeste respiratorische Insuffizienz (AF <9 >30/min, $SaO_2$ <90 %)

Ferner sollten Polytraumatisierte auch bei (noch) suffizienter kardiorespiratorischer Situation möglichst frühzeitig intubiert werden bei:

- Thoraxtrauma (AIS ≥3) mit schweren Begleitverletzungen (Polytrauma),
- Hohem Verletzungsschweregrad (ISS >24)
- Verletzungskombinationen mit bekanntlich hohem Weichteilschaden und hohem Komplikationspotential (beidseitige Femurfraktur, Femur- plus instabile Beckenfraktur), bzw. Crushverletzung einer unteren Extremität.

Insbesondere vor einem Verlegungstransport nach initialer Diagnostik und Stabilisierung sollte die Indikation zur Intubation großzügig gestellt werden, denn gerade nicht intubiert transportierte Patienten weisen ein besonders hohes Risiko posttraumatischer Organkomplikationen auf [20].

## Literatur


1. American College of Surgeons (1990) Advanced trauma life support (ATLS) – Reference Manual. American College of Surgeons, Chicago, pp 31–51
2. Copass MK, Oreskovich MR, Bladergroen MR et al. (1984) Prehospital cardiopulmonary resuscitation of the critically injured patient. Am J Surg 148: 20–25
3. Endersson BL, Abdalla R, Frame SB, Casey MT, Gould HG, Kimball IM (1993) Tube thoracostomy for occult pneumothorax: a prospective randomized study of its use. J Trauma 35: 726–730
4. Ertel W, Friedl HP, Trentz O (1994) Multiple organ dysfunction syndrome (MODS) following multiple trauma: rationale and concept of therapeutic approach. Eur J Pediatr Surg 4: 243–248
5. Gentleman D, Jennet B (1990) Audit of transfer of unconscious head injured patients to a neurosurgical unit. Lancet 335: 330–334
6. Gildenberg PL, Makela M (1985) The effect of early intubation and ventilation on outcome following head trauma. In Winn WR, Rimel R, Jane JA (eds) Recent advances in neurotrauma. Raven Press, New York, pp 79–90
7. Graham DI, Ford I, Adams JH (1989) Ischaemic brain damage is still common in fatal nonmissile head inury. J Neurol Neurosurg Psychiatry 52: 346–350
8. Hemmer M (1995) Early ventilation in trauma patients. In: Goris RJA, Trentz O (eds) The integrated approach to trauma care – the first 24 hours. Springer, Berlin Heidelberg New York, pp 52–62
9. Kalbe P, Kant CJ (1988) Erstmaßnahmen am Unfallort aus der Sicht des Unfallchirurgen. Orthopäde 17: 2–10
10. Kohi YM, Mendelow AD, Teasdale GM, Allardice GM (1984) Extracranial insults and outcome in patients with acute head injury – relationship to the Glasgow Coma Scale. Injury 16: 25–29
11. Lampl L, Helm M, Weidringer JW, Bock KH (1994) Vorschläge zur notärztlichen Strategie bei Einklemmungstrauma. Akt Taumatol 24: 163–168
12. Miller JD, Becker DP (1982) Secondary insults to the injured brain. J R Coll Surg Edinb 27: 292–298
13. Nast-Kolb D, Waydhas C, Kanz KG, Schweiberer L (1994) Algorithmus für das Schockraummanagement beim Polytrauma. Unfallchirurg 97: 292–302
14. North JB, Jennet S (1974) Abnormal breathing patterns associated with acute brain damage. Arch Neurol 13: 338–344
15. Pepe PE, Steward RD, Copass MK (1986) Prehospital management of trauma. Ann Emerg Med 15:1484–1490
16. Pepe PE (1989) Acute posttraumatic respiratory physiology and insufficiency. Surg Clin North Am 69: 157–173
17. Pfenninger EG, Lindner KH (1991) Arterial blood gases in patients with acute head injury at the accident site and upon admission. Acta Anaesthesiol Scand 35: 148–152
18. Scannel J, Waxmann K, Tominga G, Barker S, Annas C (1993) Orotracheal intubation in trauma patients with cervical fractures. Arch Surg 128: 903–906
19. Trupka A, Waydhas C, Nast-Kolb D, Schweiberer L (1994) Early intubation in severly injured patients. Eur J Emerg Med 1: 1–8
20. Trupka A, Waydhas C, Nast-Kolb D, Schweiberer L (1995) Der Einfluß der Frühintubation auf die Reduktion des posttraumatischen Organversagens. Unfallchirurg 98: 111–117
21. Wauchob FD, Brooks RJ, Harrison KM (1984) Neurogenic pulmonary edema. Anaesthesia 39: 352–356
22. Waydhas C, Nast-Kolb D, Trupka A, Schweiberer L (1990) Die Bedeutung des hämorrhagisch-traumatischen Schocks und der Thoraxverletzung für die Prognose nach Polytrauma. Hefte Unfallheilkd 212: 104–105

# Der Einfluß der präklinischen Behandlung auf die Entwicklung des posttraumatischen Organversagens – „load and go" oder „stay and play"?

G. REGEL, U. LEHMANN, P. LOBENHOFER, M. STALP, A. SEEKAMP und H. TSCHERNE
Medizinische Hochschule Hannover, Unfallchirurgische Klinik, Konstanty-Gutschow-Straße 8, D-30623 Hannover

## Einleitung

Fortschritte in der präklinischen Versorgung des Schwerverletzten haben zu einer signifikanten Reduktion der Frühletalität geführt. Insbesondere bei Verletzungen, die für den frühen Unfalltod verantwortlich gemacht werden, wie die intrakranielle Blutung, sowie die Massenblutung im Stammbereich (thorakal, abdominell, pelvin) hat die bereits am Unfallort einsetzende Behandlung ermöglicht, daß diese Patienten überhaupt lebend ein Traumazentrum erreichen (Abb. 1)(Trunkey 1983).

Trotzdem wird weiterhin kontrovers diskutiert, ob eine Verlängerung der Rettungszeit zugunsten einer präklinischen Erstbehandlung gerechtfertigt ist und zweitens, welche Maßnahmen wirklich signifikant die Prognose des Patienten beeinflussen und möglicherweise auch einen Einfluß auf die Spätkomplikationen (Einzel- oder multiples Organversagen) haben.

Neuere Arbeiten konnten z.B. nachweisen, daß eine bereits präklinisch beginnende Infusionstherapie nicht erforderlich ist und z.T. beim schweren hämorrhagischen Schock die Blutungsneigung sogar verstärkt (Bickell et al. 1989, 1991; Bickell 1993; Crawford et al. 1991; Gross et al. 1988; Stern et al. 1993).

Andererseits wird auch die Wertigkeit der präklinischen Intubation und Beatmung sowie die Einlage einer Thoraxdrainage bei diesen Patienten in Frage gestellt (Mattox 1989). Obwohl sich die meisten dieser Arbeiten im angloamerikanischen

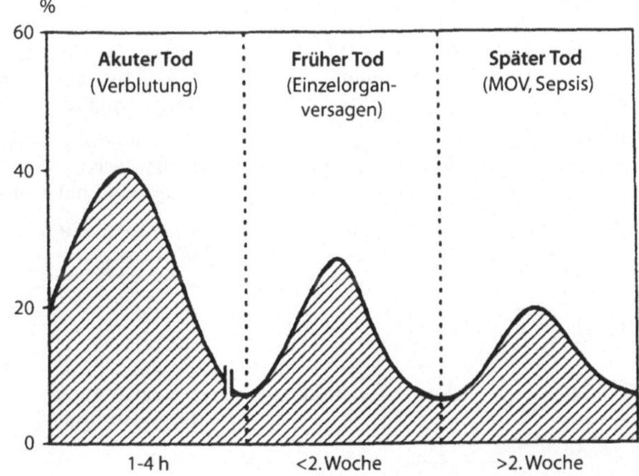


**Abb. 1.** Der frühe Unfalltod durch intrakranielle Blutungen sowie Massenblutungen im Stammbereich, ist heute durch Verbesserungen in der präklinischen und klinischen Erstversorgung und durch verkürzte Rettungszeiten beherrschbar (Trunkey 1984)

Hefte zu „Der Unfallchirurg", Heft 253
Nast-Kolb/Waydhas/Schweiberer (Hrsg.),
Posttraumatisches Multiorganversagen
© Springer-Verlag Berlin Heidelberg 1996

Sprachraum im wesentlichen auf das penetrierende Trauma (Stich- und Schußverletzungen) beziehen, berichten auch einzelne Arbeiten ähnliches bei stumpfem Trauma (Barone et al. 1986). Somit steht insbesondere auch für den Schwerverletzten nach stumpfem Trauma die Frage „field stabilization" oder „load and go" (Krausz 1992). Diese Entscheidung wird auch in Beziehung zu der für diese Maßnahmen erforderlichen Behandlungszeit gesetzt (Smith et al. 1985).

Ziel dieser Untersuchung war es, Entscheidungskriterien für das Für und Wider der präklinischen Versorgungsmaßnahmen zu finden und gleichzeitig zu analysieren, ob einzelne Maßnahmen am Unfallort (i.v.-Infusion, Intubation, Beatmung, Thoraxdrainage) einen Einfluß auf das spätere Organversagen haben.

## Methodik

In einer retrospektiven Analyse wurden polytraumatisierte Patienten der Jahre 1984–1994 mit einer Verletzungsschwere von mehr als 20 Punkten nach dem Hannover Polytraumaschlüssel (PTS) untersucht (Oestern et al. 1985).

Ausgeschlossen wurden sekundärversorgte, d.h. in einem auswärtigen Krankenhaus behandelte und anschließend zuverlegte Patienten, um mögliche Unterschiede in der Primärbehandlung und negative, durch den Transport hervorgerufene Einflüsse auszuschließen. Des weiteren wurden die innerhalb von 6 h nach Trauma an den unmittelbaren Folgen eines schwersten hämorrhagischen Schocks oder eines

**Tabelle 1.** Goris-Score (1985)

| System | 0 | 1 | 2 |
|---|---|---|---|
| **Pulmonary failure** | No mechanical ventilation | Mechanical ventilation with PEEP $\leq$10 mmH$_2$O and FiO$_2$ $\leq$0,4 | Mechanical ventilation with PEEP $>$10 mmH$_2$O and/or FiO$_2$ $>$0,4 |
| **Cardiac failure** | Normal bloodpressure no vasoactive substances | Period of hypotension Dopamin $\leq$10 µg/kg/min or Nitroglycerin $\leq$20 µg/min | Hypotension (BP $<$100 mmHg) Dopamin $>$10 µg/kg/min Nitroglycerin $>$20 µg/min |
| **Renal failure** | S-creatinine $<$2 mg/dl | S-Creatinine $\geq$2 mg/dl | Hemodialysis or peritoneal dialysis |
| **Hepatic failure** | SGOT $<$25 U/l or bilirubin $<$2 mg/dl | SGOT $\geq$25 U/l and $<$50 U/l or bilirubin $\geq$2 mg/dl and $<$6 mg/dl | SGOT $\geq$50 U/l or bilirubin $\geq$6 mg/dl |
| **Hematologic failure** | Normal counts of thrombo- or leukocytes | Thrombocytes $<$50 000/µl and/or leukocytes $\geq$30 000/µl and $<$60 000/µl | Hemorrhagic diathesis or leukocytes $<$2500/µl and $\geq$60 000/µl |
| **GI-tract failure** | Normal functioning | Acalculous cholecystitis or stress ulcer | Bleeding from stress ulcer (transfusion $>$2 U/blood/ 24 hours) enterocolitis and/or pancreatitis, and/or spont. perforation gallbladder |
| **CNS failure** | Normal functioning | Clearly diminished responsiveness | Severely disturbed responsiveness and/or diffuse neuropathy |

**Tabelle 2.** Marshall-Score (1995)

| System | 0 | 1 | 2 | 3 | 4 |
| --- | --- | --- | --- | --- | --- |
| **Respiratory** | | | | | |
| ($PaO_2/FiO_2$) | >300 | 226–300 | 151–225 | 76–150 | ≤75 |
| **Renal** | | | | | |
| (S-creatinine; µmol/l) | ≤100 | 101–200 | 201–350 | 351–500 | >500 |
| **Hepatic** | | | | | |
| (S-bilirubin; µmol/l) | ≤20 | 21–60 | 61–120 | 121–240 | >240 |
| **Cardiovascular** | | | | | |
| (Pressure adjusted | | | | | |
| HR) | ≤10,0 | 10,1–15,0 | 15,1–20,0 | 20,1–30,0 | >30,0 |
| **Hematologic** | | | | | |
| (Thrombocytes) | >120000/µl | 81000–120000/µl | 51000–80000/µl | 21000–50000/µl | ≤20000/µl |
| **CNS** (GCS) | 15 | 13–14 | 10–12 | 7–9 | ≤6 |

schweren SHT verstorbenen Patienten nicht in die Untersuchung einbezogen (Ausschluß der Frühletalität).

Die Dokumentation wurde mit Hilfe der Notarztberichte und Krankenakten vorgenommen. Es wurden Alter und Geschlecht der Patienten, das Verletzungsmuster und die Verletzungsschwere nach dem PTS und Injury Severity Score (ISS), sowie die Todesursache und der Todeszeitpunkt aufgezeichnet (Oestern et al. 1985; Baker et al. 1974).

Ferner wurde die Art des Rettungsmittels sowie die spezifischen Rettungs- und Behandlungszeiten dokumentiert. Außerdem wurden die einzelnen Behandlungsmaßnahmen am Unfallort genau analysiert und in die Bewertung aufgenommen.

Eine Blutung bei schwerer Stammverletzung wurde als Massenblutung gewertet, wenn diese zur operativen Behandlung führte und der Blutverlust entsprechend der Definition von Trunkey einer schweren (>150 ml/min) bzw. einer mäßigen Blutung (30–150 ml/min) zuzuordnen war (Trunkey 1983).

Zur Beurteilung des Multiorganversagens (MOV) wurde der von Goris und Marshall entwickelte MOF-Score verwendet (Goris 1986; Marshall 1995) (Tabellen 1 u. 2). Die zur Erstellung dieser Scores erforderlichen Parameter wurden im täglichen Verlauf dokumentiert. Ein MOV wurde nach dem Score von Goris angenommen, wenn eine Summe von 6 Punkten zu einem Meßzeitpunkt oder eine Summe von 8 Punkten an 2 unmittelbar aufeinanderfolgenden Tagen vorlag. Bei dem Score von Marshall et al. wurde entsprechend bei 4 Punkten ein MOV definiert. Die Patienten wurden dementsprechend einer Gruppe mit (+MOV) bzw. ohne (–MOV) zugeordnet.

Die statistische Auswertung erfolgte für gepaarte bzw. ungepaarte Stichproben nach dem Student-t-Test: Die Abhängigkeit zweier Merkmale wurde mit dem $X^2$-Test untersucht. Als Signifikanzgrenze wurde jeweils ein p <0,05 (*) bzw. p <0,01 (**) angenommen.

## Ergebnisse

Insgesamt 1223 polytraumatisierte Patienten mit einem PTS von ≥20 Punkten gingen in die Auswertung ein. Zur Differenzierung spezifischer Verletzungsarten beim Polytraumatisierten wurden Patienten mit schwerem Schädel-Hirn-Trauma (SHT) ($PTS_{Schädel}$ >10/n = 345 oder 28,2 %), Thoraxtrauma [$PTS_{Thorax}$ >8/n = 476 (38,9 %)],

Bauchtrauma [$PTS_{Abdomen} > 9/n = 333$ (27,2 %)], und Beckentrauma [$PTS_{Becken} > 9/n = 283$ (23,1 %)] bei der Einzelanalyse unterschieden. Zusätzlich wurden 2 Gruppen für die Gesamtverletzungsschwere (PTS ≤39, PTS ≥40) differenziert. Die Tabellen 3–5 zeigen die Einzelergebnisse für die wichtigsten präklinischen Maßnahmen.

**Tabelle 3.** MOV-Inzidenz bei unterschiedlichen präklinischen Maßnahmen, unter Berücksichtigung unterschiedlicher Verletzungsarten und Verletzungsschwere (PTS ≤39/PTS ≥40)

**MOV-Inzidenz**

| Volumengabe präklinisch | | SHT (≥10 P) | Thorax (≥8 P) | Abdomen (≥9 P) | Becken (≥9 P) |
|---|---|---|---|---|---|
| PTS ≤39 P | <1000 ml | 6,8 | 19,7 | 20,8 | 15,3 |
| | ≥2000 ml | 12,0 | 22,5 | 22,2 | 34,8 |
| PTS ≥40 P | <1000 ml | 18,9 | 25,0 | 27,6 | 20,0 |
| | ≥2000 ml | 32,3 | 39,1 | 38,9 | 27,0 |
| Intubation (Int.) präklinisch ja/nein | | | | | |
| PTS ≤39 P | +Int. | 7,3 | 18,8 | 16,7 | 24,2 |
| | −Int. | 12,5 | 29,1 | 34,8 | 21,2 |
| PTS ≥40P | +Int. | 28,8 | 39,0 | 32,7 | 42,3 |
| | −Int. | 21,1 | 37,5 | 50,0 | 33,3 |
| Thoraxdrainage (TD) präklinisch ja/nein | | | | | |
| PTS ≤39 P | +TD | | 36,4 | | |
| | −TD | | 50,0 | | |
| PTS ≥40 P | +TD | | 41,7 | | |
| | −TD | | 50,0 | | |

**Tabelle 4.** Blutersatz der ersten 24 h als Maß für den geschätzten Gesamtblutverlust dieser Akutphase

**Blutersatz in ml/24 h post Trauma / (Mittelwerte)**

| Volumengabe präklinisch [ml] | | SHT (≥10 P) | Thorax (≥8 P) | Abdomen (≥9 P) | Becken (≥9 P) |
|---|---|---|---|---|---|
| PTS <39 P | ≤1000 | 0 | 2170 | 3510 | 4000 |
| | ≥2000 | 2220 | 3940 | 7150 | 4430 |
| PTS >40 P | ≤1000 | 1830 | 2500 | 3450 | 4000 |
| | ≥2000 | 5840 | 7490 | 9190 | 9760 |

**Tabelle 5.** Bei entsprechender Gruppierung ist die Rettungszeit bei den Schwerstverletzten (PTS >40) signifikant kürzer

**Rettungszeiten in Minuten (Median)**

| Volumengabe präklinisch | | SHT (≥10 P) | Thorax (≥8 P) | Abdomen (≥9 P) | Becken (≥9 P) |
|---|---|---|---|---|---|
| PTS <39 P | <30 min | 7,4 | 17,4 | 27,8 | 23,5 |
| | >30 min | 9,0 | 24,0 | 19,0 | 21,1 |
| PTS >40 P | <30 min | 26,1 | 30,4 | 35,0 | 27,3 |
| | >30 min | 27,3 | 40,9 | 38,3 | 41,7 |

## Präklinische Volumengabe

Die Differenzierung der Patienten, die vor Klinikaufnahme weniger als 1000 oder mehr als 2000 ml Infusion bekommen haben, zeigt fast unabhängig von der Art der spezifischen Hauptverletzung (SHT, Thorax, Abdomen, Becken), daß bei höherer Infusionsgabe ($\geq$2000 ml) auch eine höhere MOV-Rate gesehen wurde. Höher war auch grundsätzlich die MOV-Inzidenz bei höherer Gesamtverletzungsschwere (PTS $\geq$40) in diesen Gruppen (Tabelle 3). Die Patientengruppe $\geq$40 PTS-Punkten mit einer präklinischen Volumengabe von $\geq$2000 ml hat im Vergleich zur Gruppe $\leq$1000 ml in den ersten 24 h einen deutlichen, signifikant höheren Blutbedarf (Tabellen 4 u. 5). Dies gilt für SHT (p=0,05), Thorax (p=0,05), Abdomen (p=0,01) und die Gesamt-verletzungsschwere (p=0,02). Eine Signifikanz bei den Beckenverletzungen ist nicht zu finden (p=0,10).

## Präklinische Intubation

Patienten, die bereits frühzeitig am Unfallort intubiert wurden, hatten in der Gruppe mit niedriger Gesamtverletzungsschwere (PTS $\leq$39) eine fast in allen Fällen niedrigere MOV-Rate. Dies zeigte sich am deutlichsten bei den polytraumatisierten Patienten mit vorwiegend thorakalen und abdominellen Verletzungen. Dieser Unterschied war bei den Patienten mit PTS >40 nicht signifikant (Tabelle 3).

## Präklinische Thoraxdrainagen

Bei den intubierten Patienten wurde nur in insgesamt 21% ($n$=257) eine Thoraxdrainage am Unfallort gelegt. Daher war eine Differenzierung in einzelne Verletzungsgruppen aus statistischen Gründen nicht sinnvoll. Diese präklinische Maßnahme hatte auf die Spätprognose des Patienten (hier MOV-Rate) keinen unmittelbar erkennbaren Einfluß.

## Rettungszeiten

Die Rettungszeit (RZ) lag im Gesamtkollektiv im Median bei 45 min., in der Verletzungsgruppe Thorax (PTS$_{Thorax}$ $\geq$8) mit einem signifikanten Einfluß auf die MOV-Rate; in allen anderen Gruppen war dieser Unterschied nur als Tendenz zu sehen (Tabelle 3). Unsere Untersuchung zeigte weiterhin, daß schwerstverletzte Patienten eine kürzere Rettungszeit trotz größerer Volumengaben hatten. Das therapiefreie Intervall (Zeit zwischen Unfall und Eintreffen des Notarztes) hatte keinen Einfluß auf die MOVInzidenz.

## Diskussion

Seit Einführung der organisierten Luftrettung in den westlichen Industrieländern (Luftrettung BRD 1970/USA 1972) ließ sich eine signifikante Senkung der Unfalletalität nachweisen. Zwischenzeitlich haben sich jedoch Kontroversen entwickelt hinsichtlich der Bedeutung der präklinischen Versorgung des Unfallverletzten. Die Senkung der Sterblichkeit wurde einerseits auf eine Reduktion der Rettungszeit, andererseits auf eine Maximierung der präklinischen Behandlung zurückgeführt (Copass et al. 1984; Smith 1985).

Hier kam es zu einer Spaltung der Ansichten, wobei die einen zeigen konnten, daß mit Senkung der Rettungszeit die Frühletalität erheblich gesenkt werden konnte und die Art der präklinischen Behandlung lediglich sekundär sei. Es galt das Prinzip „load and go" (Gervin u. Fischer 1982). Die meisten Analysen zeigen jedoch, daß es sich hier meist um Verletzte mit penetrierendem Trauma (Schuß- und Stichverletzungen) handelte, wo sogar einzelne Aspekte der präklinischen Behandlung (z. B. Infusionstherapie) zu einer Verschlechterung des Zustands führen sollten (Caroline 1983; Fowler 1988; Wiggers 1950; Shires et al. 1964; Dillon et al. 1966; Wangensteen et al. 1968; Bickell 1993; Bickell et al. 1989).

Andere Autoren befürworten hingegen die Erstmaßnahmen am Unfallort, da sie nicht nur in Abhängigkeit von der Verletzungsart zu einer Senkung der Frühletalität, sondern auch zu einer Reduzierung der Spätkomplikationen (Organversagen) führen sollen (Schmidt 1992; Trupka 1995). In einzelnen Arbeiten wird sogar eine Differenzierung nach einzelnen Verletzungsmustern angegeben (Copass et al. 1984).

Ziel unserer Arbeit war es, einerseits den Einfluß einzelner präklinischer Maßnahmen auf die Spätletalität (MOV) zu untersuchen. Andererseits zu analysieren, inwiefern die Dauer der Rettungszeit auf die Prognose dieser Patienten Einfluß nimmt und ob hier Unterschiede hinsichtlich spezieller Verletzungsmuster bestehen.

Es handelte sich in unserer Studie ausschließlich um Patienten, die aufgrund einer stumpfen Gewalteinwirkung eine schwere Verletzung erlitten hatten (PTS $\geq$20). In allen Fällen erfolgte eine primäre Einlieferung an die Medizinische Hochschule Hannover mit unseren Rettungsmitteln. Die Patienten sind daher vergleichbar, da sie alle die gleiche präklinische und klinische Behandlung nach vorgegebenen Standards erhalten haben.

Da bekanntermaßen die Gesamtverletzungsschwere Einfluß nimmt auf die Inzidenz des MOV (Regel et al. 1991), wurde eine Gruppierung und getrennte Analyse nach mittelschwer ($<$39 Punkte PTS) schwerstverletzte ($>$ 40 Punkte PTS) Patienten vorgenommen.

Um dem unterschiedlichen Einfluß schwerer Einzelverletzungen auf das MOV gerecht zu werden, wurde zusätzlich nach Existenz dieser Verletzungen (SHT, Thorax-, Bauch-, und Beckentrauma) unterschieden.

Die Spätkomplikationen, insbesondere in bezug auf das Organversagen, wurden nach international anerkannten Richtlinien definiert (s. Tabellen 1 u. 2). Dazu benutzten wir die etablierten Scores von Goris und Marshall (Goris 1986; Marshall 1995).

Nach dieser Analyse läßt sich folgendes zu den einzelnen präklinischen Maßnahmen sagen:

## Präklinische Infusionstherapie

Es zeigt sich, daß fast in allen Fällen bei einer präklinischen Volumengabe von über 2000 ml eine höhere MOV-Inzidenz vorlag und dies unabhängig von der spezifischen Verletzungsart.

Hierfür gibt es generell 2 Erklärungsmöglichkeiten:

– Einerseits kann eine höhere Inzidenz an Massenblutungen und eine, bei Erkennung dieser Situation vermehrte Volumengabe durch den Notarzt eine Erklärung sein. Ein signifikant höherer Blutbedarf der ersten 24 h ließ sich als Maß für die Massenblutung in der Gruppe mit 2000 ml präklinischer Volumengabe in dieser Studie tatsächlich feststellen (Tabelle 4). Weiterhin ist bekannt, daß gerade bei Patienten mit MOV eine höhere Inzidenz an Stammverletzungen und eine höhere präklinische Volumengabe erforderlich ist (Regel 1991).

– Andererseits wird aber in letzter Zeit immer häufiger der Nutzen der präklinischen Volumengabe in Frage gestellt, da es nachweislich bei kurzen Rettungszeiten keinen Effekt hat, den Ablauf der Rettung verzögert und auch die Blutungsneigung fördern soll (Lewis 1986; Gervin u. Fischer 1982; Smith et al. 1985; Kaweski et al. 1990; Bickell et al. 1994). Obwohl diese Arbeiten sich meist auf das penetrierende Trauma beziehen, scheint dies auch für die stumpfe Verletzung zu gelten. Lewis betonte, daß bei einer 10-minütigen Verzögerung der Rettung durch Anlage eines i.v.Zugangs im Durchschnitt 1500 ml Blutverlust resultieren kann und dieser Verlust durch vermehrte Volumengabe meist nicht mehr rechtzeitig ausgeglichen werden kann, welches eine Prolongation des Schocks unterstützt und damit zu der Entstehung des MOV beiträgt. Dies bestätigt Smith et al., der zeigen konnte, daß vielfach auch bei liegendem i.v.-Zugang keine adäquate Volumenzufuhr erfolgt und in ihrem Patientenkollektiv, bei durchschnittlich 14,3 min Rettungszeit lediglich 620 ml infundiert wurden (Smith et al. 1985). Unter dem Gesichtspunkt, daß bei weiterem Blutverlust lediglich ¼ der infundierten Menge im Blutkreislauf bleibt, ist der Nutzen dieser Maßnahme wirklich in Frage gestellt. Auch andere Autoren kommen zu diesem Schluß und fordern, daß der i.v.-Zugang deshalb keine Verzögerung verursachen darf, und möglichst „en route" angelegt werden soll (Smith et al. 1985; Pepe et al. 1986; Gervin u. Fischer 1982; Trunkey 1983).

Neuere experimentelle Untersuchungen zeigen sogar, daß die präklinische und präoperative Volumengabe (allerdings ebenfalls bei penetrierendem Trauma) zu einer Verschlechterung führen kann. Dies wird auf die Verdünnung von Gerinnungsfaktoren und die verminderte Thrombenbildung und Blutviskosität zurückgeführt, welches zu einer erhöhten Blutungsneigung führen soll. Diese experimentellen Ergebnisse lassen sich klinisch jedoch nur schwer nachvollziehen. Bickell et al. konnte ähnlich wie in unserer Studie den genauen präklinischen und frühen klinischen Blutverlust nur schwer dokumentieren, so daß eine Unterscheidung in der früh und spät adäquat substituierten Gruppe nicht möglich war (Bickell et al. 1994). Sicherlich muß jedoch zwischen Patienten mit nachweisbarer innerer oder externer Blutung und Patienten, wo die traumatische Komponente (Knochen- und Weichteilschaden) im Vordergrund steht, differenziert werden. In letzterem Fall ist die frühe Volumenzufuhr zur Vermeidung von Mikrozirkulationsstörungen, anaerobem Stoffwechsel und daraus resultierend prolongiertem Schock unbedingt erforderlich. Die sog. „Zentralisierung" hat in diesen Fällen nachweislich erhebliche negative Konsequenzen.

## Präklinische Intubation

Im Gegensatz zu oben genanntem zeigte sich insbesondere für das Thorax- und das Bauchtrauma klar der Vorteil der präklinischen Intubation.

Dies wird auch von anderen Autoren bestätigt (Tscherne et al. 1987; Trupka et al. 1995). Die Indikation zur frühen Intubation und Beatmung wird insbesondere bei:

- traumatisch-hämorrhagischem Schock,
- Bewußtseinstrübung bzw. Bewußtlosigkeit nach schwerem SHT (GCS <8),
- manifestem respiratorischen Versagen
- schwerem Thoraxtrauma (AIS >4),
- einem hohen Verletzungsgrad (ISS >24 bzw. PTS >30)

gesehen. Im Gegensatz zum Thoraxtrauma, wo die Schwere der Verletzung unmittelbar mit der zunehmenden respiratorischen Insuffizienz und der Entwicklung eines ARDS korreliert, ist bei dem stumpfen Bauchtrauma der genaue Zusammenhang nicht eindeutig. Wahrscheinlich können die vermehrte freie Flüssigkeit und der erhöhte intraabdominelle Druck mit konsekutivem Zwerchfellhochstand und damit schlechter Belüftung der Lunge und respiratorischer Dekompensation als Ursache angesehen werden.

Die Bedeutung der Frühintubation für die Spätprognose des Patienten wird auch auf die Entwicklung des MOV zurückgeführt (Lehmann et al. 1995; Trupka et al. 1995). Trupka konnte zwar keinen signifikanten Unterschied zeigen, jedoch war die Gruppe mit Frühintubation auch signifikant schwerer verletzt, so daß eine vergleichsweise bessere Prognose dieser Patienten durch Frühintubation angenommen wurde. Lehmann zeigte eine signifikant höhere MOV-Rate bei verzögerter Intubation mit nur langsamer Erholung des respiratorischen Quotienten in der frühen klinischen Phase.

## Präklinische Thoraxdrainage

Die präklinische Thoraxdrainage ist in der internationalen Literatur häufig umstritten. Die angloamerikanischen Autoren lehnen weitestgehend eine präklinische Thoraxdrainage ab (Mattox 1989). Befürwortet wird jedoch zur Entlastung eines manifesten Spannungspneumothorax die Punktion im 2./3. Interkostalraum (ICR) der mittleren Klavicularlinie. Sicher hängt diese Tatsache auch damit zusammen, daß amerikanische Rettungsmittel nicht mit ärztlichem Personal ausgestattet sind und somit die Thoraxdrainage im 4./5. ICR (mittlere Achsilarlinie) nicht angelegt werden kann. Deutsche Autoren beschreiben jedoch, daß dieses Vorgehen praktikabel ist und von hohem Nutzen bei sicherer Anwendung (Spelsberg 1982; David et al. 1985; Schmidt et al. 1992). Ist der versorgende Notarzt im Legen einer solchen Drainage erfahren, so kann damit innerhalb von 5 min eine für die präklinische und klinische Phase definitive Versorgung eines Thoraxtraumas erfolgen. Die Komplikationen liegen bei eindeutiger Indikationsstellung so niedrig, das auch eine prophylaktische Thoraxdrainage z. B. zur Vorbereitung eines dringend notwendigen Hubschraubertransports gelegt werden kann, um eine im Flug nicht beherrschbare Situation (Pneumothorax mit ansteigenden Beatmungsdrücken und verminderter peripherer Sauerstoffsättigung) zu vermeiden. Eine Auswirkung auf das im weiteren posttraumatischen Verlauf auftretende ARDS oder MOV konnten wir nicht beobachten. Vermieden wurde durch dieses Vorgehen jedoch das Einliefern eines Patienten mit manifestem Spannungspneumothorax.

## Rettungszeiten

Wir haben eine signifikant höhere MOV-Rate bei verzögerter Rettung (>30 min) gesehen. Dieser Trend ließ sich fast in allen Verletzungsgruppen nachweisen. Bei erheblich prolongierter Rettung (eingeklemmter Patient) treten Faktoren wie Hypothermie, Gerinnungsstörungen und Beatmungsprobleme in den Vordergrund.

Zusätzlich muß berücksichtigt werden, daß auch bei häufig nicht vermeidbar prolongierter Rettung bereits mit dem präklinischen Management begonnen wird und somit das therapiefreie Intervall wesentlich kürzer ist.

Zusammenfassend kann gesagt werden, daß bei einer Mehrfachverletzung nach stumpfem Trauma die präklinische Behandlung, im angloamerikanischen Sprachraum „field stabilization" genannt, ihren Stellenwert sicher behält.

Wir konnten zeigen, daß insbesondere das suffiziente präklinische Atemwegsmanagement auf die spätere Prognose (MOV) des Patienten Einfluß nimmt. Wir halten daher die Frühintubation (d. h. am Unfallort) bei den oben genannten Indikationen für angezeigt.

Der i.v.-Zugang ist am Unfallort immer erforderlich, unabhängig davon, ob beim Eintreffen des Notarztes der Patient sich offenkundig oder nach Einschätzung der Gesamtverletzungsschwere im traumatisch-hämorrhagischen Schock befindet. Hier kann nicht zugewartet werden, da eine zunehmende Zentralisierung das Legen der Zugänge im weiteren Verlauf erschwert. Liegt bereits eine ausgeprägte periphere Vasokonstriktion vor und ist die Lokalisierung einer adäquaten Vene erschwert, kann ggf. eine Venae sectio einen sicheren Zugang ermöglichen.

Hinsichtlich der Menge der präklinischen Infusionstherapie bestehen kontroverse Meinungen. In unserer Analyse konnte aufgrund der unterschiedlich hohen Inzidenz an Massenblutungen in den Gruppen mit geringer (<1000 ml) und hoher (>2000 ml) präklinischer Volumengabe und der unterschiedlich langen Rettungszeiten in diesen Gruppen letztlich keine zufriedenstellende Aussage gemacht werden und die wirkliche Bedeutung dieses Faktors für die Prognose des Schwerverletzten nicht ausreichend gewertet werden. Neuere Arbeiten propagieren sogar die Gabe von hypertonen Salzlösungen in diesem Zusammenhang (Bickell 1993).

Wichtig ist, daß keine unnötige Verzögerung im präklinischen Behandlungsverlauf auftritt. Von einem erfahrenen Rettungsteam sind alle genannten Maßnahmen in kürzester Zeit auch am Unfallort durchführbar. Treten Probleme auf oder steht das Risiko eines präklinischen Behandlungsschritts in keinem Verhältnis zu dem Nutzen dieser Maßnahme (z. B. bei der Entscheidung der Intubation eines nicht offensichtlich bewußtlosen oder respiratorisch insuffizienten Patienten), so sollte möglichst schnell der Abtransport, im Sinne des „load-and-go-Verfahrens" vollzogen werden. Dies gilt insbesondere bei den doch meist nur kurzen Transportzeiten, wie sie in unserem Patientenkollektiv nachzuweisen waren.

## Literatur

Barone JE, Pizzi WF, Nealon TF Jr, Richman H (1986) Indications for intubation in blunt chest trauma. J Trauma 26: 334–338

Baker SP, O'Neill B, Haddon W, Long WB (1974) The injury severity score, a method of describing patients with multiple injuries and availuating emergency care. J Trauma 14: 187–196

Bickell WH (1993) Are victims of injury sometimes victimized by attempts at fluid resuscitation? [editorial; comment]. Ann Emerg Med 22: 225–226

Bickell WH, Bruttig SP, Millnamow GA, O'Benar J, Wade CE (1991) The detrimental effects of intravenous crystalloid after aortotomy in swine [see comments]. Surgery 110: 529–536

Bickell WH, Shaftan GW, Mattox KL (1989) Intravenous fluid administration and uncontrolled hemorrhage [editorial]. J Trauma 29: 409

Bickell WH, Wall MJ Jr, Pepe PE, Martin RR, Ginger VF, Allen MK, Mattox KL (1994) Immediate versus delayed fluid resuscitation for hypotensive patients with penetrating torso injuries [see comments]. N Engl J Med 331: 1105–1109

Caroline NL (1983) Emergency care in the streets. In: Anonymous. Little Brown, Boston, pp 57–99

Copass MK, Oreskovich MR, Bladergroen MR, Carrico CJ (1984) Prehospital cardiopulmonary resuscitation of the critically injured patient. Am J Surg 148: 20–26

Crawford ES, Hess KR, Cohen ES, Coselli JS, Safi HJ (1991) Ruptured aneurysm of the descending thoracic and thoracoabdominal aorta. Analysis according to size and treatment. Ann Surg 213: 417–425

David A, Biesing C, Kampelmann H (1985) Thorax-Saugdrainagen bei der Erstversorgung von Brustkorbverletzungen. Notfallmedizin 11: 1481–1489

Dillon J, Lynch LJ Jr, Myers R, Butcher HR Jr, Moyer CA (1966) A bioassay of treatment of hemorrhagic shock. I. The roles of blood, Ringer's solution with lactate, and macromolecules (dextran and hydroxyethyl starch) in the treatment of hemorrhagic shock in the anesthetized dog. Arch Surg 93: 537–555

Fowler RL (1988) Shock. In: Campbell JE (ed) Basic trauma life support: advanced prehospital care. Prentice-Hall, Englewood Cliffs, N.J. pp 107–119

Gervin AS, Fischer RP (1982) The importance of prompt transport of salvage of patients with penetrating heart wounds. J Trauma 22: 443–448

Goris RJ, Boekholtz WK, van Bebber IP, Nuytinck JK, Schillings PH (1986) Multiple-organ failure and sepsis without bacteria. An experimental model. Arch Surg 121: 897–901

Gross D, Landau EH, Assalia A, Krausz MM (1988) Is hypertonic saline resuscitation safe in "uncontrolled" hemorrhagic shock? J Trauma 28: 751–756

Kaweski SM, Sise MJ, Virgilio RW (1990) The effect of prehospital fluids on survival in trauma patients [see comments]. J Trauma 30: 1215–1218

Krausz MM, Bar-Ziv M, Rabinovici R, Gross D (1992) "Scoop and run" or stabilize hemorrhagic shock with normal saline or small-volume hypertonic saline? J Trauma 33 1: 6–10

Lehmann U, Grotz M, Regel G, Rudolph S, Tscherne H (1995) Hat die Initialversorgung des polytraumatisierten Patienten Einfluß auf die Ausbildung eines multiplen Organversagens. Unfallchirurg 98: 442–446

Lewis FR Jr (1986) Prehospital intravenous fluid therapy: physiologic computer modelling. J Trauma 26: 804–811

Marshall JC, Cook DJ, Christou NV, Bernard GR, Sprung CL, Sibbald WJ (1996) The multiple organ dysfunction score: a reliable descriptor of a complex clinical outcome. Crit Care Med (in press)

Mattox KL (1989) Prehospital care of the patient with an injured chest. Surg Clin North Am 69: 21–29

Oestern HJ, Tscherne H, Sturm J, Nerlich ML (1985) Klassifizierung der Verletzungsschwere. Unfallchirurg 88 11: 465–472

Pepe PE, Stewart RD, Copass MK (1986) Prehospital management of trauma: a tale of three cities. Ann Emerg Med 15: 1484–1490

Regel G, Sturm JA, Pape HC, Gratz KF, Tscherne H (1991) Das Multiorganversagen (MOV). Ausdruck eines generalisierten Zellschadens aller Organe nach schwerem Trauma. Unfallchirurg 94: 487–497

Regel G, Lobenhoffer P, Lehmann U, Pape HC, Pohlemann T, Tscherne H (1993) Ergebnisse in der Behandlung Polytraumatisierter. Unfallchirurg 96: 350–362

Schmidt U, Frame SB, Nerlich ML, Rowe DW, Enderson BL, Maull KI, Tscherne H (1992) On-scene helicopter transport of patients with multiple injuries – comparison of a German and an American system [see comments]. J Trauma 33: 548–553

Shires T, Coln D, Carrico J, Lightfoot S (1964) Fluid therapy in hemorrhagic shock. Arch Surg 88: 688–693

Smith JP, Bodai BI, Hill AS, Frey CF (1985) Prehospital stabilization of critically injured patients: a failed concept. J Trauma 25: 65–70

Spelsberg F (1982) Thoraxdrainage – pro und contra. Notfallmedizin 8: 212–228

Stern SA, Dronen SC, Birrer P, Wang X (1993) Effect of blood pressure on hemorrhage volume and survival in a near-fatal hemorrhage model incorporating a vascular injury [see comments]. Ann Emerg Med 22: 155–163

Trunkey DD (1983) Trauma. Scien Am 249 2: 20–27

Trupka A, Waydhas C, Nast-Kolb D, Schweiberer L (1995) [Effect of early intubation on the reduction of post-traumatic organ failure] Der Einfluß der Frühintubation auf die Reduktion des posttraumatischen Organversagens. Unfallchirurg 98: 111–117

Tscherne H, Regel G, Sturm JA, Friedl HP (1987) [Degree of severity and priorities in multiple injuries] Schweregrad und Prioritäten bei Mehrfachverletzungen. Chirurg 58: 631–640

Wangensteen SL, Eddy DM, Ludewig RM (1968) The hydrodynamics of arterial hemorrhage. Surgery 64: 912–921

Wiggers CJ (1950) Physiology of shock. In: Anonymous. Commonwealth Fund, New York, pp 121–46

# Konsequenzen der Früherkennung für den Transport oder die Weiterverlegung in ein Zentrum

H. BAUER

Chirurgische Abteilung, Kreiskrankenhaus Alt/Neuötting, Vinzenz-von-Paul-Straße 10, D-84503 Altötting

## Einleitung

Bei einem heute flächendeckend gut ausgebauten Rettungsdienst und Notarztsystem mit großer Standortdichte und einer ständig verbesserten Qualifikation der Notärzte und des Rettungsdienstpersonals werden die Aufnahmestationen der Kliniken, häufig zu Recht, als das schwächste Glied in der Rettungskette gerade bei der Versorgung von Polytraumatisierten bezeichnet. Dies gilt nicht nur für die vorgehaltenen Versorgungskapazitäten, personell wie ausstattungsmäßig, sondern ganz allgemein für die Aufnahmebereitschaft eines Krankenhauses mit ausreichenden, v. a. intensivmedizinischen Möglichkeiten im Hintergrund.

So laufen Schwerstverletzte zunehmend Gefahr, daß sie in der Notfallsituation keinen Platz in einem geeigneten Krankenhaus finden [11]. Begrenzte Aufnahmekapazitäten der Zentren, aber auch spezielle Transportprobleme v. a. in ländlichen Regionen (Abhängigkeit des Hubschraubereinsatzes von Tageszeit und Witterung, begrenzter Aktionsradius des NAW) führen dazu, daß schwer Polytraumatisierte nicht regelhaft vom Unfallort zur Primärversorgung in spezialisierte Zentren verbracht werden können. Auch Krankenhäuser der Grund- und Regelversorgung müssen deshalb Vorsorge treffen, um eine suffiziente Erstversorgung von Polytraumatisierten sicherzustellen [1, 6]. Die gesamte Infrastruktur mit den personellen und organisatorischen sowie räumlichen und apparativen Voraussetzungen bestimmt dabei das Ausmaß des möglichen Versorgungsumfanges. Die besonderen Anforderungen liegen dabei in der realistischen Einschätzung der eigenen Möglichkeiten. Konsequenzen für die Entscheidung Weiterbehandlung vs. Transport bzw. Weiterverlegung in ein Zentrum ergeben sich dabei aus verschiedenen Aspekten.

## Einschätzung der Verletzungsschwere

Scoresysteme sind heute als Hilfsmittel für die Klassifikation der Verletzungsschwere und damit als Instrument zur Prognoseabschätzung weithin akzeptiert und hinsichtlich ihrer Zielsetzung und Bedeutung (Tabelle 1) definiert [3, 4, 16]. Dennoch bestehen zweifellos bei vielen Kliniken Vorbehalte gegen diese Klassifizierungssysteme, denen das Odium der akademisch-wissenschaftlichen Prävalenz mit einem mangelnden Bezug zur täglichen Praxis anhaftet.

Selbstverständlich bauen sich Einzelfallentscheidungen nicht auf abstrakte Punktewerte eines Klassifizierungssystems auf. Dennoch sind Traumascoresysteme auch für den erfahrenen Chirurgen eine wichtige Ergänzung seiner klinischen Beurteilung

Hefte zu „Der Unfallchirurg", Heft 253
Nast-Kolb/Waydhas/Schweiberer (Hrsg.),
Posttraumatisches Multiorganversagen
© Springer-Verlag Berlin Heidelberg 1996

**Tabelle 1.** Zielsetzungen und Bedeutung von Scores

| Ziel | Bedeutung |
| --- | --- |
| Schweregrad, Klassifikation | Vergleiche von Patienten, Therapieverfahren und Behandlungs-ergebnissen |
| Verlaufsbeurteilung | Therapieüberwachung, Erfolgskontrolle |
| Therapiekontrolle (Population) | Qualitätskontrolle und Sicherung, Definition von Standards |
| Leistungsaufwand | Ökonomie (Personal- und Sachkosten) |
| Prognoseeinschätzung | Therapieentscheidungen, -planungen |
| Triage | Patientenselektion |

insbesondere bei der Fragestellung, ob und inwieweit bei dem zugrundeliegenden Verletzungsmuster bei den vorgegebenen eigenen Möglichkeiten und dem zu erwartenden Risikoprofil die Versorgung des polytraumatisierten Patienten vor Ort durchgeführt werden kann.

Unter diesem Gesichtspunkt haben sich die verantwortlichen Chirurgen auch außerhalb von Traumazentren mit den entsprechenden Scoresystemen auseinanderzusetzen und sich in einer vergleichenden Wertung gerade unter Bezug auf die klinische Aussagekraft und Praktikabilität im klinischen Alltag für einen Traumaschlüssel zu entscheiden [10].

Dabei lassen sich verschiedene Validitätskriterien für Traumascores aufstellen [4]:

- Das Bewertungssystem identifiziert Patienten mit hohem Todesrisiko („korrekt positiv") und weniger schwer Verletzte („korrekt negativ") zuverlässig.
- Die Validität des Scorings korreliert mit Mortalität und Morbiditätskriterien.
- Unterschiedliche Untersucher kommen zu demselben Ergebnis („interrater reliability") wie derselbe Untersucher an verschiedenen Zeitpunkten („intrarater reliability").
- Es besteht eine Korrelation zu einem weiteren Anzeichen des Schweregrads der Verletzung, z. B. dem klinisch-ärztlichen Urteil („construct validity").
- Die Klassifizierung des Schweregrads der Verletzung bleibt unabhängig von der medizinischen Versorgung konstant. Der Index ist unmittelbar einleuchtend („face validity").
- Die erforderlichen Daten sind leicht zu erheben, und die Ermittlung des Scores ist einfach.

Eine definitive Klassifizierung der Verletzungsschwere ist mit dem Hannover-Polytraumaschlüssel in der revidierten Form als anatomisch orientierter Score, ganz wichtig auch unter Berücksichtigung des Patientenalters und unter Einbeziehung relevanter Blutgasparameter, nach eigenen Erfahrungen mit guter Vorhersagegenauigkeit möglich. Die Praktikabilität dieses Schlüssels kommt den Bedingungen einer Krankenhausabteilung sehr gut entgegen.

Die richtige Einschätzung der Verletzungsschwere im Gesamtkomplex des Polytraumas und die Erkenntnis, daß auf die versorgende Krankenhauseinheit nicht nur die Summation der Versorgung von Einzelverletzungen zukommt, stellen das zentrale Problem dar, wenn es um die Frage geht, ob eine definitive Versorgung vor Ort vorgenommen oder besser ein Primärtransport bzw. frühe Weiterverlegung erfolgen soll. Ein früher Behandlungserfolg wird beim Polytrauma durch das, bei bestimmten schweren Verletzungsmustern fast regelhafte, Auftreten von Sekundärkomplikationen in Frage gestellt. Deren Beherrschung erfordert oft einen hohen Aufwand unter Einsatz aufwendiger, nicht nur intensivmedizinischer Möglichkeiten. Die Orientierung an Scoresystemen soll helfen, die frühzeitige Weiterverlegung derartiger Patienten bei absehbarer Überschreitung der eigenen Behandlungsmöglichkeiten zu veranlassen, und zwar noch vor Eintritt der deletären Komplikationskaskade bis hin zum Multiorganversagen.

## Die Festlegung von Prioritäten

Die Versorgung der Schwerstverletzten läuft nach einem Stufenplan ab, der in Prioritäten und Phasen gegliedert ist. Besondere Bedeutung hat dies für das Schockraummanagement [8] unter Adaptation der Vorgaben an die speziellen Möglichkeiten der erstversorgenden Klinik [1, 6].

Dazu sind bestimmte Ablaufschemata mit Aufgabenzuordnung erforderlich, die sich wiederum an den individuellen Gegebenheiten des Krankenhauses auszurichten haben (Tabelle 2). Sicher besteht hier ein diskussionswürdiger Ermessensspielraum, und zwar sowohl was die personelle Zuordnung der Maßnahmen betrifft als auch ihre Art und Reihenfolge. Wichtig ist, daß derartige organisatorische Planungen und Kompetenzverteilungen überhaupt erfolgen und ggf. immer wieder „nachjustiert" werden. Das gesamte Behandlungsteam, insbesondere alle Ärzte, Pflegepersonen und das Funktionspersonal im Bereitschaftsdienst, ist in diesen Abläufen immer wieder zu schulen, eine Grundforderung, die primär nichts mit der Größe bzw. Infrastruktur der Versorgungseinheit, ob Grundversorgungskrankenhaus oder spezielles Traumazentrum, zu tun hat.

**Tabelle 2.** Polytrauma: Notaufnahme

| Chirurgische Maßnahmen | Anästhesiologische Maßnahmen |
| --- | --- |
| Klinische Untersuchung (Verletzungsmuster) | Kontrolle der Beatmung (Tubuslage) |
| Abdominale Sonographie | Anschluß: Beatmung |
| evtl. Notfallthoraxdrainage | Monitoring |
| (**vor**!) Thoraxröntgenbild<br> – Monaldi<br> – lat. "Minithorakotomie" | – EKG<br> – RR<br> – Pulsoxymetrie<br> – evtl. Kapnometrie |
| Blasendauerkatheter | |
| Erstversorgung stärkerer Blutungen<br> – Gesichtsschädel (Tamponade!)<br> – Extremitäten | BGA, Labor, Blutgruppe, Kreuzprobe<br>Kreislaufstabilisierung |
| | Neurologische Kontrolle: Pupillen, Hustreflex |
| Einleitung der Röntgendiagnostik:<br>– HWS in 2 Ebenen (*vollständig* bis HWK 7)<br>– Thorax a.-p.<br>– Becken a.-p.<br>– weiter nach Verletzungsmuster  Röntgenaufnahme des Schädels in 2 Ebenen oder CCT ⟩ falls Patient stabil | Überprüfung und Steuerung: Sedierung evtl. Narkose<br>ZVK<br>evtl. „blutige" RR-Messung ⟩ evtl. erst im<br>Magensonde  Operationssaal |

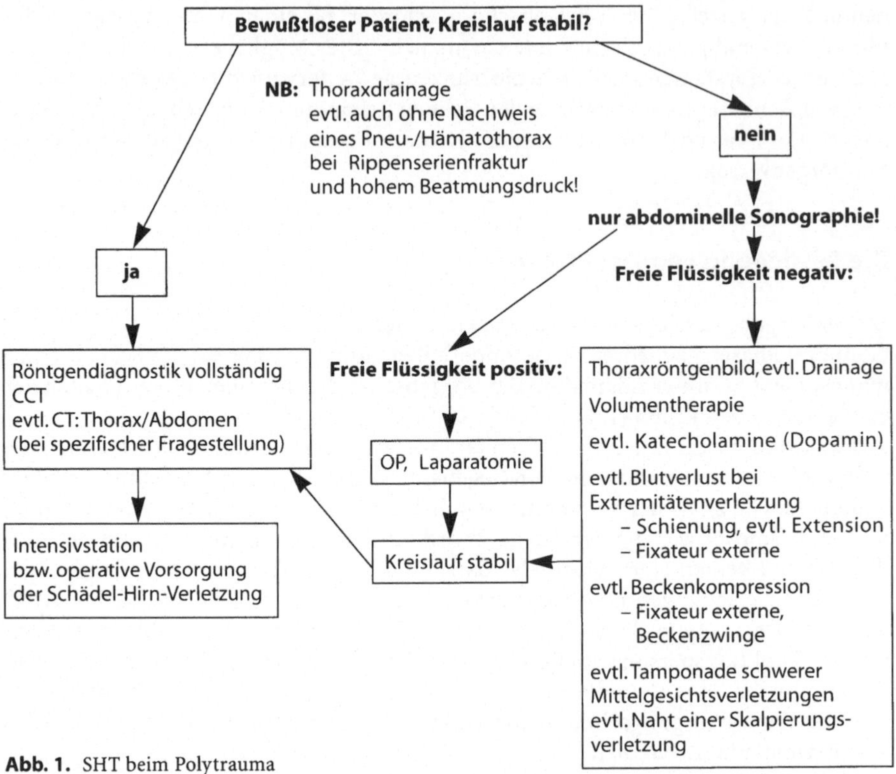



**Abb. 1.** SHT beim Polytrauma

Auch für die Behandlungsprioritäten lassen sich so, basierend auf anerkannten Algorithmen, hausindividuelle Abläufe entwickeln, etwa für die Gesamtbeurteilung beim Polytrauma mit Schädel-Hirn-Trauma (SHT), ausgehend von der zentralen Bedeutung der Kreislaufsituation (Abb. 1).

Gerade hier haben Studien aus dem präklinischen Bereich bei perforierenden Thorax- und Abdominalverletzungen wichtige Hinweise gegeben, die auch für die Klinik von Bedeutung sind [2]. Für die Einschätzung der Situation und die Therapieprävalenz am Unfallort durch den Notarzt ergeben sich daraus bei der akuten Blutung wesentliche Schlußfolgerungen, deren wichtigste ist, daß auch durch eine aggressive Infusionstherapie keine Zeit gewonnen werden kann, die auch nur die geringste Transportverzögerung rechtfertigt. Das gleiche gilt für die Notaufnahme der Klinik, wo rasch zwischen „kontrollierter" und „unkontrollierter" Blutung zu differenzieren ist [7], da letztere bei einem adäquat durch den Notarzt erstversorgten intubierten Polytraumapatienten höchste Behandlungspriorität hat.

Die Stabilisierungsphase in der Polytraumabehandlung, in der schnellstmöglich sämtliche bedrohlichen Störungen und Verletzungen zu erfassen sind und gleichzeitig eine Stabilisierung der Vitalfunktionen erreicht werden muß, stellt eine Herausforderung an jede aufnehmende Klinik dar, ganz gleich, welcher Versorgungsstufe sie

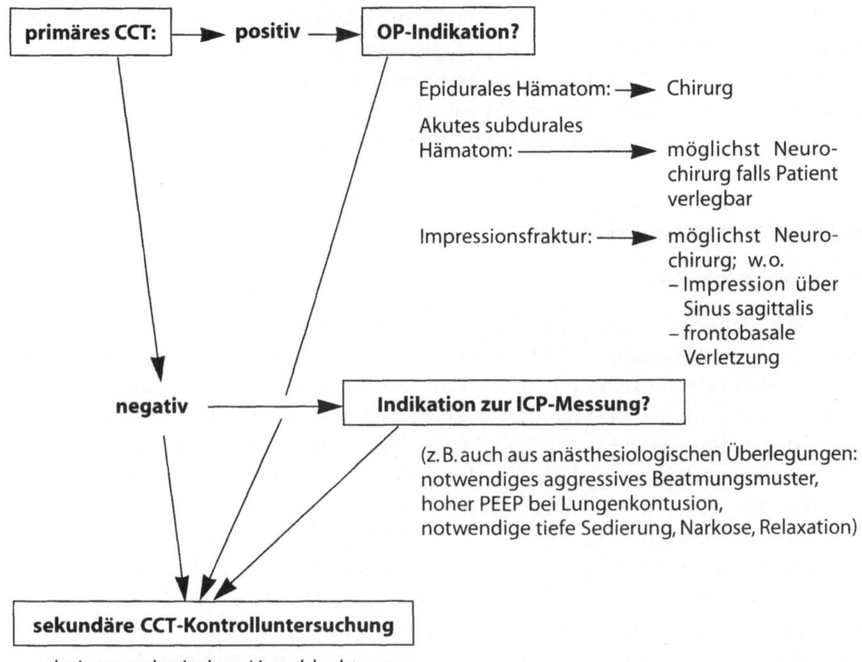


**Abb. 2.** Schädel-Hirn-Trauma: CCT-gestützte Entscheidungsfindung

angehört. Wichtig ist, daß der Polytraumatisierte auf eine vorbereitete Mannschaft, auf vorbereitetes Gerät und auf vorbereitete Organisationsabläufe trifft, die natürlich entsprechend der jeweiligen Infrastruktur unterschiedlich ausgelegt sein können. Die 4 Phasen im primären Schockraummanagement, aufgebaut auf die Dringlichkeit von diagnostischen therapeutischen Maßnahmen, stellen ein praktikables, auch didaktisch gut nachvollziehbares Grundgerüst dar, das klare Prioritätenfestlegungen erlaubt [8]. Über diese die Vitalfunktionen berücksichtigenden Algorithmen hinaus lassen sich weitere Entscheidungsfindungen bezüglich einer Prioritätenfestlegung für die einzelnen führenden Verletzungen beim Polytrauma aufstellen. Ein Beispiel ist eine auf das kraniale Computertomogramm (CCT) gestützte Entscheidungsfindung beim SHT, das in seiner Grundkonzeption selbstverständlich wiederum von den strukturellen Vorgaben personeller Art und hinsichtlich der Geräteausstattung abhängig ist (Abb. 2).

Allen organisatorischen Überlegungen, allen vorgeplanten Handlungsabläufen und allen rational begründeten Entscheidungsfindungen, die in der erstversorgenden Klinik bei einem Polytrauma ablaufen und abzulaufen haben, ist gemeinsam, daß sie immer wieder bezüglich ihrer Effizienz hinterfragt werden müssen. Die Evaluation von Management- und Zeitfehlern, von Therapie- und Diagnostikfehlern, die

die Frühletalität beim Polytrauma entscheidend beeinflussen [12], sollte nicht nur wissenschaftlichen Studien oder hochspezialisierten Traumazentren überlassen bleiben. Sie sind in Form von Klinikkonferenzen oder Abteilungskonferenzen, auch interdisziplinär unter Einbeziehung der Anästhesieabteilung, aber auch der Diagnostikeinheiten wie der Radiologie, in jedem Krankenhaus möglich.

## Spezielle Versorgungsstrategien

### Strukturelle Vorgaben

Die Voraussetzungen für die Behandlung von Schwerstverletzten müssen personell, technisch und organisatorisch geschaffen werden. Die Durchführung der wichtigsten Notfalluntersuchungen (Tabelle 3) muß rund um die ohne Zeitverzug möglich sein. Vertrauensvolle Teamarbeit engagierter ärztlicher und nichtärztlicher Mitarbeiter, gefördert durch den engen Kontakt bei der täglichen Arbeit in einer überschaubaren Abteilung, können dabei viel zur Schlagkräftigkeit in der Erstversorgung von Polytraumatisierten gerade an kleineren Krankenhäusern beitragen und manches ausgleichen, was ein Großklinikum mit seinem Departmentsystem an interdisziplinären Vorteilen bieten kann [1, 6]. Ein Rückgriff auf spezielle Konsulardienste, z.B. eines Neurologen, Kieferchirurgen oder Augenarztes, kann auch durch kooperative Absprachen mit niedergelassenen Kollegen gesichert werden.

Als Verletzung mit hoher Versorgungsdringlichkeit und vertretbaren Anforderungen an die personelle und ausstattungsmäßige Infrastruktur ist beispielhaft das akute epidurale Haematom im Rahmen eines Polytraumas zu sehen [5]. Vor allem sich rasch entwickelnde raumfordernde Blutungen, besonders typisch bei einem kurzen freien Intervall mit rascher Eintrübung des Patienten gerade bei nachgewiesener Schädelkalottenfraktur und ebenso rasch einsetzender neurologischer Symptomatik, erfordern unverzügliches Handeln. Zu Recht gehört die Technik der Kraniotomie mit Entlastung eines akuten epiduralen Hämatoms, sei es je nach Erfahrungsstand über ein erweitertes Bohrloch oder eine osteoplastische oder osteoklastische Trepanation, zu dem operativen Rüstzeug, das von einem Chirurgen, insbesondere Unfallchirurgen, im Rahmen einer flächendeckend sicherzustellenden Notfallversorgung gefordert werden muß. Bei notwendigen Verlegungen zur Weiterversorgung ist insbesondere die Toleranz von Schädel-Hirn-Verletzungen gegenüber den Faktoren Zeit und Transport abzuschätzen, wobei die eingangs geschildertem transporttechnischen Probleme, aber auch die verfügbaren neurochirurgischen Kapazitäten eine besondere Rolle spielen.

| Röntgen | Labor | Ultraschall |
|---|---|---|
| Schädel, Thorax Abdomen, Becken WS/Extremitäten CT Angiographie | Hb, Hk, Leukos, Thrombos, Elektrolyte Gerinnung Blutgase Blutgruppe Urin | Abdominale Sonographie Doppler<br><br>*Sonstige*<br><br>EKG/Herzecho Peritoneallavage Bronchoskopie |

**Tabelle 3.** Polytrauma: Verfügbare, jederzeit durchführbare Notfalluntersuchungen

Zunehmende Bedeutung, nicht zuletzt auch hinsichtlich der Vermeidung unnötiger Transporte, kommt der telemetrischen Übermittlung von Röntgenbefunden (CCT-Bildern) aus dem erstversorgenden Krankenhaus in die neurochirurgische Klinik zu. Nahezu alle neurochirurgischen Einheiten verfügen heute über diese Möglichkeit der Bildübertragung, die es vermehrt aus der Peripherie heraus zu nutzen gilt. Nicht unerwähnt soll auch die Möglichkeit bleiben, daß Neurochirurgen aus dem Zentrum dringliche Erstversorgungen vor Ort in der anfordernden Klinik durchführen können, worüber auch eigene Erfahrungen vorliegen.

## Limitierte Verfahrenswahl

Unabhängig von den i.allg. bestimmten Versorgungsstufen zugeordneten diagnostischen und therapeutischen Möglichkeiten ist für die Primärversorgung des Polytraumas in einer aufnehmenden Klinik ein Minimaldiagnostik- und -therapieprogramm zu fordern [15], das sicher nicht unterschritten werden kann:

A) Erstdiagnostik
   - Kontrolle der Vitalfunktionen
   - körperliche Untersuchung (neurologischer Status, GCS)
   - Röntgendiagnostik (Thorax!)
   - Sonographie/Lavage
B) Ersttherapie (Vitalfunktionssicherung)
   - Intubation/Beatmung
   - i.v.-Zugänge
   - Volumentherapie
   - Thoraxdrainagen
   - Kontakt mit Schwerpunktklinik
C) Erstchirurgie (Massenblutung)
   - Sofortoperation
   - Minimaleingriff: Splenektomie, Lebertamponade
   - Erstfrakturstabilisierung (Fixateur externe, Gips, pneumatische Schiene)
D) Verlegung
   - Röntgenaufnahmen mitgeben
   - Blutchemie mitgeben
   - Verlegungsbericht (Anamnese, Diagnosen, erfolgte Operation)

Für die Erstdiagnostik steht heute neben den Standardröntgenuntersuchungen sicher auch die Sonographie in Händen der Chirurgen mit qualifizierten Untersuchern rund um die Uhr flächendeckend zur Verfügung. Hier bestehende Defizite sind nicht mehr entschuldbar. Sich im Rahmen einer Erstchirurgie auf limitierte Verfahren zurückzuziehen, wie z. B. die erweiterte Bohrlochtrepanation beim akuten Epiduralhämatom, die unter digitaler Kontrolle in Minithorakotomietechnik eingeführten Thoraxdrainagen und das sachgerecht durchgeführte Packing bei ausgedehnten Leberrupturen bzw. der Vorzug der Splenektomie bei ausgedehnteren Läsionen vor riskanten, rezidivblutungsgefährdeten Milzerhaltungsversuchen ist kein Eingeständnis von fachlicher Inkompetenz des erstversorgenden Chirurgen, sondern zeugt vielfach von verantwortungsvoller Beschränkung auf sinnvolle, dem Patienten nutzbringende Erstmaßnahmen vor Weiterverlegung in Einheiten mit höherer Versorgungskompetenz. Auch für die Amputation von Extremitäten bei Mehrfachverletzten versus Rekonstruktion und Replantation lassen sich gut nachvollziehbare Kriterien aufstellen [13]. Neben den lokalen Faktoren, die sich nicht nur auf das Ausmaß der traumatischen Schädigung der Gliedmaßen beziehen und neben vorbestehenden patientenindividuellen Voraussetzungen geht hier auch der Gesamtschweregrad des Polytraumas in die Überlegungen mit ein.

**Indikation zur primären Amputation bei drittgradig offenen Verletzungen:**

- erhebliche Weichteildestruktion mit Vorhersehbarkeit zahlreicher aufwendiger und belastender rekonstruktiver Maßnahmen mit fragwürdigem funktionellem Gewinn (insbesondere bei schwerem Gefäß-Nerven-Schaden und Verlust einer palmaren oder plantaren Schutzsensibilität)
- hohes Alter des Patienten
- eingeschränkte Mobilität vor dem Trauma
- Zusatzerkrankungen, wie z. B. AVK
- eingeschränkte Rehabilitationsfähigkeit
- erhöhtes Risiko für multiple Operationen
- Polytrauma Schweregrad III und IV (PTS); Grundsatz „Life before limb"

Besonders gefährlich ist die Fehleinschätzung bei extrakraniellen Ursachen von Bewußtseinsstörungen infolge einer schweren Schocksituation und deshalb unterlassenen dringlichen Eingriffen bei mitvorliegenden Höhlenverletzungen.

## Herstellung der Transportfähigkeit

„Der Polytraumatisierte wird mit dem Helikopter in das für seine schwerste Verletzung geeignete Hospital primär transportiert." Dieser bei der Schweizerischen Rettungsflugwacht geltende Grundsatz stellt sicher eine beachtenswerte Maxime im Rahmen der Erstversorgung dar. Erfahrungen aus den Traumazentren in den USA belegen, daß sich ein Teil aller Todesfälle nach Polytraumen mit bzw. ohne SHT vermeiden läßt, wenn der verunglückte Patient statt zum nächstgelegenen Krankenhaus primär in ein spezielles Traumazentrum gebracht wird [15].

Einer derartigen Forderung kann, wie eingangs erwähnt, bei uns nicht generell entsprochen werden. Zum einen gibt es Kapazitätsgründe bei den entsprechenden Zentren; zum anderen werden aber diese hochspezialisierten Einheiten bei grundsätzlicher Anwendung dieses Grundsatzes in ihrer Versorgungskapazität auch durch Polytraumen blockiert, die durchaus auch in peripheren Krankenhäusern adäquat versorgt werden könnten. Diesem Problem läßt sich also nicht nur durch den Ruf nach ständigem Ausbau und Schaffung neuer Traumazentren begegnen; eine Hauptforderung muß bleiben, auch an unseren Krankenhäusern der Grund- und Regelversorgung die Voraussetzungen zu einer adäquaten Erstversorgung des Polytraumas in der geschilderten Weise zu schaffen. Die meisten unserer Kreiskrankenhäuser sind heute in der Lage, einschließlich der akuten Neurotraumatologie diese Primärversorgung sicherzustellen und selektioniert entsprechende Patienten nach der sachgerechten Stabilisierung und Durchführung dringlicher Ersteingriffe sekundär zu verlegen.

So wie es viele Beispiele eines deletären Verlaufs für einen Polytraumatisierten

**Tabelle 4.** Nicht erkannte Zusatzverletzungen bei 13 von 44 Patienten mit Polytrauma, die am Unfalltag verlegt wurden [15]

| Überweisungsdiagnose | Nicht erkannte Verletzungen |
| --- | --- |
| Lungenkontusion | Leberruptur, Milzruptur |
| Lungenkontusion | Milzruptur, Zwerchfellruptur |
| SHT | Leberruptur |
| | Dünndarmzerreißung |
| | Hämatopneumothorax |
| SHT | Milzruptur, Zwerchfellruptur |
| SHT | Leberruptur |
| SHT | Leberruptur |
| SHT | Spannungspneumothorax |
| SHT | Unterarmtrümmerfraktur |
| SHT | Skapulafraktur |
| SHT | Mittelgesichtsfraktur |
| SHT | Mittelgesichtsfraktur |
| SHT | Mittelgesichtsfraktur |
| SHT | Mittelgesichtsfraktur |

dann gibt, wenn vom Unfallort aus beispielsweise bei abgetrennten Gliedmaßen oder bei vermutetem SHT als führender Verletzung mit dem Hubschrauber oder dem NAW versucht wird, langstreckig und zeitraubend, u.U. nach mehreren Absagen, eine geeignete Zentrumsklinik zu finden, so sind auch vor dem Sekundärtransport von der erstversorgenden Klinik in ein Zentrum die Transportfähigkeit und Transportnotwendigkeit besonders kritisch zu überprüfen. Die häufigsten Fehleinschätzungen liegen auch hier beim gleichzeitigen SHT vor (Tabelle 4), wobei sich das Nichterkennen insbesondere von den Patienten vital bedrohenden Höhlenverletzungen durch die geschilderten Managementabläufe vermeiden lassen müßten. Daß die an sich selbstverständliche Begleitung durch den Arzt beim Sekundärtransport nicht allgemeine Realität ist, zeigen eigene Erfahrungen bei Zuverlegung von Patienten. Langwierige, mit manchmal stundenlagen frustranen Telefonaten verbundene Bemühungen, Polytraumapatienten nach Erstversorgung und Stabilisierung bei gegebener Indikation zu einer Sekundärversorgung in ein höherwertiges Zentrum zu verlegen, sprechen weiterhin für die Notwendigkeit, eine adäquate Erstversorgung auch dezentral sicherzustellen.

## Vorfeldentscheidung – Aufnahmepflicht – Übernahmeverantwortung

Bei der Versorgung des Polytraumas am Unfallort hat der Notarzt bereits eine wichtige Vorfeldentscheidung zu treffen. Er sollte über die erforderlichen Kenntnisse hinsichtlich der Ausstattung und der Möglichkeiten der im jeweiligen Rettungsdienstbereich gelegenen Krankenhäuser verfügen. Bei der Auswahl des Transportziels sind der Zustand des Patienten, die Entfernung zum nächstgelegenen Krankenhaus und zu alternativen Behandlungszentren einschließlich der daraus resultierenden Transportzeiten sowie die personelle und sachliche Ausstattung des Krankenhauses als bestimmende Faktoren einzubeziehen [14].

Der Notarzt darf dabei darauf vertrauen, daß das jeweilige Krankenhaus seinen Pflichten als letztes Glied der Rettungskette gerecht wird [14]. Eine Verpflichtung des Krankenhauses, im Rahmen seiner Aufgabenstellung und Leistungsfähigkeit die Patientenaufnahme und -versorgung zu sichern, ist in den Landeskrankenhausgesetzen entsprechend festgelegt. Eine sog. „Bettenabmeldung" ist für die Rettungsleitstelle oder auch für den Notarzt vor Ort nicht verbindlich und setzt die bestehende Verpflichtung des Krankenhauses zur Hilfeleistung im Notfall nicht außer Kraft. Auch die Notwendigkeit, bei entsprechender Voranmeldung des Schwerverletzten durch die Rettungsleitstelle vor Eintreffen des Rettungsfahrzeuges vorbereitende Maßnahmen durch die Diensthabenden zu treffen, ist rechtsverbindlich.

Im Rahmen der Übernahmeverantwortung ist klar abzuwägen, inwieweit sich die auf die personelle, gerätemäßige und organisatorische Infrastruktur gestützten eigenen Möglichkeiten zur weiteren Versorgung eignen. Im Falle einer fehlenden ausreichenden Behandlungskapazität gehört die weiterleitende Vermittlung des Notfallpatienten zu den Aufgaben des verlegenden Krankenhauses und nicht des Rettungsdienstes. Dieser hat aber die Durchführung des Sekundärtransportes zu gewährleisten.

Für chirurgische Krankenhausabteilungen mit personellen Engpässen v. a. im ärztlichen Bereich ist die Feststellung besonders wichtig, daß die Auffassung, ein dringlicher Sekundäreinsatz sei ausschließlich vom abgebenden Krankenhaus mit eigenem ärztlichem Personal durchzuführen und gehöre nicht zu den Aufgaben des Notarztes (der ausschließlich zur Errettung in Bereitschaft stehen solle), keine Abstützung in den Rettungsdienstgesetzen findet. Das abgebende Krankenhaus wird zum Notfall, wenn es die geeignete Versorgung nicht leisten kann und der Sekundäreinsatz zur Vermeidung weiterer gesundheitlicher Schäden erforderlich ist [14].

Zusammenfassend ist festzustellen, daß für das Überleben schwer polytraumatisierter Patienten durch eine adäquate klinische Erstversorgung eine entscheidende Weichenstellung erfolgt. An das Management des aufnehmenden Krankenhauses sind dabei strenge Anforderungen mit einem unverzichtbaren Grundgerüst bezüglich des diagnostischen und therapeutischen Vorgehens zu stellen, die unabhängig von der Zugehörigkeit zu bestimmten Versorgungsstufen des Krankenhauses abzufordern sind.

Das Postulat, unter Hinweis z. B. auf die amerikanischen Erfahrungen, jeden Polytraumatisierten zur Primärversorgung bereits in entsprechende Traumazentren zu bringen, scheitert an der Realität der vorhandenen Kapazitäten, die nur mit inadäquat hohem Aufwand den Bedürfnissen anzupassen wären. Verstärkte Bemühungen um eine Verbesserung der dezentralen Versorgungsmöglichkeiten ohne einen zu scharf gefaßten Zentrumsbegriff hinsichtlich der notwendigen Traumaversorgung können sicher ebenso zu einer Optimierung in der Behandlung von Schwerverletzten beitragen. Jedes Krankenhaus kann unter Ausschöpfung der eigenen Ressourcen durch ein entsprechend geführtes Management einen wesentlichen Teil dazu beitragen, daß die klinische Erstversorgung nicht zum schwächsten Glied in der Rettungskette wird.

## Literatur

1. Bauer H, Jansen KJ, Stadelmann E (1983) Die Behandlung des Polytraumatisierten in einem Krankenhaus der Grundversorgung. Chirurg 54: 267–271
2. Bickell WH, Wall MJ, Pepe PE, Martin RR, Ginger VG, Allen MK, Mattox L (1994) Immediate versus delayed fluid resuscitation for hypotensive patients with penetrating torso injuries. New Engl J med 331: 1105–1109

3. Bouillon B, Krämer M, Paffrath T, Dimmeler S, Neugebauer E, Tiling T (1994) Qualitätssicherung in der Versorgung Schwerstverletzter: Wie können Score-Systeme helfen? Unfallchirurg 97: 191–198
4. Himmelseher S, Pfenninger E, Strohmenger H (1994) Brauchen wir traumatologische Scores in der Notfallmedizin? Anaesthesist 43: 376–384
5. Hirsch WD, Bauer H, Daxl A (1993) Das akute Epiduralhämatom – Eine klassische Notfallindikation für den Allgemein- und Unfallchirurgen. Hefte z Unfallchir 230: 505–509
6. Hofmann D (1992) Management des Polytraumas – Möglichkeiten und Grenzen im Krankenhaus der Grund- und Regelversorgung. Unfallchirurgie 18: 105–110
7. Lechleuthner A, Tiling T (1995) Infusionstherapie bei Patienten im hämorrhagischen Schock nach Schuß- und Stichverletzungen – Gibt es neuen Handlungsbedarf? Notarzt 11: 121–126
8. Nast-Kolb D, Waydhas C, Kanz KG, Schweiberer L (1994) Algorithmus für das Schockraummanagement beim Polytrauma. Unfallchirurg 97: 292–302
9. Neugebauer E, Bouillon B (1994) Was können Scoresysteme leisten? Unfallchirurg 97: 172–176
10. Oestern HJ, Kabus K (1994) Vergleich verschiedener Traumascoresysteme. Eine Übersicht. Unfallchirurg 97: 177–184
11. Pannike A (1994) Polytrauma – Editorial. Unfallchirurgie 18: 63
12. Ruchholtz S, Nast-Kolb D, Waydhas C, Betz P, Schweiberer L (1994) Frühletalität beim Polytrauma. Eine kritische Analyse vermeidbarer Fehler. Unfallchirurg 97: 285–291
13. Südkamp N, Haas N, Flory PJ, Tscherne H, Berger A (1989) Kriterien der Amputation, Rekonstruktion und Replantation von Extremitäten bei Mehrfachverletzten. Chirurg 60: 774–781
14. Ufer MR (1992) Krankenhaus „belegt" – Muß der Notarzt weiterfahren? Unfallchirurgie 18: 75–79
15. Varney M, Becker H, Röher HD (1990) Zur Primärtherapie von Polytraumatisierten und Gründen für die Frühverlegung in ein Schwerpunktkrankenhaus. Chirurg 71: 595–599
16. Waydhas C, Nast-Kolb D, Ruchholtz S, Schweiberer L (1994) Praktische und theoretische Grenzen von Scoresystemen. Unfallchirurg 97: 185–190

# Schockraummanagement für den Schwerverletzten

K.M. Stürmer und K. Dresing

Klinik für Unfallchirurgie, Plastische und Wiederherstellungschirurgie, Universitätsklinikum –
Zentrum Chirurgie, Robert-Koch-Str. 40, D-37075 Göttingen

## Ziele des Schockraummanagements

Die Versorgung des Schwerverletzten im Schockraum ist ein ständiger Kampf gegen
die Zeit. Schockraummanagement bedeutet Vorbereitung und flexible organisatorische Durchführung der Erstversorgung. Es müssen die räumlichen, apparativen, personellen und qualitativen Voraussetzungen für eine dem heutigen Stand des medizinischen Wissens entsprechende Erstversorgung für jede denkbare Verletzungsform
geschaffen werden.

Das Trauma führt durch Volumenmangel, Verlust der Transportkapazität für Sauer-
stoff sowie eine Störung der Respiration zum Perfusionsmangel des Gewebes und zum
Sauerstoffmangel im Gewebe. Die kurzfristige Folge dieses pathophysiologischen
Grundschemas ist der Schock, die langfristige Folge das Multiorganversagen (MOV).

Damit sind die Primärziele des Schockraummanagements bereits umrissen:
Bereitstellung der Ressourcen und des Managements für eine sofortige Therapie mit
den 3 Hauptzielen:

1. Aufrechterhaltung bzw. Ersatz der Transportkapazität für Sauerstoff,
2. Beatmung,
3. Blutstillung.

Parallel zu dieser unmittelbar einsetzenden Therapie muß die Diagnostik anlaufen,
um Verletzungen der folgenden lebenswichtigen Systeme und Organe erkennen und
einschätzen zu können:

1. Atmung,
2. Kreislauf,
3. Thorax,
4. Abdomen,
5. Schädel,
6. Gefäße.

Primärtherapie und Primärdiagnostik laufen parallel, überlappen sich oder ver-
zahnen sich. Aus der Primärdiagnostik folgt die Primärtherapie. Und umgekehrt: Die
Primärtherapie ermöglicht überhaupt erst die Primärdiagnostik.

**Fallbeispiel 1:** Ein 53jähriger Schlosser wird auf der Werratalbrücke der Autobahn A7
bei Absperrarbeiten von einem PKW erfaßt und überrollt. Es kommt zu einem hohen
primären Blutverlust infolge Milzruptur, Mesenterialabriß und weit offener subtota-
ler Unterschenkelamputation rechts.

Hefte zu „Der Unfallchirurg", Heft 253
Nast-Kolb/Waydhas/Schweiberer (Hrsg.),
Posttraumatisches Multiorganversagen
© Springer-Verlag Berlin Heidelberg 1996

| Verletzungen | Präklinische Therapie (NAW + RTH) |
|---|---|
| 1. Milzruptur | 1. Intubation |
| 2. Mesenterialeinriß | 2. Volumengabe |
| 3. Subtotale Unterschenkelamputation rechts | 3. Blutstillung |
| 4. Subdurales Hämatom | 4. Schienung |
| 5. Fibularfraktur links | 5. Reanimation/Transport |

| | |
|---|---|
| 06.10 | Unfall: NAW + RTH vor Ort |
| 07.33 | Ankunft Klinikum: Reanimation, Pupillen entrundet, Hb 1,0 |
| 07.45 | Sono-1: etwas Blut im Douglas |
| 08.09 | Sono-2: massiv Blut im Abdomen |
| 08.15 | Laparotomie |
| 10.10 | Ende Milzexstirpation, Dünndarmresektion |
| 10.30 | Transport Schädel-CT |
| 11.10 | Transport Notfall-OP |
| 11.45 | Beginn Unterschenkelamputation |
| 13.58 | Transport Notfall-Röntgen |
| 14.14 | Beginn Röntgendiagnostik: Schädel, HWS, Thorax, Becken, linkes Bein |
| 16.00 | Transport Zentral-OP |
| 16.40 | Beginn Bohrlochtrepanation, ICP-Sonde |
| 17.00 | Ende NC-OP |
| 18.00 | Ankunft Intensivstation: RR 125/78, HF 115, ZVD 13, 35,6 °C, Hb 11,4, FiO$_2$ 0,5: pO$_2$ 149, pCO$_2$ 48 |
| 23.50 | 40 EK, 36 FFP, 14 Thromboz.-Konz. |

Unmittelbar auf der Autobahn wird der Patient durch die Besatzung des 7 min später eintreffenden Notarztwagens und eines Rettungshubschraubers erstversorgt. Der durch die Notärzte noch ansprechbare Patient wird intubiert und massiv volumensubstituiert. An dem abgerissenen Unterschenkel wird sachgerecht Blutstillung vorgenommen, verbunden und geschient. Erst nach Stabilisierung des Patienten vor Ort erfolgt der Transport mit dem Hubschrauber, der 1 h und 23 min nach dem Unfall im Univ.-Klinikum Göttingen eintrifft. Der hier sofort bestimmte Hb-Gehalt beträgt 1,0 g/dl.

Die erste Sonographie um 7.45 Uhr zeigt nur wenig Blut im Douglas-Raum. Die Kontrollsonographie 25 min später ergibt massiv Blut im Abdomen, so daß wiederum 6 min später mit der Laparotomie begonnen wird. Dies ist möglich, weil das Operationsteam in dem unmittelbar benachbarten Notfalloperationssaal schon bereitsteht. Die zerstörte Milz wird exstirpiert und ein Stück Jejunum bei Mesenterialeinriß und Ischämie reseziert (Abb. 1a). Erst nach der Laparotomie erfolgt um 10.30 Uhr der Transport zum Schädel-CT, wo sich lediglich eine geringfügige Schwellung und ein leichtes subdurales Hämatom ergibt (Abb. 1b).

Nun folgt eine entscheidende und vielleicht in ihrer Konsequenz lebensrettende Entscheidung des Schockraummanagements: es wird keine weitere Röntgendiagnostik angeschlossen, sondern sofort mit der Amputation des nicht mehr erhaltungswürdigen Unterschenkels im Kniegelenk begonnen. Erst danach, um 14.14 Uhr,

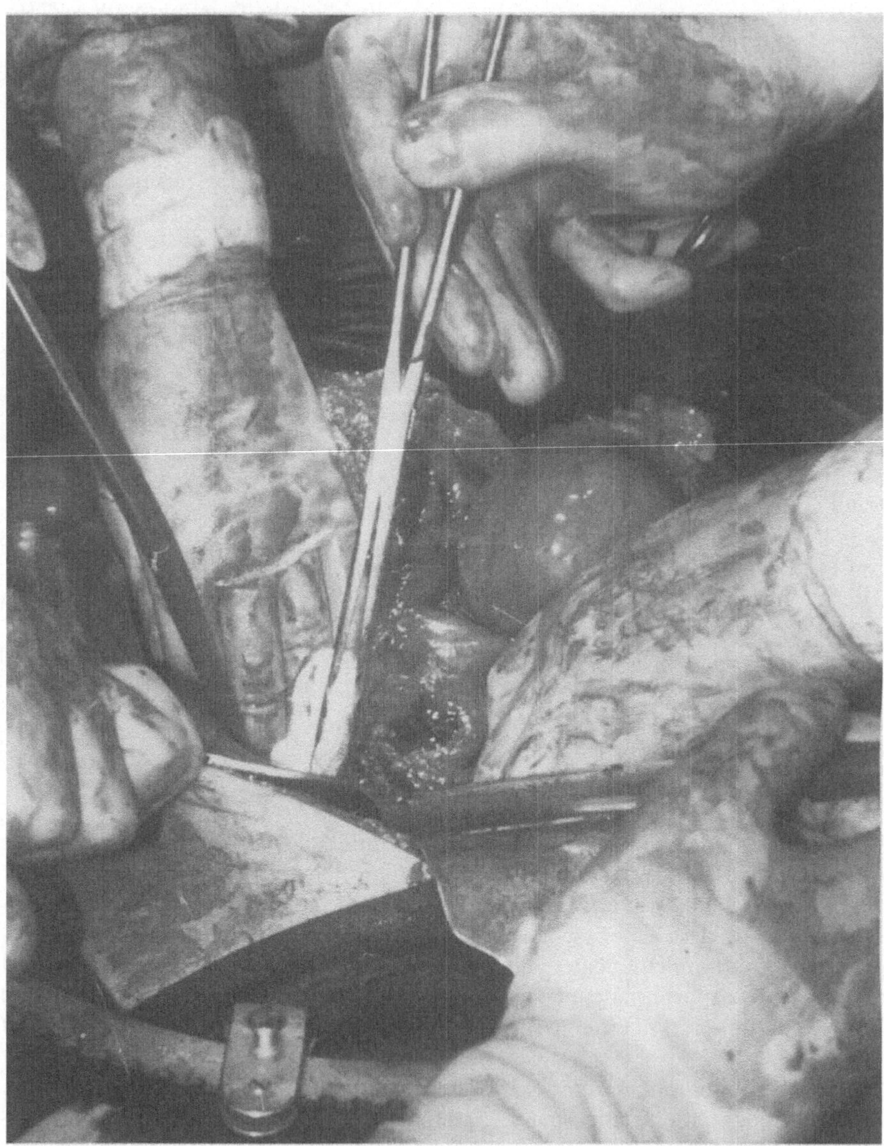

**Abb. 1a – g.** Fallbeispiel 1: Polytrauma, 53 Jahre, männlich, auf der Autobahn vom PKW überrollt.
**a** Notlaparotomie mit Milzexstirpation und Dünndarmresektion bei Mesenterialeinriß.

beginnt die eigentliche Röntgendiagnostik (Abb. 1c). Da mit einer hypoxischen Hirnschädigung gerechnet werden mußte, wird eine intrakranielle Druckmeßsonde für die bessere Drucksteuerung während der Intensivtherapie implantiert. Um 18.00 Uhr, knapp 12 h nach dem Unfall, wird der Patient mit stabilen Kreislaufverhältnissen, nur leicht erniedrigter Kerntemperatur und einem Hb von 11,4 g/dl auf die Inten-

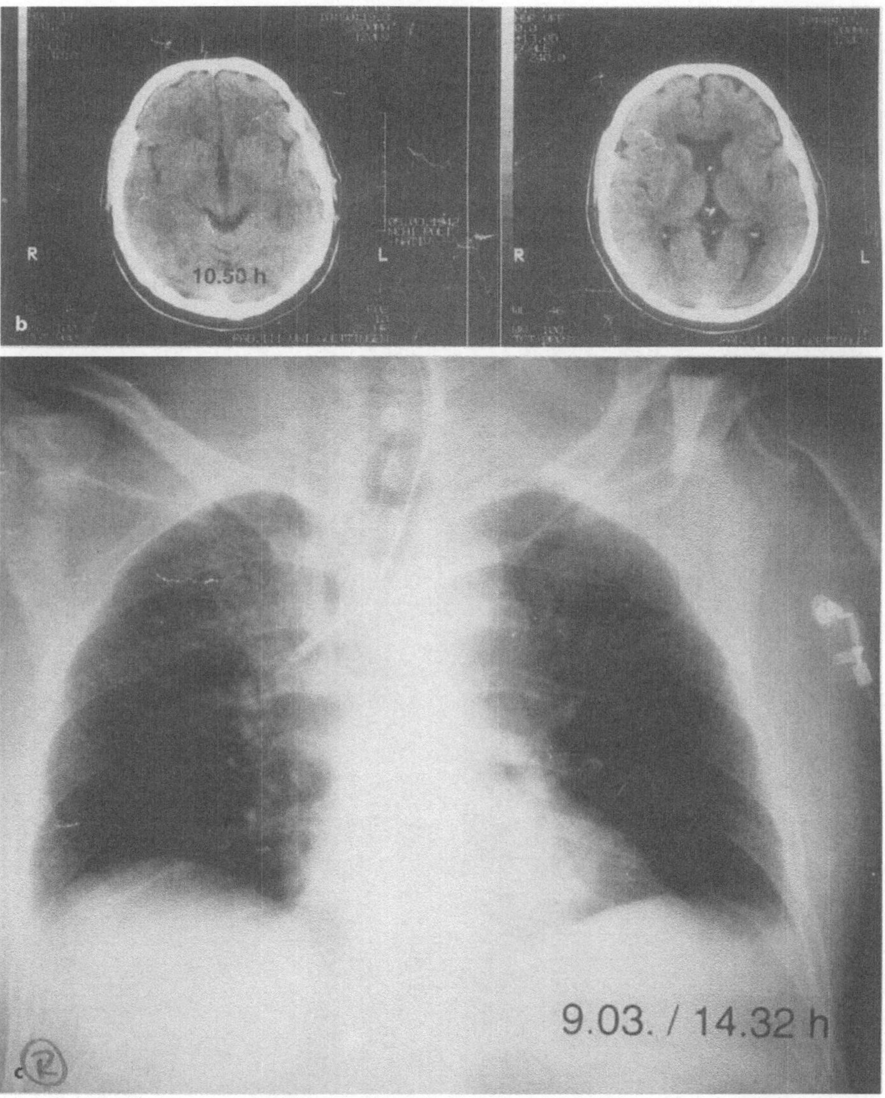

**Abb. 1b** Schädel-CT nach Beendigung der Notfallaparotomie. Geringe Schwellung und geringe subdurale Einblutung. **c** Thoraxaufnahme um 14.32 Uhr nach Laparotomie und Unterschenkelamputation.

sivstation übernommen. Bei einem $FiO_2$ (Abb. 1d) von 0,5 waren ausgezeichnete Beatmungswerte zu erzielen. Die Bilanz an Blutersatzstoffen betrug 40 Erykonzentrate, 36 Gefrierplasmen und 14 Thrombozytenkonzentrate.

Bei komplikationslosem weiterem Verlauf konnte die Beatmung am 9. Tag beendet werden, nach insgesamt 46 Tagen erfolgte die Verlegung in das Heimatkrankenhaus. Die Nachuntersuchung nach 8 Monaten ergibt eine volle physische und psychische Wiederherstellung mit guter Gebrauchsfähigkeit des prothetisch versorgten Beines (Abb. 1f, g).

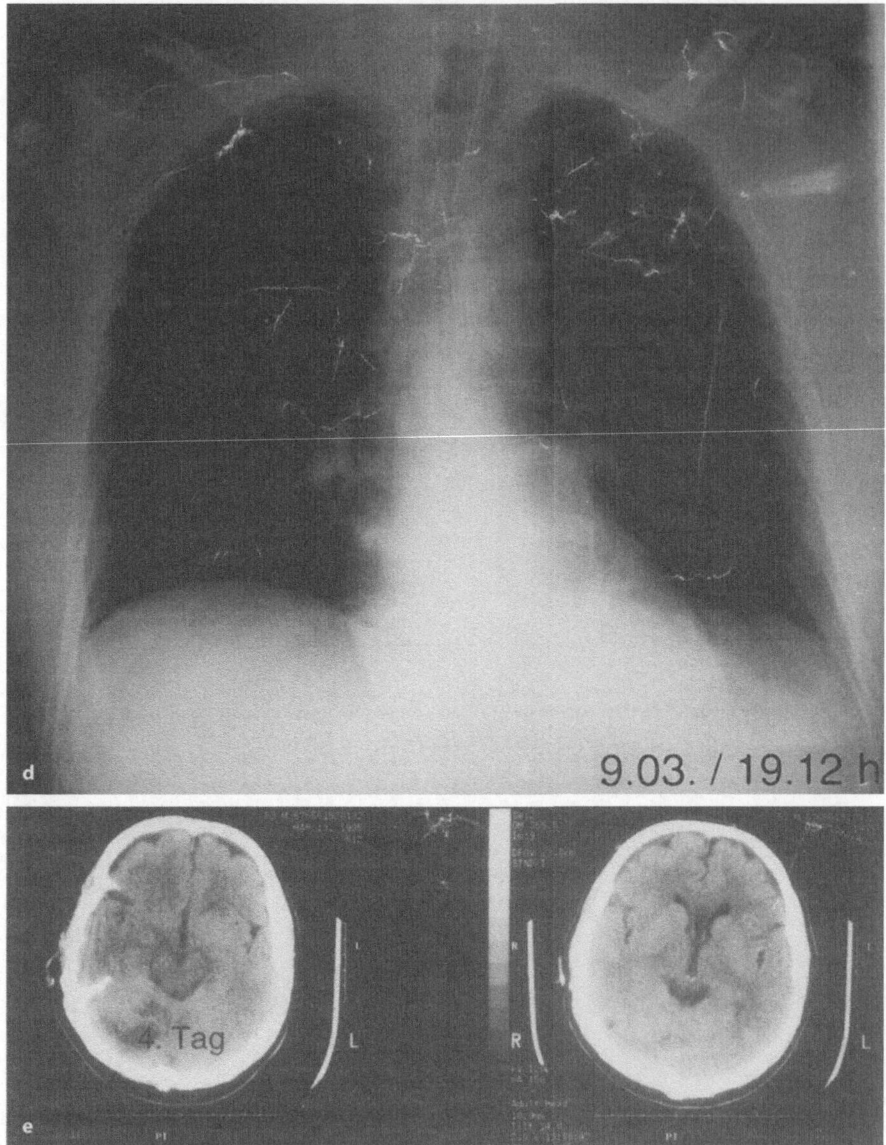


**Abb. 1d** Thoraxaufnahme um 19.12 Uhr nach Ankunft auf der Intensivstation unter einem FiO$_2$ von 0,5.
**e** Schädel-CT am 4. Tag. Zunahme der Schwellung und frontale Hygrombildung.

Daß dieser schwerstverletzte Patient, der mit einem Hb von 1,0 eingeliefert wurde, nicht nur überlebt hat, sondern wieder voll rehabilitiert werden konnte, ist einem umsichtigen Schockraummanagement zu verdanken. Hierzu gehörten zu Beginn die rasche Kontrolle der Abdomensonographie und die darauf folgende sofortige Laparotomie. Die zweite entscheidende Maßnahme war die kompromißlose Exartikula-

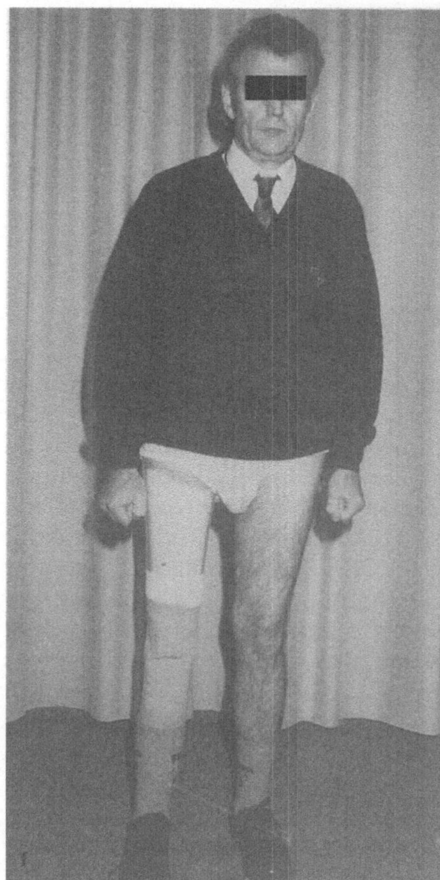

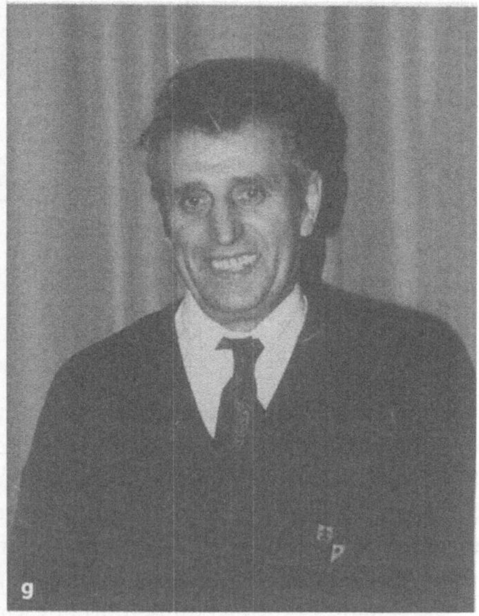

**g** Ausgezeichnete psychische und soziale Reintegration des 53jährigen Schlossermeisters

**Abb. 1f** Vollständige Rehabilitation mit prothetischer Versorgung des rechten Beines.

tion des zerstörten Unterschenkels im Kniegelenk, noch bevor die eigentliche Röntgendiagnostik und auch die Implantation der Hirndrucksonde erfolgte. Ganz wesentlich waren sicherlich auch die sofortige Intubation und Volumengabe sowie Blutstillung und Schienung am Unfallort. Die hohe Zahl der verabreichten Blutbestandteile dokumentiert ergänzend die hohe Qualität der anästhesiologischen Versorgung während der gesamten Schockraumphase. Das gleiche gilt für die Beatmungsphase auf der Intensivstation, die zur raschen Entwöhnung am 9. Tag führte.

## Räumliche Voraussetzungen

Der am günstigsten in einer zentralen Notaufnahme angeordnete Schockraum muß ausreichend groß sein (25 – 50 m$^2$). Alle apparativen Voraussetzungen für die Primärtherapie und Primärdiagnostik müssen vorhanden sein: optimale Anästhesieeinrichtung, Röntgenmöglichkeit für den Thorax, Sonographie, Notoperationsmöglichkeit einschließlich Laparotomie und Thorakotomie.

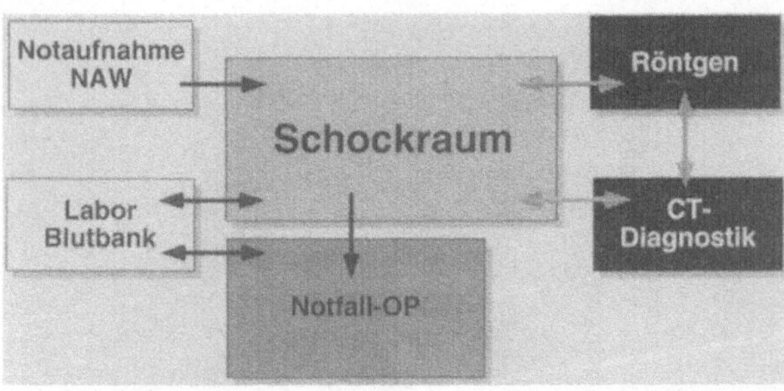


**Abb. 2.** Räumliche Voraussetzungen für ein modernes Schockraummanagement

Wichtig ist auch die unmittelbare Anbindung des Schockraums an die Notaufnahme und die NAW-Zufahrt oder den Hubschrauberlandeplatz (Abb. 2). In unmittelbarer Nähe Schockraums sollte sich ein jederzeit bereitstehender Notfalloperationssaal befinden, ebenso ein vollwertiger Röntgenraum für die Skelettdiagnostik und ein Computertomograph, der heutzutage in der Spiral-CT-Technik eingerichtet sein sollte. Auch die enge Anbindung an ein Tag und Nacht einsatzbereites Labor und eine entsprechend leistungsfähige Blutbank sind absolute Voraussetzungen.

Die Größe des Schockraumes sollte nach Möglichkeit auch die gleichzeitige Versorgung von zwei Schwerverletzten erlauben, weil es vielfach nicht möglich ist, mehrere Schwerverletzte aus ein und demselben Unfall auf verschiedene, gleichermaßen leistungsfähige Krankenhäuser zu verteilen.

## Personelle Voraussetzungen

Die Bereitstellung des für eine optimale Polytraumaversorgung erforderlichen Personals [2] ist heute das Hauptproblem des Schockraummanagements. Dies gilt weniger für die Quantität als vielmehr für die Qualifikation der jederzeit einsatzbereiten Ärzte und Pflegekräfte.

Qualifikation bedeutet ausreichende Erfahrung in einem eingespielten Team und setzt Training und Übung voraus. Nicht jeder ist aufgrund seines individuellen Nervenkostüms und seiner kommunikativen Fähigkeiten für die Erstversorgung eines Schwerverletzten geeignet. Hektik und Kopflosigkeit, Reizbarkeit und Aggressivität sind ebenso fehl am Platze wie Besserwisserei und Platzhirschverhalten.

Bei Ankündigung eines Schockraumpatienten sollte das erforderliche Schockraumteam über einen Gruppenruf alarmiert werden. Ist das Verletzungsmuster per Funk bereits bekannt, so kann über einen erweiterten Gruppenruf ein erweitertes Schockraumteam alarmiert werden. Zum Standardteam gehören in der Regel zwei Unfallchirurgen, zwei unfallchirurgische Schwestern oder Pfleger, ein Anästhesist, eine Anästhesiepflegekraft, eine Röntgen-MTA und ein Neurochirurg.

**Grundsätzlich gilt: Das Schockraumteam erwartet den Patienten – der Patient wartet nicht auf das Team!**

## Interdisziplinäre Kommunikation

Der Schwerverletzte erfordert immer eine interdisziplinäre Behandlung und Diagnostik. Dies setzt Erfahrungen in der interdisziplinären Kommunikation voraus. Die meisten Entscheidungen in der notwendigen Therapie und Diagnostik können und sollen im kollegialen Konsens reifen und dann auch gemeinsam getragen werden. Die komplexe Struktur der Verletzungsformen, der diagnostischen und therapeutischen Notwendigkeiten und der Heterogenität der verschiedenen Disziplinen macht es im wohlverstandenen Interesse des Verletzten jedoch absolut erforderlich, daß die juristische Verantwortung und damit die ärztliche Weisungsbefugnis in einer Hand liegt [11, 35].

Aufgrund seiner fachspezifischen Erfahrung, seiner Kompetenz und seiner Schulung in der interdisziplinären Kommunikation sollte diese Verantwortung der unfallchirurgische Facharzt, in der Regel der diensthabende unfallchirurgische Oberarzt, tragen [10, 26, 43].

Keinesfalls darf es so sein, daß sich die jeweilige Leitung des Schockraumteams zufällig ergibt und beispielsweise von dem Dienstältesten oder dem Durchsetzungsfähigsten übernommen wird.

Unmittelbar eingebundene weitere Fachgebiete in jede Erstversorgung sind die Anästhesie und die Röntgendiagnostik. In der Regel ist zusätzlich die Anwesenheit des Neurochirurgen und des Viszeralchirurgen erforderlich. Angesichts der Häufigkeit schwerer Mittelgesichtsverletzungen mit hohem Blutverlust muß auch eine rasche kieferchirurgische Versorgung jederzeit sichergestellt sein. In zweiter Linie sind Thorax- und Gefäßchirurg oder Urologe gefordert. An Universitätskliniken ist in der Regel zusätzlich auch eine sofortige herzchirurgische Versorgung sichergestellt.

## Entscheidungen der Primärtherapie und -diagnostik

Die sofort bei jedem Schwerverletzten einzuleitende Primärtherapie und Primärdiagnostik muß nach einem eingeübten Schema ablaufen. Algorithmen können bei der Aufstellung des Schemas und bei der Einübung der Abläufe von großem Nutzen sein [27, 39]. Von diesem Schema sollte nur in Ausnahmefällen abgewichen werden, wenn z. B. ganz offensichtlich eine lebensbedrohliche Einzelverletzung sofort erkennbar im Vordergrund steht. Innerhalb dieses Erstversorgungsschemas muß aber bereits während der ersten Minuten eine Schwerpunktbildung und evtl. auch eine Änderung der Reihenfolge festgelegt werden. Es ist sofort zu prüfen, was primär und was sekundär therapiert und diagnostiziert werden muß: der Thorax, das Abdomen, der Schädel, die Wirbelsäule, das Becken oder die Extremitäten?

Primärdiagnostik und Primärtherapie sind miteinander verzahnt und erfordern die Berücksichtigung der individuellen Situation eines jeden Verletzten.

Jede Durchbrechung des Erstversorgungsschemas muß sehr wohl begründet sein, auch wenn die Entscheidung hierzu innerhalb von Minuten gefällt werden muß. Der sofortige Abbruch der Primärdiagnostik und die Einleitung einer lebensrettenden soforttherapeutischen Maßnahme, wie beispielsweise der notfallmäßigen Laparotomie, ist eine folgenschwere Entscheidung. Erst später stellt sich heraus, ob es die einzig lebensrettende Entscheidung oder eine Fehlentscheidung mit Todesfolge war.

## Primärtherapie

Die für die Primärtherapie notwendige Logistik muß jederzeit bereit sein. Dies gilt gleichermaßen für das Personal mit der notwendigen Erfahrung, die erforderlichen Räume, Geräte und Instrumente.

Der Schwerverletzte erfordert immer eine Beatmung, großvolumige zentrale Zugänge venös und arteriell, rasche Volumenzufuhr und Blutersatz, eine effektive und professionelle Blutstillung, eine effektive Wärmezufuhr und eine professionelle Frakturschienung.

Je nach Verletzungsmuster gehören zur Primärtherapie die im Schockraum zu legende Bülau-Drainage, die Notthorakotomie, die Notlaparotomie, die Mittelgesichtstamponade, die Schockhose (Pneumatic Antishock Garnment, PASG) und der Beckenfixateur. Für diese Maßnahmen sollten einzelne Therapiesets griffbereit liegen.

## Primärdiagnostik

Die für die Primärdiagnostik notwendige Logistik muß jederzeit bereit sein. Dies gilt gleichermaßen für das Personal mit der notwendigen Erfahrung, die erforderlichen Räume, Geräte und Instrumente.

Im Rahmen der Primärdiagnostik müssen immer die folgenden Parameter untersucht werden: klinische Abklärung des Verletzungsmusters am vollständig entkleideten Patienten, Kreislaufsituation, Blutgase, Blutbild, Gerinnung und Urinproduktion. Zur apparativen Sofortdiagnostik gehören immer die Sonographie des Abdomens [34] und die Röntgenaufnahme des Thorax a.-p. und der Halswirbelsäule seitlich noch im Schockraum. Zur klinischen Untersuchung gehören weiter unabdingbar die Hirndruckdiagnostik, der neurologische Status und der Gefäßstatus.

Erst nach vollständigem Abschluß der Primärtherapie und der Primärdiagnostik darf der Patient den Schockraum mit dem Ziel weiterer diagnostischer Maßnahmen verlassen.

## Diagnostik der zweiten Priorität

Auch für die Diagnostik der zweiten Priorität muß die notwendige Logistik jederzeit bereitgehalten werden. Am Ende dieser zweiten Diagnostikphase sind spätestens eine zweite sonographische Kontrolle des Abdomens und eine zweite Röntgenaufnahme des Thorax erforderlich.

Zu den standardmäßig durchzuführenden diagnostischen Maßnahmen der zweiten Priorität gehören die Computertomographie des Schädels, die Röntgendiagnostik des Körperstammes in 2 Ebenen (HWS, BWS, LWS, Becken) sowie die gezielte Röntgendiagnostik klinisch auffälliger Körperregionen zur Fraktursuche.

Die individuelle Diagnostik der zweiten Priorität umfaßt die Kompartmentdruckmessung, die Dopplersonographie der peripheren Gefäße und evtl. die Angiographie, die Computertomographie des Thorax und die Computertomographie des Abdomens sowie das Urogramm. Angiographie und Kernspintomographie sind heute nur in Ausnahmefällen indiziert.

## Wie eilig ist das Schädel-CT?

Könnte man eine intrakranielle, intrazerebrale Verletzung ebenso erfolgreich behandeln, wie z.B. eine intraabdominelle Blutung, so hätte das Schädel-CT im Rahmen des Schockraummanagements höchste Priorität. Die Realität sieht jedoch heute noch anders aus: Das SHT ist heute die Todesursache Nummer eins bei den schwerverletzten Patienten [15]. Die Letalität korreliert linear mit der Schwere des SHT, klassifiziert nach dem AIS, wie die Major Trauma Outcome Study (MTOS) bei 80.544 Unfallopfern in den USA belegt [6]. Bei über 50 % aller verstorbenen polytraumatisierten Patienten war das SHT die Todesursache [1, 12, 47].

Todesursache ist das SHT aber nicht, weil es zu spät oder gar nicht diagnostiziert wird, sondern weil es in der Mehrzahl der Fälle nicht hinreichend therapiert werden kann. Bei 3.409 schwerverletzten Patienten der Hannoveraner Polytraumastudie [33] fand sich in 69 % ein SHT. Trotz hinreichend rascher Diagnostik wurde jedoch nur bei 4,2 % dieser Patienten die therapeutische Konsequenz einer Kraniotomie gezogen. Wiederum nur ein Bruchteil dieser Kraniotomien beinhaltet eine kausale Therapie des SHT [28]. Die Implantation einer Druckmeßsonde ist keine therapeutische, sondern eine diagnostische Maßnahme. Sie erlaubt lediglich indirekt eine bessere Therapie, indem der Hirndruck während der intensivmedizinischen Betreuung kontinuierlich erfaßt und auf möglichst niedrigem Niveau gehalten werden kann.

Das therapeutische Unvermögen bei der Mehrzahl der schweren SHT hat zur Folge, daß andere therapeutische Maßnahmen absolut vorrangig vor der Durchführung eines Schädel-CT sind [44, 45]: suffiziente Beatmung, Volumengabe und Wiederherstellung des Kreislaufs, Blutstillung im Abdomen [51], Thorax, Mittelgesicht und an den Extremitäten, sowie Schienung instabiler Frakturen.

An diagnostischen Maßnahmen sind vorrangig die arterielle Blutdruckmessung, die Blutgasmessung, die Blutbild- und Gerinnungsuntersuchung, die Sonographie des Abdomens, sowie die Röntgenaufnahmen von Thorax und HWS zu nennen.

Hierbei darf nicht vergessen werden, daß die optimale Oxygenierung und die Wiederherstellung normaler Kreislaufverhältnisse entscheidende Säulen jeder Therapie des SHT sind [14, 31].

## Wie dringlich ist die Thoraxverletzung?

Jede Thoraxverletzung stellt den für das Schockraummanagement Verantwortlichen vor schwierige Entscheidungen: Kann er es verantworten, den weiteren Verlauf abzuwarten oder ist der sofortige therapeutische Eingriff notwendig und allein lebensrettend?

Lebensbedrohliche Verletzungen, die einer sofortigen gezielten Therapie bedürfen, sind u.a. [5, 25]:

- Pneumothorax (Spannungspneumothorax),
- intrathorakale Blutung über 1000 ml innerhalb der 1. Stunde,
- Herzbeuteltamponade,
- Herzperforation,
- Herzluxation,

– Bronchusabriß,
– offene Aortenruptur, sofern überlebt.

Die folgenden Verletzungen bedürfen nicht unbedingt der sofortigen Therapie:

– Blutung unter 1000 ml in der 1. Stunde,
– Lungenverletzung mit Fistel oder Blutung,
– gedeckte Aortenruptur,
– Zwerchfellruptur.

Zur Aufdeckung thorakaler Aortenverletzungen hat sich die transösophageale Echokardiographie sehr bewährt und sollte daher apparativ und personell möglichst rasch verfügbar sein [8, 40]. Die tendenzielle Zunahme perforierender Thoraxverletzungen auch in Deutschland macht es zunehmend erforderlich, daß im Schockraum ein Instrumentarium für die Notthorakotomie als fertiges Set vorgehalten wird. Für den Schockraumoperationssaal ist der Anschluß einer Herz-Lungen-Maschine wünschenswert.

## Wie dringlich ist die Abdominalverletzung?

Zur Diagnostik intraabdomineller Verletzungen hat sich heute die Sonographie durchgesetzt. Die Indikation zur Abdominozentese und Lavage ist damit nur noch in Ausnahmefällen gegeben. Neue diagnostische Möglichkeiten bietet das innerhalb weniger Minuten durchführbare Spiral-CT.

Die übersehene oder fehlgedeutete intraabdominelle Verletzung ist der häufigste Fehler des Schockraummanagements [10, 13]. Bei jeder abdominellen Diagnostik ist zu berücksichtigen, daß die Erstuntersuchung einen falschnegativen Befund liefern kann. Erst nach Stabilisierung des Kreislaufs und Volumengabe kommt die intraabdominelle Blutung wieder in Gang und wird dann erst sonographisch nachweisbar. Dies gilt besonders bei jungen Patienten auch für schwerste Milz- und Leberzerreißungen. Die sonographische Kontrolle ist daher während der gesamten Schockraumphase und -diagnostik in regelmäßigen Abständen zu wiederholen. Vor jeder operativen Maßnahme an anderen Organen oder an den Extremitäten muß geprüft werden, ob zum Ausschluß einer progredient auftretenden intraabdominellen Blutung ein intraabdomineller Katheter gelegt werden sollte [18, 51]. Darüber hinaus muß beachtet werden, daß die Sonographie in der Regel nicht in der Lage ist, eine traumatische Darmperforation frühzeitig zu diagnostizieren.

Akut lebensbedrohliche Verletzungen sind Gefäßrupturen, die Leberruptur und die Milzruptur. Sobald eine dieser drei Verletzungen diagnostiziert wird, muß unverzüglich innerhalb weniger Minuten laparotomiert und die Blutung gestillt werden. Diese Blutstillung kann auch vorübergehend durch Tamponade erfolgen, bis genügend Blutkonserven vorhanden sind oder ein ausreichend qualifiziertes Operationsteam verfügbar ist. Eine scheinbar „ausreichend stabile Kreislaufsituation" ist kein Argument für eine wie auch immer verzögerte Laparotomie.

Weniger eilig sind Einrisse von Leber, Milz und Mesenterium, Magen- oder Darmrupturen, Zwerchfellrupturen und Pankreasverletzungen. Das retroperitoneale Hämatom ist in der Regel keine Indikation zur Laparotomie.

**Fallbeispiel 2:** Ein 25jähriger Patient erleidet einen Motorradunfall mit einem scheinbar ausschließlich auf die Extremitäten bezogenen Verletzungsmuster.

| Verletzungen | Diagnostik – Therapie |
|---|---|
| 1. Femurfraktur subtrochantär rechts | 1. Sonographie: Abdomen ohne Befund |
| 2. Zerreißung von A. und V. femoralis rechts | 2. Angiographie Becken |
| 3. Femurschaftfraktur links | 3. Osteosynthese Femur |
| 4. Humerusfraktur rechts | 4. Gefäßinterponate – aber kein Abstrom |
| 5. Bandrupturen linkes Kniegelenk | |

Die im Rahmen des Schockraummanagements primär durchgeführte Thoraxaufnahme und Abdomensonographie ergaben beide keinen Anhalt einer Höhlenverletzung. Auch ein SHT schied bei dem primär ansprechbaren Patienten aus. Im Vordergrund schien eine subtrochantäre Femurfraktur rechts mit begleitender arterieller und venöser Gefäßverletzung zu stehen (Abb. 3).

Zur genauen Lokalisation der Gefäßverletzung wird eine digitale Subtraktionsangiographie gefertigt (Abb. 3a). Während anschließend vom linken Bein eine Vene für die Gefäßrekonstruktion entnommen wird, wird die subtrochantäre Trümmerfraktur mit einer Kondylenplattenosteosynthese in überbrückender und adaptierender Technik ohne Verwendung von Zugschrauben stabilisiert (Abb. 3b, c). Die anschließende Gefäßrekonstruktion der A. und V. femoralis durch Veneninterponate führt zu ungeahnten Schwierigkeiten, weil kein vernünftiger venöser Strom zu erreichen ist und die Interponate immer wieder thrombosieren. Nach 4stündiger Operationszeit meldet auch die Anästhesie Kreislauf- und Beatmungsprobleme. Erst jetzt wird das Abdomen ein zweites Mal in Augenschein genommen: Das Abdomen ist maximal gespannt, was den gestörten venösen Abstrom ohne weiteres erklärt. Sonographisch findet sich massenhaft freie Flüssigkeit. Die sofortige Laparotomie ergibt einen Mesenterialeinriß, der rasch versorgt werden kann.

Nun ist am Bein endlich auch ein zufriedenstellender venöser Rückstrom zu erreichen. Inzwischen sind jedoch seit dem Unfall bereits mehr als 9 h vergangen, so daß eine ausgedehnte Faszienspaltung des gesamten rechten Beines erforderlich wird. Die linksseitige Femurschaftfraktur und die rechtsseitige Oberarmfraktur werden eiligst mit Fixateur-externe-Systemen versorgt.

Die Second-look-Operation des rechten Beines zeigt bereits am nächsten Tag irreversible Muskelnekrosen fast der gesamten Unterschenkelmuskulatur. Dies zwingt bei extrem hohen Myoglobinwerten und drohendem Nierenversagen zur sofortigen Exartikulation im Kniegelenk. In der Folge kommt es zu schweren pulmonalen Komplikationen, so daß insgesamt eine 6wöchige maschinelle Beatmung erforderlich ist (Abb. 3d). Erst jetzt konnte am linken Oberschenkel der Verfahrenswechsel vom Fixateur exteme auf einen Marknagel erfolgen. Die überbrückte Defektzone rechts subtrochantär füllte sich ohne Spongiosaplastik spontan mit Knochen auf, so daß nach prothetischer Versorgung des rechten Beines bereits nach 12 Wochen Vollbelastung möglich war (Abb. 3c).

Dieses Fallbeispiel zeigt die deletären Folgen zweier unglücklicher Managemententscheidungen:

1. Die intraabdominelle Blutung, die sich sehr häufig bei der ersten abdominellen Sonographie nicht nachweisen läßt, wurde angesichts der scheinbaren Dringlich-

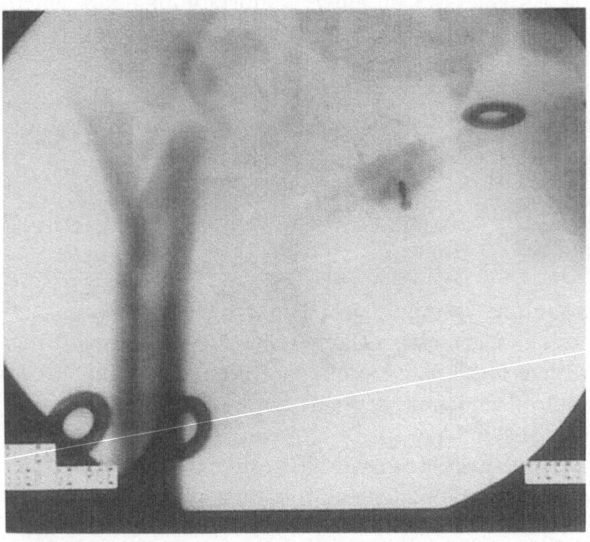

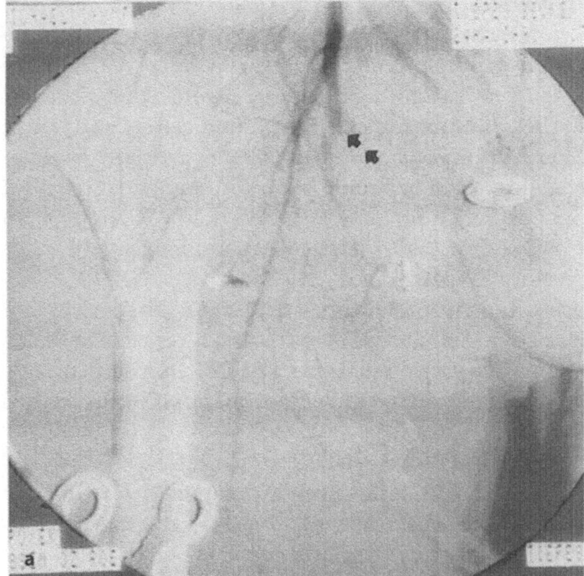

**Abb. 3a–d.** Fallbeispiel 2: Polytrauma, 25 Jahre, männlich, Motorradunfall. **a** Digitale Subtraktionsangiographie der A. femoralis bei arterieller und venöser Gefäßverletzung.

keit der Gefäßverletzung übersehen. Vor der Gefäßoperation wäre eine zweite abdominelle Sonographie unbedingt erforderlich gewesen.

2. Die Lokalisation der Gefäßverletzung hätte kurz nach dem Abgang der A. femoralis profunda auch leicht dopplersonographisch diagnostiziert werden können. Die Angiographiezeit von mehr als 1 h hätte man sich somit sparen können. Die Freilegung der Leistengefäße war mit und ohne Angiographie erforderlich. Darüber hinaus wurde kein intraluminärer Shunt eingelegt und damit die Ischämiezeit für

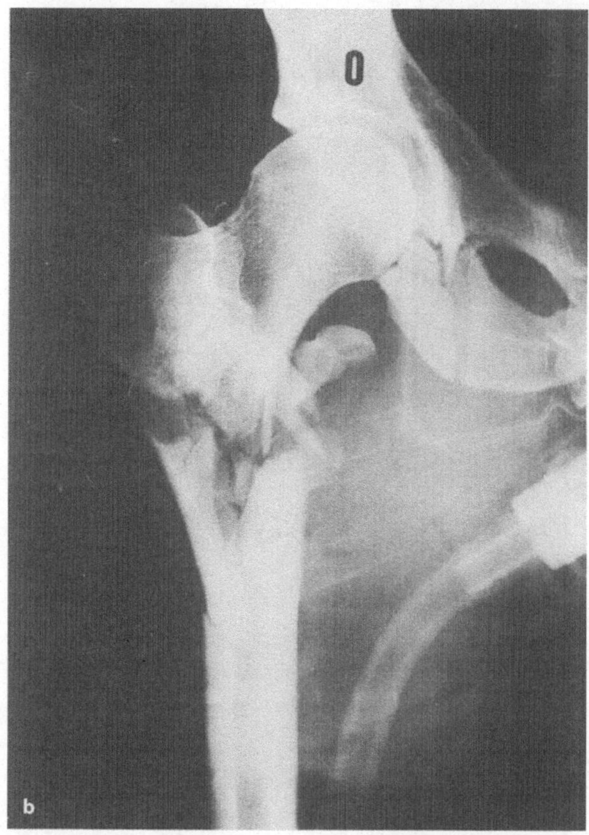

**Abb. 3b** Subtrochantäre Trümmerfraktur und Sitzbeinfraktur. (Abb. 3c und d s. S. 52)

das Bein unnötig verlängert. So kam es unausweichlich zur Tourniquetsymptomatik und zur Knieexartikulation.

## Wie dringlich ist die Wirbelverletzung?

Wirbelverletzungen sind keine primär lebensbedrohlichen Verletzungen. Sie bergen jedoch für den Verletzten immer das Risiko einer Paraplegie. Deshalb steht die frühzeitige Diagnostik und ggf. die Therapie von Wirbelverletzungen in der Prioritätenlisten des Schockraummanagements sehr weit oben. Übersehene oder auch zu spät behandelte Wirbelfrakturen mit neurologischen Ausfällen führen nicht selten zu späteren haftungsrechtlichen Ansprüchen des Verletzten.

Absolut dringliche Operationsindikationen bei Wirbelfrakturen bestehen insbesondere bei progredienter Neurologie oder bei Neurologie nach Intervall. Die Diagnostik und Überwachung dieser neurologischen Ausfälle ist jedoch beim bewußtlosen und intubierten Patienten nicht möglich. Daher gilt die dringliche Indikation zur Wirbelsäulenstabilisierung und Dekompression des Spinalkanals bei allen Frakturen

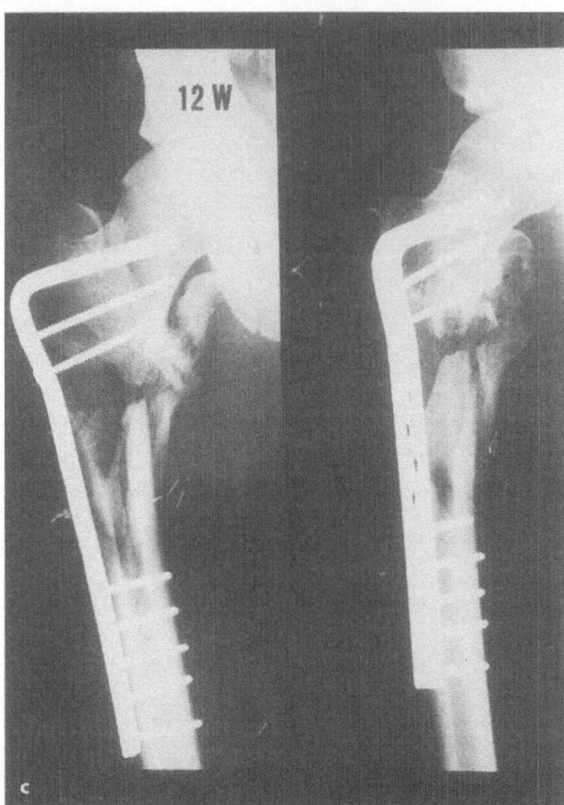

**Abb. 3c** Spontane, belastungsstabile knöcherne Defektauffüllung bei überbrückender biologischer Plattenosteosynthese (ohne Spongiosaplastik) 12 Wochen nach dem Unfall.

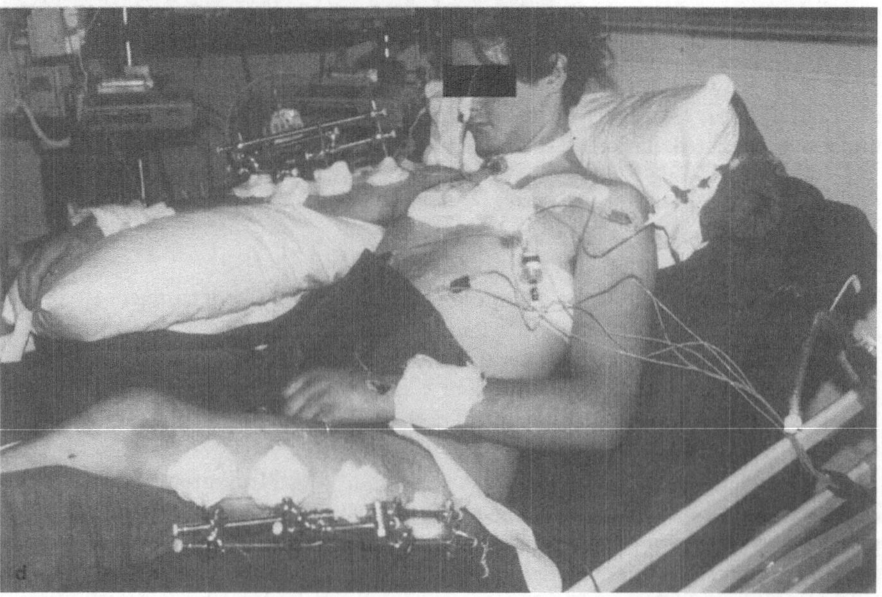

**Abb. 3d** Noch zum Verfahrenswechsel anstehende primäre Fixateur-externe-Versorgung des linken Oberschenkels und des rechten Oberarms nach 6-wöchiger maschineller Beatmung bei pulmonalen Komplikationen

mit relevanter Einengung des Kanals sowie bei Frakturtypen, die als mechanisch instabil einzuschätzen sind. Hierzu gehören nach der Klassifikation von Magerl et al. [24] insbesondere die kompletten Berstungsbrüche (Typ A3), die Flexions- und Distraktionsverletzungen (Typ B) und die Rotationsverletzungen (Typ C).

Relative Indikationen zur operativen Stabilisierung und Dekompression sind Frakturen mit unveränderter Neurologie, Frakturen mit Verlegung des Spinalkanals unter 50 % sowie mechanisch instabile Frakturen geringeren Grades. Hier besteht die Indikation zur Stabilisierung insbesondere als Beitrag zur Schockprophylaxe, zur Erleichterung der Pflege und zur Ausschaltung von Schmerzen.

Für die Primärversorgung von Wirbelfrakturen gilt, daß in einem unfallchirurgischen Zentrum der Maximalversorgung jederzeit alle notwendigen Eingriffe bei Verletzungen der Wirbelsäule durchgeführt werden sollten. Sobald das übrige Verletzungsmuster dies zuläßt, sollten Diagnostik und operative Therapie von Wirbelverletzungen innerhalb der ersten 24 h mit Nachdruck erfolgen [16]. Hierbei ist die Kooperation mit der Neurochirurgie in vielen Fällen erforderlich und grundsätzlich wünschenswert.

## Wie dringlich ist die periphere Gefäßverletzung?

Die Verletzung peripherer Stammgefäße führt in der Regel unbehandelt zum Verlust der betroffenen Extremität. Zur Frage der tolerierbaren Ischämiezeit gibt es widersprüchliche Ansichten. Es droht das Tourniquetsyndrom. Als äußerste Frist bis zur Reperfusion ist die 6-h-Grenze zu nennen. Beim Gefäßgesunden treten jedoch irreversible Muskelnekrosen und Nervenschäden spätestens ab der 3. Stunde nach kompletter Ischämie auf. So darf auch bei Wahleingriffen eine Blutsperre nicht länger als maximal 2 h angelegt werden. Die Muskelischämie führt zunächst zu Ödem und Schwellung in den Kompartmentlogen. Daher muß bei jeder Gefäßrekonstruktion geprüft werden, ob nicht zusätzlich auch eine Kompartmentspaltung im Abstromgebiet erforderlich ist. Dies kann durch Kompartmentdruckmessung objektiviert werden. Bei Druckwerten über 40 mmHg sollte die Kompartmentspaltung großzügig erfolgen.

Die in Begleitung von Frakturen auftretende Gefäßverletzung an den Extremitäten erlaubt somit keinerlei Zeitverlust und stellt höchste Ansprüche an ein gutes Schockraummanagement. Hierzu gehört insbesondere die rasche und zielgerichtete Koordination der notwendigsten Diagnostik im Hinblick auf die übrigen Verletzungen sowie der speziellen Diagnostik der Gefäßverletzung. Die meiste Zeit kann dadurch gespart werden, daß man auf eine Angiographie verzichtet, die erfahrungsgemäß mit den notwendigen Transporten und Vorbereitungen sowie evtl. vorkommenden Problemen bei der Gefäßauffindung zwischen 30 und 120 min dauert. Besser ist die rein klinische Untersuchung und die Untersuchung mit dem Gefäßdoppler. Es folgt dann die Freilegung des betroffenen Gefäßes in Höhe der Fraktur. Die Perfusion kann durch das Einknoten eines temporären Shunts innerhalb von Minuten wiederhergestellt werden [20]. Nun kann in Ruhe die Wiederherstellung der Knochenkontinuität durch Fixateur externe oder überbrückende Plattenosteosynthese erfolgen. Diese Zeit wird für die Entnahme einer Vene als Interponat genutzt. Ist eine Kompartmentspaltung erforderlich, so sollte diese vor der definitiven Gefäßrekonstruktion durchgeführt werden. Nach Rekonstruktion des Gefäßes ist die sorgfältige Weichteildeckung und die Drainage für die Prognose des wiederhergestellten Gefäßes besonders wichtig. Bei der mit Fixateur externe reponierten Fraktur kann die definitive interne Osteosynthese zu einem späteren Zeitpunkt erfolgen.

Das Hauptproblem bei Gefäßverletzungen im Rahmen des Polytraumas ist immer wieder die Fehleinschätzung der bis zur Diagnose bereits verflossenen Zeit und die Fehleinschätzung der für die weitere Diagnostik noch erforderlichen Zeit. Jede zusätzliche Röntgenuntersuchung, die nicht mit der Konsequenz unmittelbar lebensrettender therapeutischer Ersteingriffe veranlaßt wird, ist zu unterlassen.

## Indikationen zur Primärstabilisation von Frakturen

Die Stabilisation der Frakturen ist nach Abschluß aller Maßnahmen der Primärdiagnostik und Primärtherapie und nach Stabilisation von Kreislauf und Oxygenierung von besonderer Bedeutung für die weitere Prognose des Schwerverletzten. Instabile Frakturen setzen kontinuierlich Mediatoren für die Schockentstehung frei, sie erfordern infolge chronischer Schmerzreize eine vermehrte Analgesie während der Beatmung, sie erschweren die Pflege und sie haben bei sekundärer Versorgung eine höhere Komplikations- und Infektionsrate. Daher ist die frühzeitige und überlegte Stabilisierung der Frakturen des Körperstammes und der langen Röhrenknochen eine essentielle Prophylaxe gegen ARDS und MOV [4, 7, 32, 38, 39, 41, 46, 48, 52].

Unbestritten ist die Indikation zur sofortigen Versorgung der folgenden Frakturen:

- Frakturen mit Gefäßverletzung,
- Frakturen mit Kompartmentsyndrom,
- Offene Frakturen,
- Wirbelfrakturen mit progredienter Neurologie,
- klinisch instabile Beckenfrakturen,
- geschlossene Femurfrakturen.

Zeitpunkt und Art der Versorgung richten sich bei diesen Frakturen nach dem übrigen Verletzungsmuster. Selbst beim Schwerstverletzten muß aber versucht werden, solche Frakturen zumindest approximativ durch Fixateur externe zu stabilisieren. Dies kann im Notfall auch auf der Intensivstation erfolgen.

Sobald es die Gesamtsituation des Patienten erlaubt, sollten Frakturen der langen Röhrenknochen – zumindest von Femur, Tibia und Humerus – sowie Frakturen der großen Gelenke durch Osteosynthese stabilisiert werden. Hierbei muß beim Schwerverletzten mit SHT oder mit Thoraxtrauma auf die primäre Marknagelung verzichtet werden, um die bei der Marknagelung beobachtete zusätzliche Mediatoreneinschwemmung zu vermeiden [22, 23, 29, 30, 42, 49, 50]. Auch instabile Wirbelfrakturen und schwere Mittelgesichtsfrakturen sollten nun fixiert werden.

## Indikation zur Amputation

Zum Management des Schwerverletzten gehört auch die im Einzelfall wohl abgewogene Indikation zur Amputation einer zerstörten Extremität. Es gilt die selbstverständliche Regel „life before limb".

Die Entscheidung zur Amputation beruht auf der Gewichtung der Gesamtverletzung und des Schocks, auf dem Verletzungsmechanismus, auf dem Alter der Patienten, auf den generellen und lokalen Vorerkrankungen sowie auf der lokalen Prognose für eine spätere Funktion. Beim Lokalbefund müssen der Frakturtyp und der Knochendefekt, der Weichteilschaden und Weichteildefekt, die Gefäßverletzung und die bereits verstrichene Ischämiezeit, sowie schließlich die Nervenverletzung bewertet werden. Der Aufwand, die Dauer und die voraussichtlichen Chancen rekonstruktiver Maßnahmen sind sorgfältig abzuwägen. Es muß auch berücksichtigt werden, daß selbst bei optimaler Versorgung aus schwerverletzten Extremitäten ständig schockrelevante Mediatoren freigesetzt werden, was durch Amputation schlagartig beendet werden kann.

Bereits 1985 hatten Gregory et al. [17] einen Mangled-Extremity-Score (MES) angegeben, um die Indikation zur Amputation bei schweren Extremitätenverletzungen objektivieren zu können. Eine gute Entscheidungshilfe für die Indikation zur Amputation geben zwei neuere Score-Systeme aus den Jahren 1990 und 1991. Der Mangled-Extremity-Severity-Score (MESS) von Johansen et al. [21] sowie Helfet et al. [19] bewertet lediglich 4 Parameter: die Verletzungsart, den Schock, die Art der Ischämie und das Alter (Tabelle 1). Ein Score über $\geq$7 Punkte hatte einen 100%igen Voraussagewert für die später unvermeidliche Amputation. Das Limb-Salvage-Index-Scoring-System (LSI) von Russel et al. [36] bezieht sich auf isolierte Extremitätenverletzungen und berücksichtigt weder die übrige Verletzungsschwere noch den Schock, noch das Alter (Tabelle 2). Ein LSI-Score $\geq$6 Punkte führte immer zur Amputation.

Die rechtzeitige Amputation einer schwerverletzten Extremität kann lebensrettend sein. Die Entscheidung muß aber einer späteren kritischen Prüfung standhalten können und sollte nach Möglichkeit von allen ärztlichen Mitgliedern des Notfallteams gemeinsam getragen werden. Hierzu gehört auch eine gute Bilddokumentation der Verletzungen, z. B. mit einer Sofortbildkamera.

**Tabelle 1.** Indikation zur Amputation: Mangled Extremity Severity Score (MESS). (Nach Johansen et al. 1990 [21] und Helfet et al. 1990 [19])

|  | Punkte |
|---|---|
| Verletzungsart bzw. -energie | 1 – 4 |
| Schockdauer | 0 – 2 |
| Ischämieart | 0 – 3 |
| Alter ($<$30, $>$30/$<$50, $>$50) | 0 – 2 |

**Tabelle 2.** Indikation zur Amputation: Limb Salvage Index Scoring System (LSI). (Nach Russel et al. 1991 [36])

|  | Punkte |
|---|---|
| Arterie | 0 – 2 |
| Nerv | 0 – 2 |
| Knochen | 0 – 2 |
| Haut | 0 – 1 |
| Muskel | 0 – 2 |
| Tiefe Vene | 0 – 1 |
| Ischämiezeit | 0 – 4 |

**Fallbeispiel 3:** Ein 56jähriger Arbeiter wird im Sägewerk mit beiden Beinen bis zum Becken in eine Holzbearbeitungsmaschine hineingezogen. Retrospektiv hätte diese schwerste Verletzung möglicherweise nur durch sofortige beidseitige Oberschenkelamputation und ausgedehnte Kompartmentspaltung und Débridement der gesamten Beckenmuskulatur überlebt werden können.

| Verletzungen | Präklinische Therapie (NAW + RTH) |
|---|---|
| 1. Quetschtrauma Becken incl. beide Beinde | 1. Intubation |
| 2. Hüftluxation rechts | 2. Volumengabe |
| 3. Unterschenkelamputationen beidseits | 3. Keine Blutstillung |
| 4. Intimaläsion A. iliaca rechts | 4. Keine Verbände, keine Schienung |
| 5. Querfortsatzabrisse rechts | 5. Eiliger Transport |

Der Verlauf zeigt die offensichtliche Unterschätzung der Verletzungsschwere sowohl durch den Notarzt am Unfallort wie auch während des Schockraummanagements.

| | |
|---|---|
| 14.50 | Unfall: NAW + RTH vor Ort |
| 15.30 | Ankunft im Klinikum |
| 16.00 | Sono-Abdomen-1: o.B. |
| 16.35 | Sono-Abdomen-2: o.B. |
| 16.43 | Röntgendiagnostik: LWS, BWS, Becken, beide Beine |
| 17.35 | Reposition rechte Hüfte |
| 18.45 | Beginn Angiographie + DSA |
| 20.45 | Transport zum CT |
| 21.21 | CT-Thorax, Abdomen, Becken |
| 21.41 | Ende CT |
| 22.30 | Transport in Notfall-OP |
| 22.45 | Nachamputation + Kompartmentsp. beider Beine |
| 00.30 | Stabilisierung, Sono, Röntgen, Konsile |
| 04.00 | Ankunft Intensivstation: RR 130/80, HF 115, ZVD 17, 34,1 °C, Hb 8,0, $FiO_2$ 1,0: $pO_2$ 66, $pCO_2$ 60 |
| 04.00 | 80 EK, 40 FFP, 10 Thr.-Konz., 1 Zell-Sep. |
| 2. Tag | ARDS + Gerinnungsstörung |

Am Unfallort wird der Patient durch die vor Ort tätigen Notärzte lediglich intubiert und volumensubstituiert. Die Amputationsverletzungen beider Beine (Abb. 4a, b) werden ohne Blutstillung und Verband lediglich in ein Bergetuch eingepackt. 40 min nach dem Unfall trifft der Patient per Rettungshubschrauber im Universitätsklinikum ein.

Im Schockraum werden weitere Zugänge gelegt und das Abdomen zweimal sonographisch ohne pathologischen Befund untersucht. Die Röntgenaufnahme des Thorax zeigt keine Thoraxverletzung. Die offenen Amputationsverletzungen werden nach Blutstillung steril verbunden.

Nach Röntgenuntersuchung der Wirbelsäule, des Beckens und beider Beine folgt um 17.35 Uhr die Reposition der Hüfte. Manifest ist eine offensichtliche Durchblutungsstörung des rechten Beines, so daß um 18.45 Uhr eine Angiographie ange-

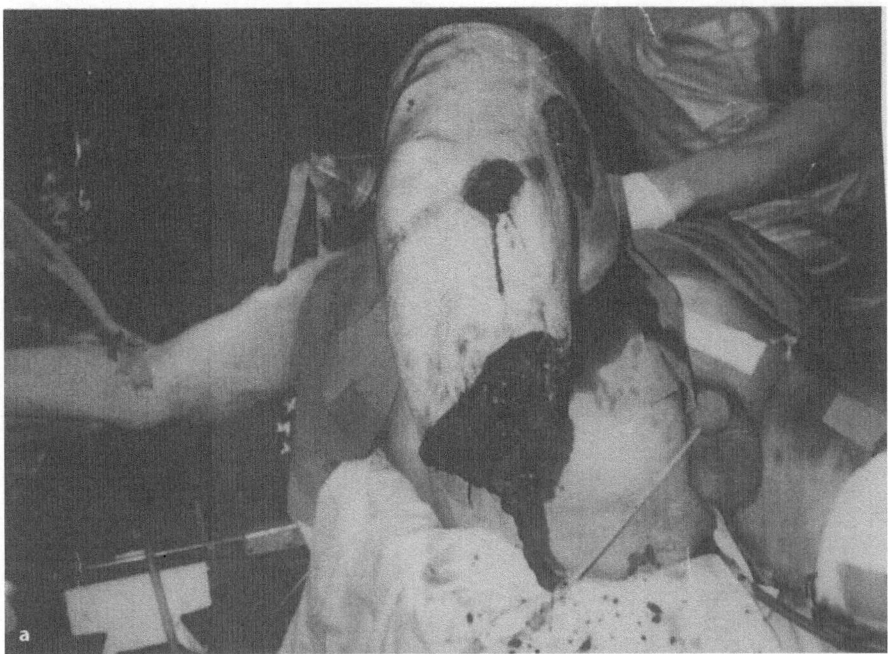

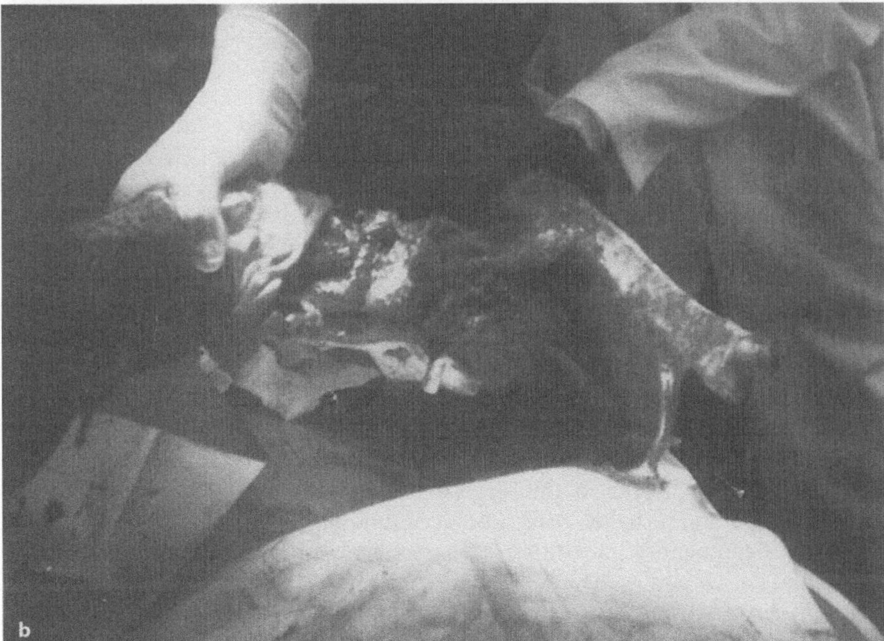

**Abb. 4a–h.** Fallbeispiel 3: Polytrauma, 56 Jahre, männlich, „Crush"-Verletzung im Sägewerk. Der Patient wird mit den Beinen bis zum Becken in eine Maschine gezogen. Der Patient wurde vom örtlichen Notarzt mit den abgebildeten Verletzungen ohne Blutstillung und ohne Verbände lediglich in einer Bergedecke angeliefert. **a** Traumatische Amputation des rechten Unterschenkels, Quetschverletzung des rechten Oberschenkels und des Beckens. **b** Komplette Aushülsung des linken Unterschenkels.

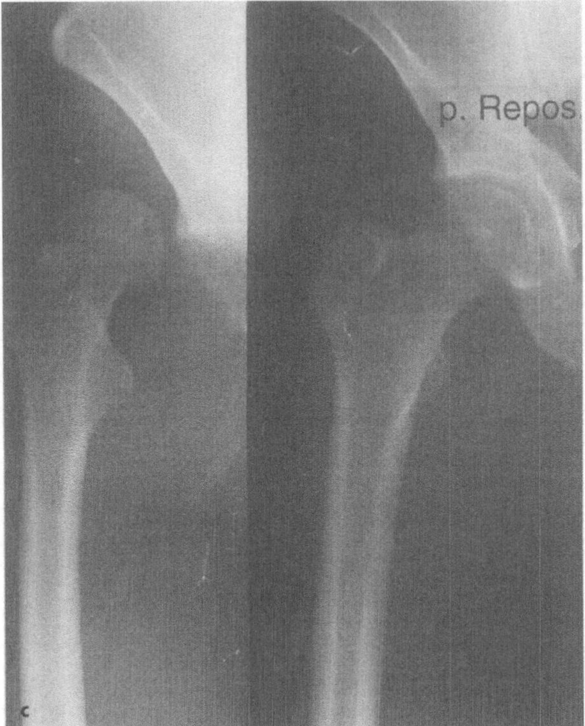



**Abb. 4c** Beckenquetschung mit Luxation des rechten Hüftgelenkes.

schlossen wird (Abb. 4a). Auch jetzt entschließt man sich noch nicht zur operativen Intervention der Beine und des Beckens, sondern führt anschließend ab 21.20 Uhr eine CT-Untersuchung des Thorax, des Abdomens und des Beckens durch. Erst um 22.45 Uhr, also fast 8 h nach dem Unfall, werden die schweren Quetschverletzungen beider Beine durch Nachamputation und ausgedehnte Kompartmentspaltung versorgt. Ein Débridement des Beckens und der gequetschten Beckenmuskulatur erfolgt nicht. Mit weiteren Stabilisierungsmaßnahmen von Kreislauf und Beatmung, weiteren sonographischen und röntgendiagnostischen Untersuchungen sowie mit gefäßchirurgischer Konsiliartätigkeit vergehen weitere 3½ h, bis der Patient unterkühlt und mit extrem schlechten Blutgasen bei 100 %iger Sauerstoffbeatmung auf der Intensivstation eintrifft. Bis zu diesem Zeitpunkt hat er an Blutersatzmitteln 80 Erythrozytenkonzentrate, 40 Gefrierplasmen, 10 Thrombozytenkonzentrate und einen Zellseparator erhalten. Die Röntgenaufnahme zeigt zu diesem Zeitpunkt bereits ein beginnendes interstitielles Lungenödem (Abb. 4g). Bereits am nächsten Tag kommt der Patient in das ARDS mit massivsten Gerinnungsstörungen und MOV (Abb. 4h). Er verstirbt am 4. Tag im MOV.

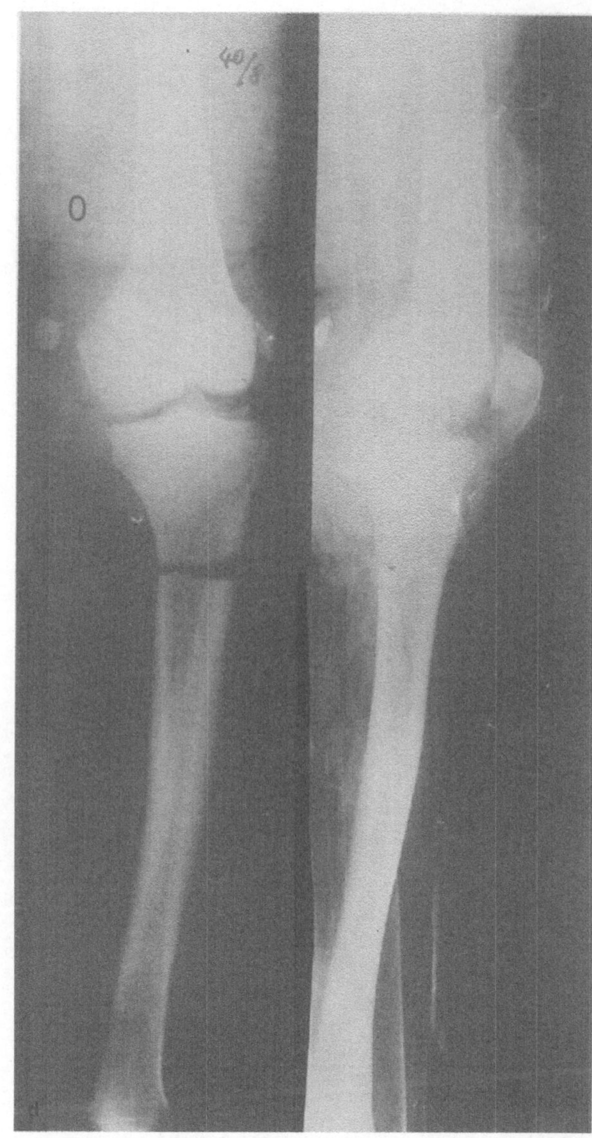

**Abb. 4d** Schwerste Quetschverletzung des gesamten linken Beines mit Aushülsung des linken Unterschenkels.

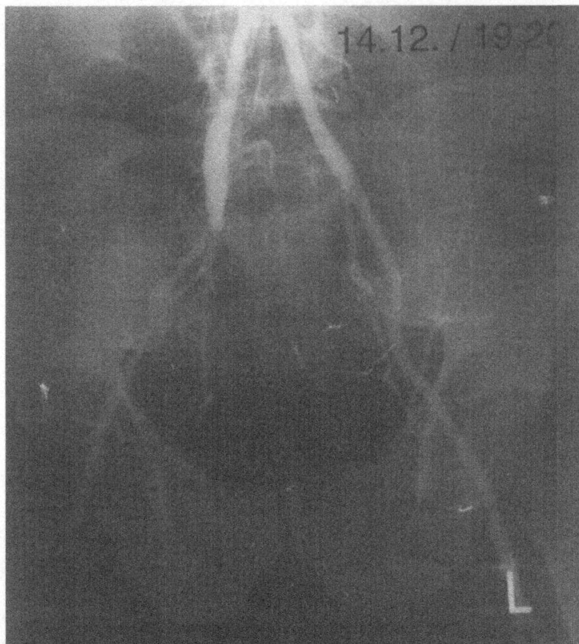

**Abb. 4e** Beckenangiographie, 4¹/₂ h nach Beckenquetschung, Intimaläsion der rechten A. iliaca externa.

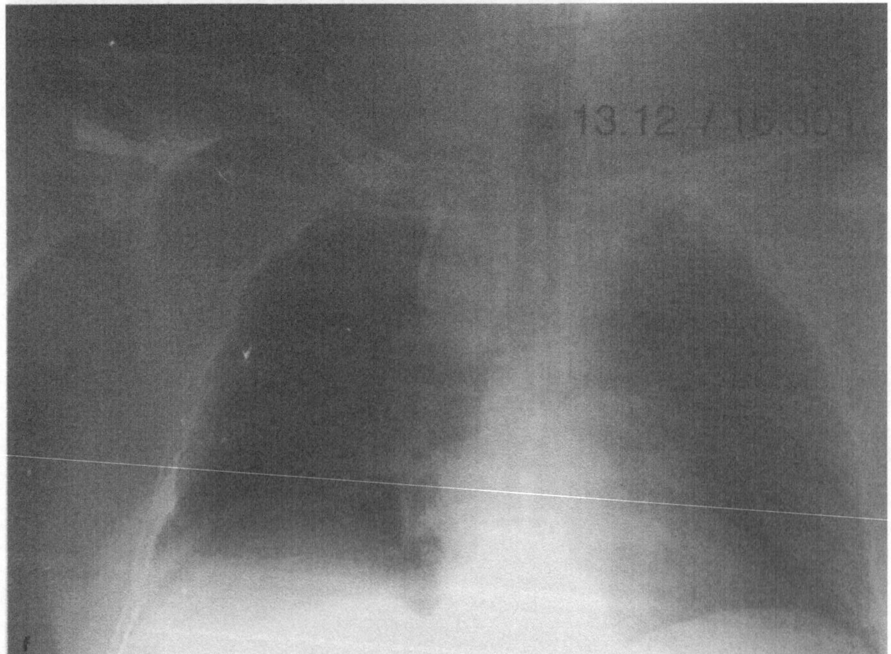

**Abb. 4f** Erste Thoraxaufnahme 2 h und 40 min nach dem Unfall.

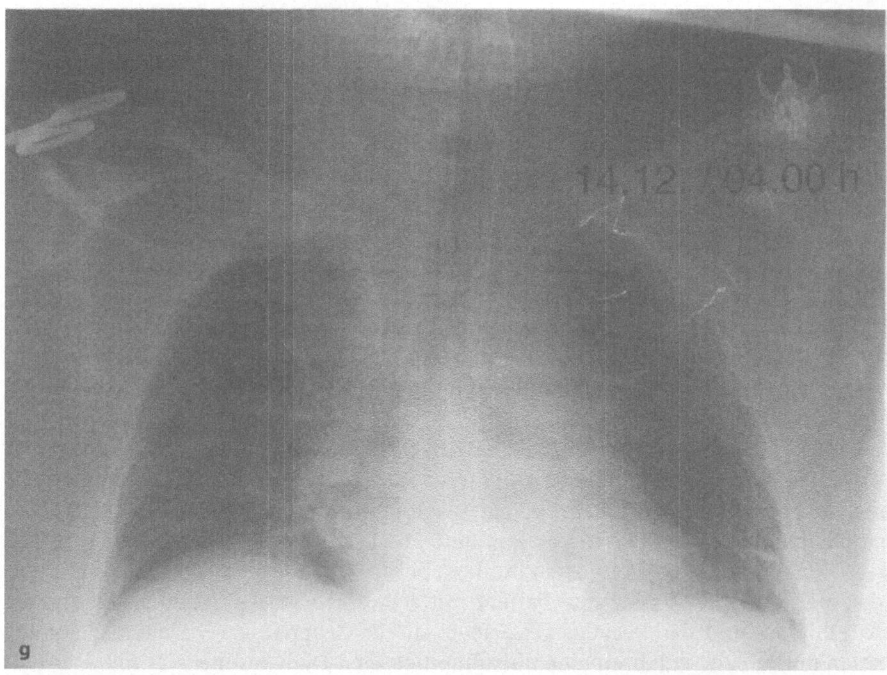


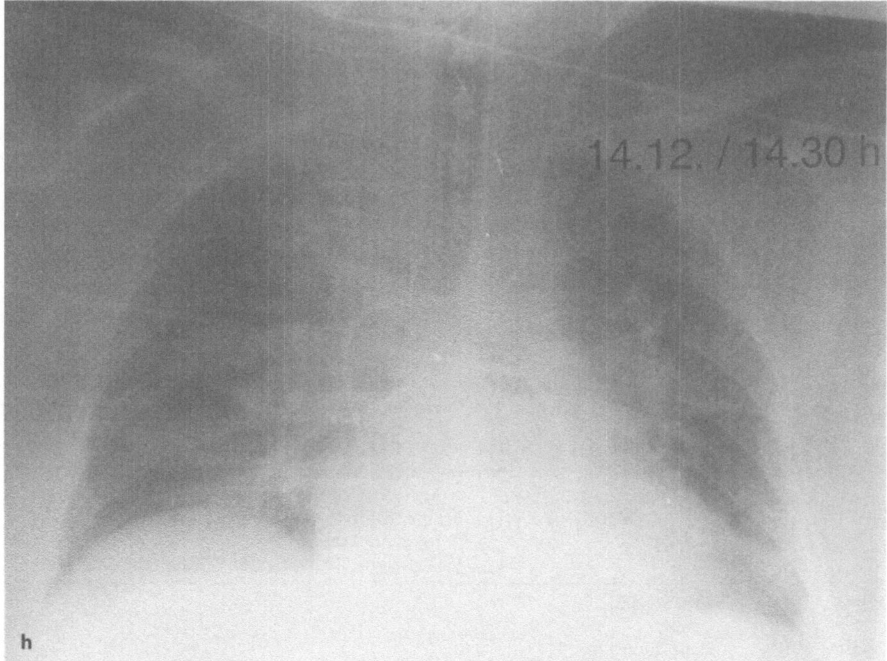


**Abb. 4g** Thoraxaufnahme bei Ankunft auf der Intensivstation, 13 h nach dem Unfall. Bereits deutliche Zeichen des intestitiellen Ödems. **h** Thoraxaufnahme 24 h nach dem Unfall. Beginnendes ARDS und MOV.

## Letalität und Todesursachen nach Polytrauma

In dem Einjahreszeitraum vom 1.9.1994 bis zum 1.9.1995 wurden am Universitätsklinikum Göttingen 101 schwerverletzte Patienten mit einem mittleren ISS von 27,38 (±12,93) Punkten primär eingeliefert und komplett versorgt (Tabelle 3). Das Schockraummanagement steht in Göttingen unter unfallchirurgischer Leitung. Wie eingangs dargestellt, wird eine enge Kooperation mit der Anästhesie, der Röntgendiagnostik, der Allgemeinchirurgie, der Neurochirurgie und der Kieferchirurgie gepflegt. Die Intensivstation steht unter Leitung der Anästhesie. Zweimal täglich werden dort alle unfallchirurgischen Patienten von einem unfallchirurgischen Oberarzt und einem weiteren unfallchirurgischen Facharzt gesehen. Die Gesamttherapie wird besprochen, die notwendigen Verbandswechsel finden statt, und der Zeitpunkt für weitere operative Eingriffe und andere Maßnahmen wie Verlegung oder Rehabilitation wird festgelegt.

Alle Patienten wurden nach ISS-Intervall-Schritten eingeteilt, wie es Copes et al. [9] vorgeschlagen haben (Tabelle 3). Von 101 Schwerverletzten sind 3 Patienten (3 %) noch im Schockraum oder während einer Notoperation verstorben. Diese 3 Patienten hatten einen mittleren ISS von 43 Punkten. Die Letalität lag in der ISS-Gruppe von 9–15 Punkten bei 5,3 %, von 16–24 Punkten bei 3,1 % und von 25–40 Punkten bei 8 % (der in Fallbeispiel 3 genannte Patient mit schwerer Crushverletzung der unteren Extremitäten und des Beckens gehörte zu dieser Gruppe). Zwei weitere Patienten hatten mit 74 bzw. 77 Jahren einen insulinpflichtigen Diabetes mellitus mit schwerer

**Tabelle 3.** Letalität nach Polytrauma: Ergebnisse am Universitätsklinikum Göttingen. 101 konsekutiv versorgte Patienten vom 1.1.1994 bis 1.1.1995, mittlerer ISS = 27,38 Punkte (±12,93)

| ISS | Patienten (n) | Verstorben (n) | Gruppe (%) | Gesamt (%) | Nr. | Todesursache | ISS-Punkte |
|---|---|---|---|---|---|---|---|
| 9–15 | 19 | 1 | 5,3 | 1,1 | 1 | 77 Jahre: Diabetes, AVK, Herzinsuffizienz | 14 |
| 16–24 | 32 | 1 | 3,1 | 1,1 | 2 | ARDS: Crushverletzung | 22 |
| 25–40 | 25 | 2 | 8,0 | 2,3 | 3 | 74 Jahre: Diabetes, terminale Niereninsuffizienz | 25 |
| | | | | | 4 | Hämorrhagischer Schock: Leber, Milz, Becken. Tod im Schockraum | 38 |
| 41–49 | 20 | 6 | 30,0 | 6,8 | 5 | SHT: Hirnödem, zerebrale Einklemmung | 41 |
| | | | | | 6 | Hämorrhagischer Schock: V. cava, Milz, offener SHT. Tod im Schockraum | 41 |
| | | | | | 7 | SHT: Dissoziierter Hirntod | 45 |
| | | | | | 8 | SHT: Intrakranielle Massenblutung | 48 |
| | | | | | 9 | MOV: Septischer Schock | 48 |
| | | | | | 10 | MOV: Crushverletzung beide Oberschenkel, Milz, SHT | 48 |
| 50–74 | 5 | 2 | 40,0 | 2,3 | 11 | SHT: Schwerste offene Hirnquetschung. Tod im Schockraum | 51 |
| | | | | | 12 | SHT: Offene Hirnverletzung, Einklemmung | 56 |
| Gesamt | 101 | 3 im Schockraum | 3,0 | | | | |
| Gesamt | 101 | 9 auf Intensivstation | 8,9 | | | | |
| Gesamt | 101 | 12 Letalität gesamt | 11,9 | | | | |

Herzinsuffizienz und AVK bzw. terminaler Niereninsuffizienz, ein Patient verstarb im hämorrhagischen Schock. In der Gruppe von 41–49 Punkten verstarben 6 Patienten (30 %), davon 3 an einem schwersten SHT, 2 durch MOV und ein Patient im hämorrhagischen Schock. In der Gruppe von 50–74 ISS-Punkten fanden sich 5 Patienten, von denen 2 an einem schwersten, offenen SHT verstarben (40 %).

Ohne Berücksichtigung der 3 bereits im Schockraum verstorbenen Patienten betrug die Letalität 8,9 %, unter Hinzunahme dieser Patienten 11,9 %. Berücksichtigt man nur die Patienten mit einem ISS über 15 Punkten, so steigt die Gesamtletalität auf 13,4 %. Wenn man allein die Verletzten mit einem ISS über 24 Punkten berücksichtigt, liegt die Letalität auf der Intensivstation bei 14 %, und einschließlich der im Schockraum Verstorbenen bei 20 %.

Vergleicht man diese Ergebnisse von 1994 und 1995 mit der Letalität bei stumpfem Trauma in der Major Trauma Outcome Study (MTOS) in den USA [6], so ergibt sich gegenüber dem dort referierten Zeitraum 1982–1987 heute eine deutlich bessere Prognose für die Schwerverletzten (Tabelle 4). Auch gegenüber der Hannoveraner Polytrauma-Studie von 1972–1991 [33] zeigt sich eine Verbesserung der Überlebensrate: In Hannover verstarben 1972–1981 noch 40 %, und von 1982–1991 nur noch 18 % aller polytraumatisierten Patienten.

ARDS und MOV sind heute weltweit nicht mehr die führenden Todesursachen nach Polytrauma, sondern es ist ganz eindeutig das schwere SHT (Tabelle 5). Draaisma u. Goris [12] zählten 1970–1980 noch 50 % ARDS- und MOV-Tote,

**Tabelle 4.** Letalität nach Polytrauma: Patienten mit „Blunt-Injury" der „Major Trauma Outcome Study" (MTOS) in den USA. (Nach Champion et al. 1990 [6])

| ISS-Punkte | Patenten Gesamt (n) | Letalität <50 Jahre (%) | Letalität >50 Jahre (%) | Letalität Göttingen (%) |
|---|---|---|---|---|
| 9–15 | 4 639 | 2,1 | 4,2 | 5,3 |
| 16–24 | 2 451 | 10,1 | 10,1 | 3,1 |
| 25–40 | 1 506 | 13,7 | 44,9 | 8,0 |
| 41–49 | 273 | 40,3 | 76,7 | 30,0 |
| 50–74 | 152 | 65,8 | 85,7 | 40,0 |
| 75 | 119 | 86,6 | 100,0 | – |

**Tabelle 5.** Letalität nach Polytrauma: Wandel in der Häufigkeit der wichtigsten Todesursachen, Jahresangabe des Behandlungszeitraums

| Todesursache | Baker et al. [1] 1977 San Francisco (%) | Draaisma u. Goris [12] 1970–1980 Nijmegen (%) | Draaisma u. Goris [12] 1981–1983 Nijmegen (%) | Lehmann et al. [22, 23] 1983–1992 Hannover (%) | Sauaia et al. [37] 1992 Colorado (%) | Eigene Daten [42] 1994–1995 Göttingen (%) |
|---|---|---|---|---|---|---|
| SHT | 50,1 | 33 | 48 | 27,8 | 42 | 41,7 |
| Blutung | 31,2 | 6 | 33 | 12,5 | 39 | 16,7 |
| MOV | 9,8[a] | 44 | 14 | 37,5 | 7 | 16,7 |
| ARDS | 5,5[b] | 6 | 3 | 13,3 | | 8,3 |
| Embolie | | 3 | – | – | | – |
| Sonstige | 3,4 | 6 | 2 | 5,9 | | 16,7[c] |

[a] Bezeichnung: „Sepsis".
[b] Bezeichnung: „lung-injury".
[c] = Hohes Alter und schwere vorbestehende Erkrankungen.

1981–1983 dagegen nur noch 17%. Im gleichen Zeitraum nahm der Anteil der SHT-Toten von 33 auf 48% zu. Sauaia et al. [37] berichteten 1995 aus Colorado über eine Letalität am SHT von 42%, am hämorrhagischen Schock von 39% und am MOV von nur 7%. Lediglich die neueren Ergebnisse aus Hannover von 1983–1992 [22, 23] spiegeln noch eine relativ hohe Letalität am MOV mit 37,5% und am ARDS mit 16,3% (zusammen mit 50,8%), gegenüber nur 27,8% infolge eines SHT.

Diese Zahlen erlauben die Schlußfolgerung, daß heute trotz schwerster Verletzungsmuster bei intakter Rettungskette mit Notarzt am Unfallort, mit einem effektiven Schockraummanagement bei wohl überlegter Primärversorgung der schweren Verletzungen und mit einer ausgewogenen Intensivtherapie eine überraschende Senkung der Letalität erreicht werden kann.

Todesursache Nummer eins bleibt das schwere SHT gefolgt von vorbestehenden schweren Allgemeinerkrankungen im fortgeschrittenen Alter, und erst an dritter Stelle das MOV nach Schock.

## Literatur


1. Baker CC, Oppenheimer L, Stephens B, Lewis FR, Trunkey DD (1980) Epidemiology of trauma deaths. Am J Surg 140: 144–150
2. Bazzoli GJ, MacKenzie EJ (1995) Trauma centers in the United States: identification and examination of key characteristics. J Trauma 38: 103–110
3. Bone LB, Johnson KD, Weigelt J, Scheinberg R (1989) Early versus delayed stabilisation of femoral fractures. A prospective randomized study. J Bone Joint Surg [Am] 71: 336–340
4. Border JR (1995) Death from severe trauma: open fractures to multiple organ dysfunction syndrome. J Trauma 39: 12–21
5. Boyd M, Vanek VW, Bourguet CC (1992) Emergency room resuscitative thoracotomy: when is it indicated? J Trauma 33: 714–721
6. Champion HR, Copes WS, Sacco WJ et al. (1990) The major trauma outcome study: establishing national norms for trauma care. J Trauma 30: 1356–1365
7. Charash WE, Fabian TC, Croce MA (1994) Delayed surgical fixation of femur fractures is a risk factor for pulmonary failure independent of thoracic trauma. J Trauma 37: 667–672
8. Cohn SM, Burns GA, Jaffe C, Milner KA (1995) Exclusion of aortic tear in the unstable trauma patient: the utility of transesophageal echocardiography. J Trauma 39: 1087–1090
9. Copes WS, Champion HR, Sacco WJ, Lawnyk MM, Keast SL, Bain LW (1988) The injury severity score revisited. J Trauma 28: 69–77
10. Davis JW, Hoyt DB, McArdle MS et al. (1992) An analysis of errors causing morbidity and mortality in a trauma system: a guide for quality improvement. J Trauma 32: 660–666
11. Draaisma JMT, De Haan AFJ, Goris R Jan A (1989) Preventable trauma deaths in the netherlands – a prospective multicenter study. J Trauma 29: 1552–1557
12. Draaisma JMT, Goris A (1990) Changing patterns of death after injury. In: Border JR, Allgöwer M, Hansen ST, Rüedi Th (eds) Blunt multiple trauma. Dekker, New York, pp 277–283
13. Enderson BL, Reath DB, Meadors J, Dallas W, de Boo J, Maull KI (1990) The tertiary trauma survey: a prospective study of missed injury. J Trauma 30: 666–670
14. Fenstel PJ, Fortune JB, Stratton H, Newell JC (1990) Oxygen delivery and consumption in head-injured and multiple trauma patients. J Trauma 30: 1259–1266
15. Gennarelli TA, Champion HR, Sacco WJ, Copes WS, Alves WM (1989) Mortality of patients with head injury and extracranial injury treated in trauma centers. J Trauma 29: 1193–1202
16. Green BA, Callahan RA, Klose KJ, de la Torre J (1981) Acute spinal cord injury: current concepts. Clin Orthop Relat Res 154
17. Gregory RT, Randolph JG, Peclet M et al. (1985) The mangled extremity syndrome (MES): A severity grading system for multisystem injury of the extremity. J Trauma 25: 1147–1150
18. Grüessner R, Mentges B, Düber Ch, Rückert K, Rothmund M (1989) Sonography versus peritoneal lavage in blunt abdominal trauma. J Trauma 29: 242–244
19. Helfet DL, Howey T, Sanders R, Johansen K (1990) Limb salvage versus amputation. Clin Orthop Relat Res 256: 80–86

20. Husain AK, Khandeparkar JM, Tendolkar AG, Magotra RA, Parulkar GB (1992) Temporary intravascular shunts for peripheral vascular trauma. J Postgrad Med 38: 68–69
21. Johansen K, Daines M, Howey T, Helfet D, Hansen S (1990) Objective criteria accurately predict amputation following lower extremity trauma. J Trauma 30: 568–573
22. Lehmann U, Reif W, Hobbensiefken G et al. (1995) Der Einfluß der primären Frakturversorgung auf ein Schädel-Hirn-Trauma beim Polytrauma. Unfallchirurg 98: 437–441
23. Lehmann U, Grotz M, Regel G, Rudolph S, Tscherne H (1995) Hat die Initialversorgung des polytraumatisierten Patienten Einfluß auf die Ausbildung eines multiplen Organversagens? Unfallchirurg 98: 442–446
24. Magerl FP, Aebi M, Gertzbein SD, Harms J, Nazarian S (1993) A new classification of thoracic and lumbar injuries. Eur Spine J 3: 184–201
25. Millham FH, Grindlinger GA (1993) Survival determinants in patients undergoing emergency room thoracotomy for penetrating chest injury. J Trauma 34: 332–336
26. Moore EE (1995) Trauma systems, trauma centers, and trauma surgeons: opportunity in managed competition. J Trauma 39: 1–11
27. Nast-Kolb D, Waydhas Ch, Kanz KG, Schweiberer L (1994) Algorithmus für das Schockraummanagement beim Polytrauma. Unfallchirurg 97: 292–302
28. Ortler M, Langmayr JJ, Stockinger A, Golser K, Russegger L, Resch H (1993) Prognose nach epiduralem Hämatom: ist die notfallmäßige Bohrlochtrepanation beim Schädel-Hirn-Trauma heute noch zeitgemäß? Unfallchirurg 96: 628–631
29. Pape HC, Dwenger A, Regel G, Jonas M, Krumm K, Schweitzer G, Sturm JA (1991) Hat die Lungenkontusion und allgemeine Verletzungsschwere einen Einfluß auf die Lunge nach Oberschenkelmarknagelung? Unfallchirurg 94: 381–389
30. Pape HC, Regel G, Dwenger A, Sturm JA, Tscherne H (1993) Influence of thoracic trauma and primary femoral intramedullary nailing on the incidence of ARDS in multiple trauma patients. Injury 24 (Suppl 3): 83–103
31. Pietropaoli JA, Rogers FB, Shackford SR, Wald SL, Schmoker JD, Zhuang J: The deleterious effects of intraoperative hypotension on outcome in patients with severe head injuries. J Trauma 33: 403–407
32. Poole GV, Miller JD, Agnew SG, Grisworld JA (1992) Lower extremity fracture fixation in head-injured patients. J Trauma 32: 654–659
33. Regel G, Lobenhoffer P, Lehmann U, Pape HC, Pohlemann T, Tscherne H (1993) Ergebnisse in der Behandlung Polytraumatisierter. Unfallchirurg 96: 350–362
34. Rothlin MA, Naf R, Amgwerd M, Candinas D, Frick T, Trentz O (1993) Ultrasound in blunt abdominal and thoracic trauma. J Trauma 34: 488–495
35. Ruchholtz S, Nast-Kolb D, Waydhas C, Betz P, Schweiberer L (1994) Frühletalität beim Polytrauma – Eine kritische Analyse vermeidbarer Fehler. Unfallchirurg 97: 285–291
36. Russel WL, Sailors DM, Whittle TB, Fisher DF, Burns RP (1991) Limb salvage versus traumatic amputation. Ann Surg 213: 473–481
37. Sauaia A, Moore FA, Moore EE, Moser KS, Brennan R, Read RA, Pons PT (1995) Epidemiology of trauma deaths: a reassessment. J Trauma 38: 185–183
38. Schweiberer L, Dambe LT, Klapp F (1978) Die Mehrfachverletzung: Schweregrad und therapeutische Richtlinie. Chirurg 49: 608–614
39. Schweiberer L, Nast-Kolb D, Duswald KH, Waydhas C, Müller K (1987) Das Polytrauma – Behandlung nach dem diagnostischen und therapeutischen Stufenplan. Unfallchirurg 90: 529–538
40. Smith MD, Cassidy JM, Souther S, Morris EJ, Sapin PM, Johnson SB, Kearney PA (1995) Transesophageal echocardiography in the diagnosis of traumatic rupture of the aorta. N Engl J Med 33: 356–362
41. Stürmer KM (1984) Indikation, Zeitpunkt und Technik der operativen Frakturversorgung bei Mehrfachverletzten. Akt Chir 19: 128–132
42. Stürmer KM (1993) Measurement of intramedullary pressure in an animal experiment and propositions to reduce the pressure increase. Injury 24 (Suppl 3): 7–21
43. Sugrue M, Seger M, Kerridge R, Sloane D, Deane S (1995) A prospective study of the performance of the trauma team leader. J Trauma 38: 79–82
44. Thomason M, Messick J, Rutledge R et al. (1993) Head CT scanning versus urgent exploration in the hypotensive blunt trauma patient. J Trauma 34: 40–44
45. Thomason M, Messick J, Rutledge R et al. (1993) Head CT scanning versus urgent exploration in the hypotensive blunt trauma patient. J Trauma 34: 40–45
46. Trentz O, Oestern HJ, Hempelmann G et al. (1978) Kriterien für die Operabilität von Polytraumatisierten. Unfallheilkunde 81: 451–458
47. van der Sluis CK, ten Duis HJ, Geertzen JHB (1995) Multiple injuries: an overview of the outcome. J Trauma 38: 681–686

48. van Os JP, Roumen RMJ, Schoots FJ, Heystraten FMJ (1994) Is early osteosynthesis safe in multiple trauma patients with severe thoracic trauma and pulmonary contusion? J Trauma 36: 495–498
49. Wenda K, Henrichs KJ, Biegler M, Erbel R (1989) Nachweis von Markembolien während Oberschenkelmarknagelungen mittels transösophagealer Echokardiographie. Unfallchirurgie 15: 73–76
50. Wenda K, Ritter G, Ahlers J, von Issendorf WD (1990) Nachweis und Effekte von Knochenmarkeinschwemmungen bei Operationen im Bereich der Femurmarkhöhle. Unfallchirurg 93: 56–61
51. Wisner DH, Victor NS, Holcroft JW (1993) Priorities in the management of multiple trauma: intracranial versus intra-abdominal injury. J Trauma 35: 271–278
52. Wolff G, Dittmann M, Buchmann B, Allgöwer M (1978) Koordination von Chirurgie und Intensivmedizin zur Vermeidung der posttraumatischen respiratorischen Insuffizienz. Unfallheilkunde 81: 425–442

# Prophylaxe des posttraumatischen Organversagens durch Qualitätskontrolle

K.-G. Kanz und C. Lackner

Chirurgische Klinik und Poliklinik, Klinikum Innenstadt, Universität München, Nußbaumstr. 20, D-80336 München

## Einleitung

Das posttraumatische Organversagen wird multifaktoriell durch eine Vielzahl von Determinanten bestimmt. Qualitätssichernde Maßnahmen können unter bestimmten Voraussetzungen zu einer Verringerung von Letalität und Komplikationsraten führen.

In der Literatur werden häufig Angaben hinsichtlich der Dauer der Intensivbehandlung und der nachfolgenden stationären Behandlung als Meßgrößen angegeben. Aus klinischer Sicht kann es sich jedoch hierbei nicht um „harte" Parameter handeln, vielmehr bestehen erhebliche Störfaktoren durch zusätzliche Notfallaufnahmen mit nachfolgender Verlegung bzw. Entlassung oder allgemein durch die Handhabung der Belegungsstatistik.

## Qualitätskontrolle, Qualitätssicherung, Qualitätsmanagement

Die Beurteilung der Qualität von Behandlungsmaßnahmen und -ergebnissen im Rahmen des posttraumatischen Organversagens kann unter 3 verschiedenen Betrachtungsweisen erfolgen:

- Bei der klassischen Qualitätskontrolle erfolgt retrospektiv eine Überprüfung des Behandlungsergebnisses durch Stichproben oder Beurteilung des gesamten Patientenguts anhand bestimmter Kontrollmechanismen.
- Im Rahmen der Qualitätssicherung wird eine Aufschlüsselung in 3 Komponenten durchgeführt: Struktur-, Prozeß- und Ergebnisqualität [4, 5]. Hierbei werden die einzelnen Komponenten dokumentiert, analysiert und evaluiert.
  Mit Strukturqualität werden die materiellen und personellen Resourcen, wie Ausrüstung, Ausstattung und Qualifikation bezeichnet, mit Prozeßqualität die Leistungserbringung am Patienten durch den Rettungsdienst und die Klinik und mit Ergebnisqualität die Bewertung der Leistungserbringung und der Vergleich mit Referenzdatenbanken.

### Komponenten der Qualität [4, 5]
- Strukturqualität:   Materielle und personelle Resourcen: Ausrüstung, Qualifika-
  (structure)       tion, Organisation.
- Prozeßqualität:    Leistungserbringung am Patienten durch den Rettungsdienst
  (process)         bzw. durch die Klinik.

Hefte zu „Der Unfallchirurg", Heft 253
Nast-Kolb/Waydhas/Schweiberer (Hrsg.),
Posttraumatisches Multiorganversagen
© Springer-Verlag Berlin Heidelberg 1996

Vertikale Organisationsform     Horizontale Organisationsform

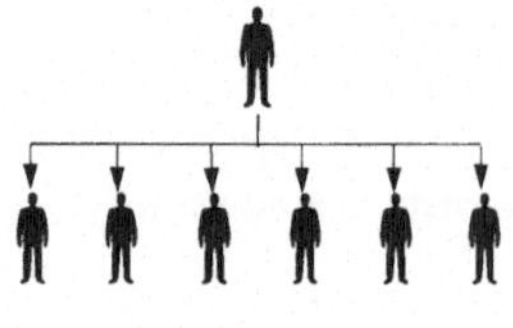

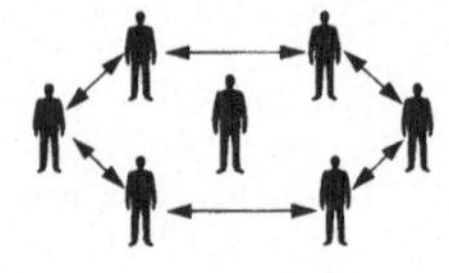

"Chef"-zentriert                          "Team"-zentriert,
                                    "Chef" unterstützt das Team     **Abb. 1.** Organisationsformen

- Ergebnisqualität:     Bewertung der Leistungserbringung und Vergleich mit Refe-
  (outcome)            renzdatenbanken.
- Umfassender erfolgt durch das Qualitätsmanagent die Beurteilung der Leistungserbringung im gesundheits- und gesellschaftspolitischen Kontext. Hierzu zählen,
  neben der allgemeinen Einbindung in das Gemeinwesen, Definition von Qualitäts-
  kriterien und Qualitätszielen, Organisationsform und Führungsstruktur, Füh-
  rungsstil und Mitarbeitermotivation, Kommunikation und Transparenz.
  Vertikale, „Chef-zentrierte" Organisationsformen verfügen häufiger über quali-
  tätskontrollierende Mechanismen (Abb. 1).
  Horizontale, „Team-zentrierte" Organisationsformen, die nicht klassisch hierar-
  chisch strukturiert sind, ermöglichen eine offenere und kritischere Aufarbeitung
  des Prozesses wie auch des erreichten Ergebnisses. Abweichungen vom Qualitäts-
  standard werden primär fehlerhaften Prozeßabläufen zugewiesen, diese werden
  kontinuierlich gemeinsam korrigiert. Fehlerzuweisungen an einzelne Leistungser-
  bringer erfolgen nur in eindeutigen Ausnahmefällen.

Durch die Implementierung von Standards [9] werden geregelte und fehlerfreie Pro-
zeßabläufe definiert, die mit sehr viel höherer Wahrscheinlichkeit zu qualitativ besseren Ergebnissen führen können als Improvisation und kreatives Chaos.

### Standards – Charakteristika (mod. nach [9])
- Standards entsprechen dem aktuellen wissenschaftlichen Erkenntnisstand.
- Standards reflektieren den Konsensus einer Expertengruppe.
- Standards werden an pragmatischen Zielen formuliert.
- Standards orientieren sich an realistischen Zielen.
- Standards definieren ein erwartetes Verhalten.
- Standards ermöglichen die Messung der Compliance.
- Standards unterliegen einem ständigen dynamischen Prozeß der Revision und
  Neudefinition.

Algorithmen folgen formalen Regeln und bilden Entscheidungs- und Behandlungsabläufe sowie Problemlösungen durch festdefinierte Anweisungen ab.

### Algorithmen – Charakteristika
- Algorithmen repräsentieren anerkannte Standards.
- Algorithmen bilden eine einheitliche Behandlungsleitlinie.
- Algorithmen gestatten begründete Abweichungen.

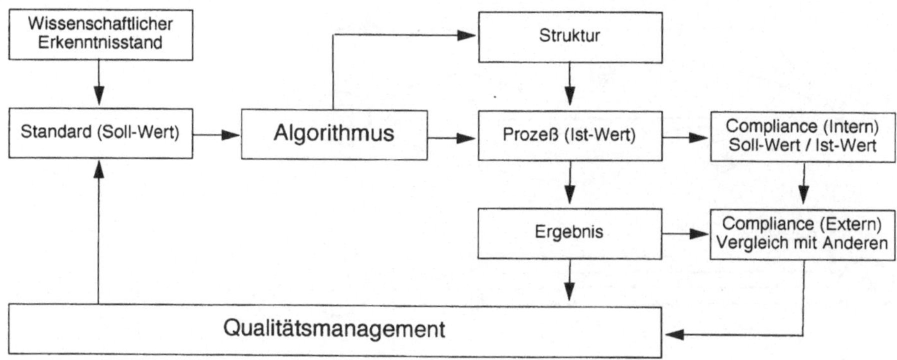


**Abb. 2.** Algorithmus – zentrale Schnittstelle (Kanz et al. [7])

- Algorithmen zerlegen komplexe Probleme in Einzelschritte.
- Algorithmen zeigen einen strukturierten Lösungsweg auf.
- Algorithmen vermitteln trotz Zeitdruck Sicherheit.
- Algorithmen machen Behandlungsabläufe transparent.
- Algorithmen ermöglichen eine systematische Fehlersuche.

Die Darstellung des Entscheidungsablaufs erfolgt hierbei durch Flußdiagramme, die durch eindeutig definierte Ja/Nein-Kriterien der binären Logik folgen. Die systematische Anordnung der Entscheidungsknoten geschieht prioritätenorientiert und legt dadurch den Zeitpunkt und Ablauf der jeweiligen Einzelprozesse in einer logischen Abfolge fest [7].

Hochkomplexe Behandlungskonzepte wie die Polytraumaversorgung können durch klinische Algorithmen in einen übersichtlichen, logisch koordinierten und systematischen Gesamtprozeß umgesetzt werden [8, 10]. Beispielhaft ist ein Algorithmus für die präklinische Frühintubation bei Polytrauma dargestellt (Abb. 2 u. 3). Die Anwendung von Algorithmen ermöglicht eine systematische Fehlersuche bei quali-

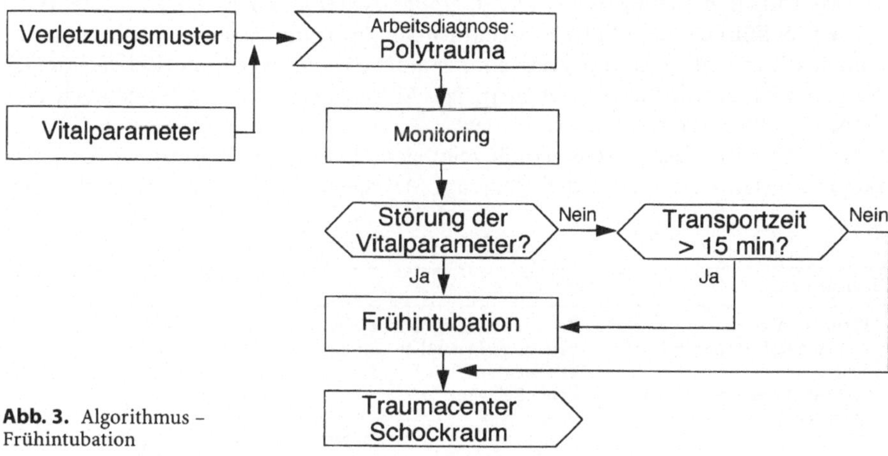


**Abb. 3.** Algorithmus – Frühintubation

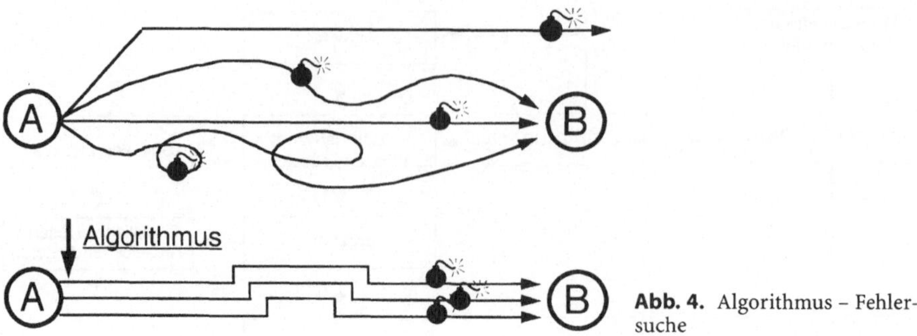



**Abb. 4.** Algorithmus – Fehlersuche

tätssichernden Maßnahmen. Systemimmanente, immer wieder auftretende Fehler und Probleme können bei einheitlichem Vorgehen eindeutig identifiziert und korrigiert werden. Bei verschiedenen unterschiedlichen Vorgehensweisen ist dies auch wegen der größeren Anzahl von Variablen oft nicht eindeutig möglich (Abb. 4).

## Fehleranalyse

Qualitative Abweichungen von der Leitlinie werden in der Fehleranalyse zunächst hinsichtlich Vermeidbarkeit und hinsichtlich Relevanz bezüglich Letalität und Komplikationen bewertet [13] (Tabelle 1).

Im Vordergrund steht die Vermeidbarkeit von Fehlern, eine Relevanz bezüglich Letalität und Komplikationsrate ist oft nicht eindeutig zuzuordnen. Eine weitere Zuteilung hinsichtlich Diagnostik, Therapie oder Management der Versorgung bietet sich an.

Übersehene oder fehlinterpretierte Verletzungen oder unvollständige Durchführung der obligaten Diagnostik werden als Diagnostikfehler bewertet. Als Therapiefehler gelten fehlerhafte bzw. ungenügende therapeutische Maßnahmen. Mit Managementfehler werden klinisch nicht begründbare zeitliche Verzögerungen und/oder falsche Koordination diagnostischer oder therapeutischer Maßnahmen bezeichnet [11].

Die präklinische und klinische Strukturqualität für die Versorgung von Traumapatienten hinsichtlich der apparativen, personellen und organisatorischen Voraussetzungen ist allgemein vorgegeben [1, 12]. Abweichungen sind offensichtlich und können relativ einfach korrigiert werden.

Bei der Analyse der Prozeßqualität zeigt sich, daß bei der Versorgung von polytraumatisierten Patienten in der Mehrzahl Managementfehler, also Abweichungen

| Vermeidbarkeit | Relevanz |
|---|---|
| – Vermeidbarer Fehler | – Relevanz hinsichtlich Letalität |
| – Wahrscheinlich vermeidbarer Fehler | – Relevanz hinsichtlich Komplikationen |
| – Nicht vermeidbarer, schicksalhafter Fehler | – Keine Relevanz |

**Tabelle 1.** Fehleranalyse – Bewertung. (Mod. nach Shackford et al. [13])

**Tabelle 2.** Abweichungen vom gültigen Versorgungsstandard (n=64). (Ruchholtz et al. [11])

|  | n | % |
|---|---|---|
| Managementfehler | 41 | 64 |
| Therapiefehler | 15 | 23 |
| Diagnostikfehler | 8 | 3 |

vom Algorithmus im Vordergrund stehen [11] (Tabelle 2). Bei 400 prospektiv beobachteten Patienten mit stumpfem oder penetrierendem Thorax- oder Abdominaltrauma konnte nachgewiesen werden, daß Abweichungen vom vorgegebenen Algorithmus mit einer um den Faktor zehn erhöhten Letalität vergesellschaftet sind. Die Letalität betrug 61 % bei groben Abweichungen vom Algorithmus und 6 % bei korrektem Behandlungsablauf. Bei den 37 verstorbenen Patienten konnte in 57 % ein relevanter Fehler zugewiesen werden, in 38 % war der Managementfehler wahrscheinlich ursächlich für die Sterblichkeit [2] (Tabelle 3). Die Installation einer Videoaufzeichnungsanlage im Schockraum mit anschließender kontinuierlicher Fehleranalyse führte über einen dreimonatigen Untersuchungszeitraum bei Patienten mit einem ISS >20 zu einer deutlichen Reduktion der Behandlungsdauer im Schockraum um 44 % von 59 min auf 33 min [6].

Die Analyse der Ergebnisqualität erfolgt anhand von Qualitätsindikatoren, Scoringsystemen und Referenzdatenbanken. Die gezielte Identifizierung von Patienten mit nicht regelrechten Prozeßablauf wird durch „audit filters" ermöglicht (audit = Buchprüfung). Als Qualitätsindikator wird z.B. eine unvorhergesehene Operation innerhalb von 48 h nach Aufnahme im Schockraum gewertet [1]. Nach Aufarbeitung des Falls erfolgt dann die Vorstellung und Diskussion in Komplikationskonferenzen oder Qualitätszirkeln. Scoringsysteme ermöglichen eine Berechnung der Überlebenswahrscheinlichkeit und dadurch eine interne Qualitätskontrolle. Durch den Vergleich der Behandlungsergebnisse mit Referenzdatenbanken wird anhand der TRISS-Methode eine Bewertung des gesamten Systems der Polytraumaversorgung ermöglicht [3]. Polytraumapatienten werden in das Koordinatensystem entsprechend der Punktzahl des revised trauma score RTS und des „Injury Severity Score" (ISS) eingetragen (Abb. 5). Bei dem verstorbenen Patienten 1, der unterhalb des Isobar 50 eingetragen ist, besteht eine über 50 %ige Überlebenswahrscheinlichkeit. Aufgrunddessen wird dieser unvorhergesehene Todesfall einer Revision in einer Komplikationskonferenz zugeführt.

Voraussetzung für eine Analyse der Leistungserbringung mit konsekutiver Korrektur und Verbesserung des Prozeßablaufs ist eine horizontale Organisationsstruktur, die eine offene Diskussion und Bewertung im Rahmen eines „peer review" ermöglicht (peer = unter gleichwertigen). Ärztliche Teammitglieder beurteilen sich gegenseitig, jedoch nicht externe Ärzte oder Betriebswirte und Juristen ärztliche Teammitglieder.

**Tabelle 3.** Abweichungen vom Algorithmus/Letalitätsrate (n=400). (Bishop et al. [2])

|  | n | % |
|---|---|---|
| Keine Abweichung vom Algorithmus | 335 | 6 |
| Grobe Abweichung vom Algorithmus | 65 | 61 |
| Insgesamt | 400 | 16 |

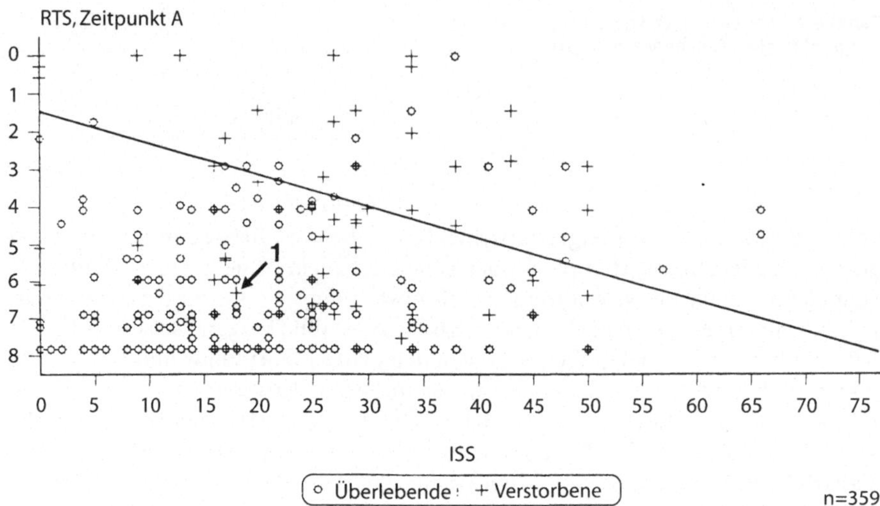


**Abb. 5.** Pre Chart (Traumaregister der Deutschen Gesellschaft für Unfallchirurgie, 1995 pers. Mitteilung)

## Zusammenfassung

Die Entwicklung von Standards und Algorithmen ermöglicht eine reproduzierbare kontinuierliche Analyse der Qualität der Leistungserbringung. Grundvoraussetzung ist allerdings eine vollständige Dokumentation sowohl der anatomischen und physiologischen Parameter wie wesentlicher Abschnitte des Prozeßablaufs. Die Festlegung von Qualitätsindikatoren, die Etablierung von Komplikationskonferenzen und Qualitätszirkeln, sowie die Einrichtung von Referenzdatenbanken gestattet es auf definierte Probleme mit konstanter Regelmäßigkeit fach- und sachgerecht zu reagieren.

Das Ziel der Maßnahmen im Rahmen des Qualitätsmanagements besteht darin, den Ablauf der Versorgung so zu organisieren, daß die Qualität der Leistungserbringung am Patienten konstant hoch, gleich und überprüfbar ist, Fehler gar nicht erst auftreten oder möglichst früh erkannt, analysiert und korrigiert werden.

## Literatur

1. American College of Surgeons Committee on Trauma (1990) Resources for optimal care of the injured patient. American College of Surgeons, Chicago, p 68
2. Bishop M, Shoemaker WC, Avakian S, James E, Jackson G, Willams D, Meade P (1991) Evaluation of a comprehensive algorithm for blunt and penetrating thoracic and abdominal trauma. Am Surg 57: 737–746
3. Champion H, Copes W, Sacco W (1988) Advances in trauma. Year Book Medical Publishers, Chicago, pp 241–262
4. Donabedian A (1978) The quality of medical care. Science 200: 856–864
5. Donabedian A (1988) The quality of care. JAMA 260: 1743–1748
6. Hoyt D, Shackford S, Fridland PH, Mackersie R, Hansbrough J, Wachtel T, Fortune J (1988) Videorecording trauma resuscitations: an effective teaching technique. J of Trauma 28: 435–440
7. Kanz K-G, Eitel F, Waldner H, Schweiberer L (1994) Entwicklung von klinischen Algorithmen für die Qualitätssicherung in der Polytraumaversorgung. Unfallchirurg 97: 303–307

8. Kanz K-G, Deiler S, Nast-Kolb D, Schweiberer L (1996) Standardisiertes Behandlungskonzept für die präklinische Polytraumaversorgung. Notfallmedizin (im Druck)
9. Moecke H (1992) Qualitätsicherung: Wie und warum. Intensivmedizin 29: 450–455
10. Nast-Kold D, Waydhas C, Kanz K-G, Schweiberer L (1994) Algorithmus für das Schockraummana-gement beim Polytrauma. Unfallchirurg 97: 297–302
11. Ruchholtz S, Nast-Kolb D, Waydhas C, Betz P, Schweiberer L (1994) Frühletalität beim Polytrauma Eine kritische Analyse vermeidbarer Fehler. Unfallchirurg 97: 285–291
12. Schweiberer L, Nast-Kolb D, Duswald K-H, Waydhas C, Müller K (1987) Das Polytrauma – Behand lung nach dem diagnostischen und therapeutischen Stufenplan. Unfallchirurg 90: 529–538
13. Shackford S, Hollingsworth-Fridlund P, Mcardle M, Eastman A (1987) Assuring quality in a traum system – the medical audit committee: composition, costs, and results. J Trauma 27: 866–875

# Teil II.  Möglichkeiten der Mediatormodulierung

# Mediatoren der akuten Entzündung und Proteinaseinhibitortherapie bei Polytrauma

M. Jochum

Abteilung für Klinische Chemie und Klinische Biochemie, Chirurgische Klinik Innenstadt der LMU München, Nußbaumstr. 20, D-80336 München

## Proteolyse-assoziierte Pathomechanismen der akuten Entzündung

Entzündliche Stimuli wie invasive Mikroben, Endotoxine und Gewebezerstörungen nach Trauma führen zur Aktivierung der humoralen und zellulären Abwehrsysteme des Organismus. Die Relationen der Stimulatoren, Mediatoren, Effektoren und Inhibitoren zueinander bestimmen schließlich, ob es zu reparativen Heilungsprozessen oder zur Perpetuierung der Entzündung kommt. Aus der ungeheuren Vielzahl von Entzündungsfaktoren, die heutzutage diskutiert werden, spielen insbesondere die Proteinasen aus den humoralen Systemen Gerinnung, Fibrinolyse, Komplement und Kallikrein/Kinin-System eine wesentliche Rolle bei der Perpetuierung der Entzündung zusammen mit Proteinasen, die aus zellulären Systemen freigesetzt werden (Jochum et al. 1994). Kaskadenproteinasen, wie z. B. Plasmakallikrein, Thrombin und Plasmin induzieren die Bildung weiterer entzündungsmediierender Peptide und Proteine wie Bradykinin, Fibrinmonomere, C3a und C5a, Fibrinogen- und Fibronektinspaltprodukte sowie Proteinaseinhibitorkomplexe. Diese Substanzen haben sich als potente Stimulatoren der primären Entzündungszellen PMN Granulozyten und Monozyten bzw. Makrophagen erwiesen (Abb. 1). Derart akti-

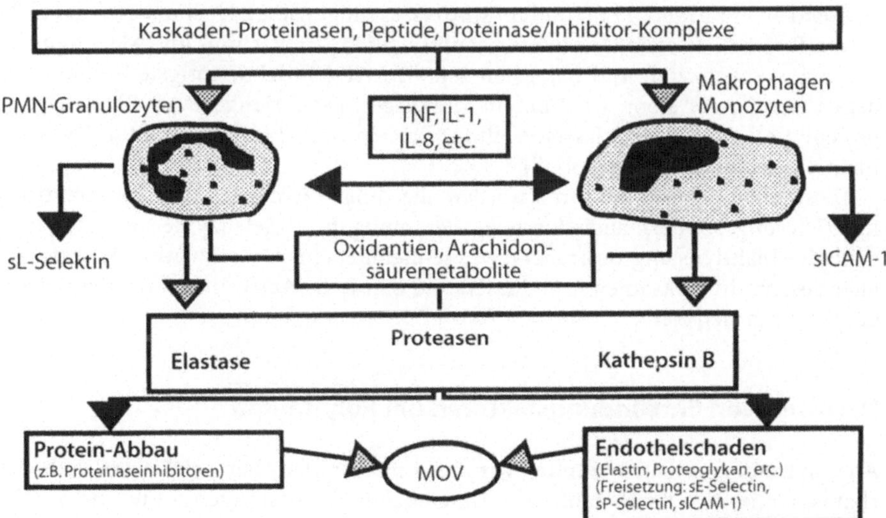


**Abb. 1.** Interaktion proteolyseassoziierter humoraler und zellulärer Entzündungsparameter bei der Manifestierung eines MOV

Hefte zu „Der Unfallchirurg", Heft 253
Nast-Kolb/Waydhas/Schweiberer (Hrsg.),
Posttraumatisches Multiorganversagen
© Springer-Verlag Berlin Heidelberg 1996

vierte Zellen setzen dann eine Reihe von pleiotrop wirksamen Zytokinen frei, die ihrerseits in einer autokrinen bzw. parakrinen Weise eine weitere Stimulierung der primären Entzündungszellen hervorrufen (Cerami 1992). Hierbei werden proteolytische Mechanismen initiiert, die die Abspaltung von zellgebundenen Adhäsionsmolekülen in die Zirkulation verursachen, wie dies der Fall ist für das L-Selektin aus den PMN-Granulozyten oder das ICAM-1 aus den Monozyten bzw. Makrophagen und Endothelzellen. Das E-Selektin, früher ELAM genannt, und das P-Selektin werden ebenfalls von Endothelzellen abgespalten. Inwieweit lösliche Adhäsionsmoleküle *in vivo* entzündungspotenzierende Aktivität besitzen (chemotaktische Wirkung, Blockierung von Neutrophilenfunktionen, Konkurrenz mit korrespondierenden, zellgebundenen Molekülen bei der Zell-Zell-Adhäsion) ist derzeit noch nicht geklärt (Gearing u. Newman 1993).

Neben der Freisetzung der Adhäsionsmoleküle kommt es dann auch zur Sekretion von Oxidantien, Arachidonsäuremolekülen und insbesondere von Proteinasen (Jochum et al. 1994). Als eine für die Aufrechterhaltung eines Entzündungsprozesses besonders wichtige Proteinase aus den PMN-Granulozyten hat sich die Serinproteinase Elastase erwiesen. Dies ist ein im neutralen pH-Bereich wirksames Enzym, das praktisch alle löslichen und strukturgebundenen Proteine abbauen kann, solange es nicht durch seinen Hauptantagonisten $\alpha_1$-Proteinaseinhibitor inhibiert wird. Aus den Monozyten bzw. Makrophagen wird v. a. das Cathepsin B, eine Thiolproteinase sezerniert, die in der Zirkulation keine potenten Inhibitoren besitzt. Verstärkt durch die Wirkung von Oxidantien kommt es insbesondere in unmittelbarer Umgebung der aktivierten Phagozyten zum proteolytischen Abbau von vitalen Proteinen sowie zum Endothelschaden als entscheidende Voraussetzungen für das Auftreten eines multiplen Organversagens.

Im Hinblick auf proteolyseinduzierte Pathomechanismen sei an dieser Stelle v. a. auf die eminente Bedeutung der Depletierung der regulativen Proteinaseinhibitoren während eines schweren Entzündungsprozesses hingewiesen (Jochum et al. 1994). So wird z. B. der $\alpha_1$-Proteinaseinhibitor hauptsächlich durch Thiol- und Metalloproteinasen aus Phagozyten und Bakterien zerstört. AT III, der wichtigste Inhibitor aus dem Gerinnungssystem, wird bereits durch geringste Mengen von PMN-Elastase proteolytisch inaktiviert; dasselbe gilt für Protein C, $\alpha_2$-Plasmininhibitor, PAI-1, C1-Inaktivator und $\alpha_2$-Makroglobulin.

Diese regulativen Inhibitoren werden allerdings nicht nur durch proteolytische Inaktivierung, sondern auch durch die Hemmung ihrer Zielenzyme sowie durch die oxidative Inaktivierung verbraucht, was schließlich eine Dysregulation der extrazellulär destruktiv wirksamen Proteinasen und damit die Auslösung von Organschädigungen nach sich zieht.

## Nachweis von Entzündungsfaktoren bei Polytrauma

An Polytraumapatienten konnten wir das Auftreten der oben skizzierten Pathomechanismen *in vivo* durch zahlreiche Untersuchungen bestätigen. In unsere Studien aufgenommen wurden traumatisierte Patienten, die einen ISS über 29 Punkte aufwiesen und somit entsprechend schwere Verletzungen des Thorax, Abdomens und des Bewegungsapparats erlitten hatten (Nast-Kolb et al. 1992; Waydhas et al. 1992).

Retrospektiv konnten diese Patienten in 3 Gruppen eingeteilt werden und zwar in Gruppen mit letalem, mit reversiblem bzw. ohne Organversagen. Die ersten Blutproben zur Bestimmung der diversen Entzündungsparameter wurden 1–2 h nach Unfall, im weiteren Verlauf bis zum 3. posttraumatischen Tag 6stündlich und anschließend bis zum 14. Tag einmal täglich entnommen. Die Messungen von PMN-Elastase im Komplex mit $\alpha_1$-Proteinaseinhibitor, Thrombin- bzw. Antithrombin-III-Komplex (TAT), Prothrombinfragment 1+2, Interleukin 6 und 8, TNF, sowie die der löslichen Adhäsionsmoleküle ICAM-1, E-Selektin, L-Selektin und des Thrombomodulins erfolgten mittels kommerzieller ELISA. Cathepsin B und die Antithrombin-III-Hemmaktivität wurden mit Hilfe chromogener Substrate quantifiziert.

Wie aus Abb. 2 zu ersehen ist, hatten Patienten ohne späteres Organversagen bereits zum ersten Meßzeitpunkt, d.h. ca. 1–2 h nach Unfall, deutlich niedrigere Werte von Cathepsin B, der aus Monozyten bzw. Makrophagen freigesetzten Thiolproteinase, in der Zirkulation, als solche, die im späteren Verlauf ein Organversagen entwickelt haben. Interessanterweise war in den 3 Gruppen ein Unterschied ab dem 4. Tag im Verlauf des Cathepsin B nicht mehr nachweisbar. Das mag wohl mit der

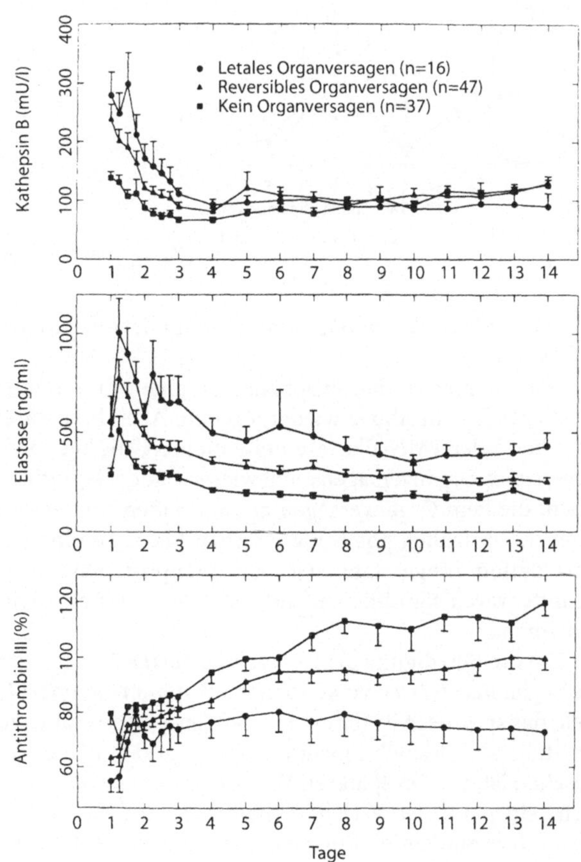



**Abb. 2.** Plasmaspiegel (Mittelwert ±SEM) von Cathepsin B, PMN-Elastase und Antithrombin III in Polytraumapatienten mit letalem oder reversiblem bzw. ohne Organversagen

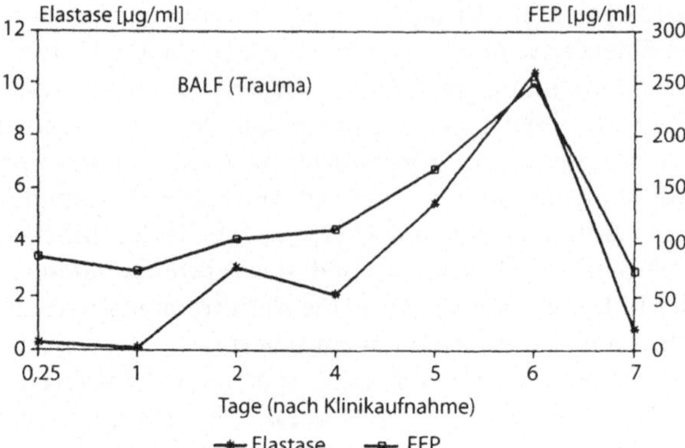



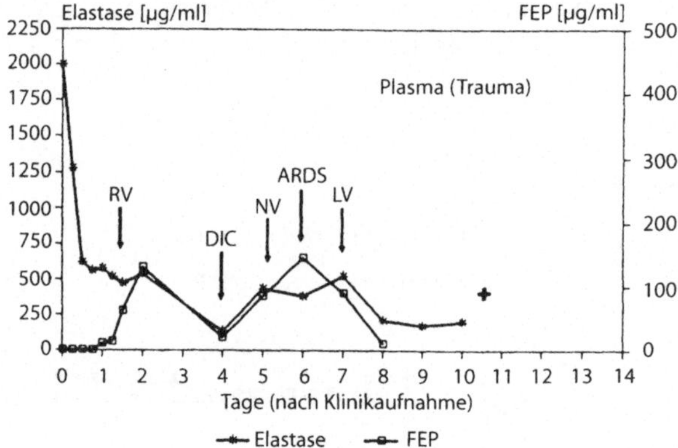



**Abb. 3.** PMN-Elastase und FEP im Plasma bzw. in der bronchoalveolären Lavageflüssigkeit (BALF) eines polytraumatisierten Patienten mit letalem MOV

Refraktärphase der bereits einmal stimulierten Monozyten bzw. Makrophagen zu tun haben.

Die entsprechenden gruppenabhängigen Freisetzungsmuster der PMN-Elastase sind ebenfalls in Abb. 2 wiedergegeben. Auch hier waren zum ersten Meßzeitpunkt die Werte der PMN-Elastase bei Patienten, die im späteren Verlauf ein letales oder reversibles Organversagen aufgewiesen haben, signifikant höher im Vergleich zu solchen, die kein Organversagen gezeigt haben. Im Gegensatz zu Cathepsin B kam es aber in der frühen posttraumatischen Phase zu einer weiteren Erhöhung der in die Zirkulation freigesetzten Granulozytenproteinase. Ab der 12. posttraumatischen Stunde waren signifikante Unterschiede zwischen allen 3 Patientengruppen zu verzeichnen.

Um die Beteiligung proteolyseinduzierter Prozesse am posttraumatischen Organversagen nachweisen zu können, hat Gippner-Steppert (1991) ein Testsystem entwickelt, das spezifisch ist für ein Fibrinogenspaltprodukt, welches speziell durch Elastase entsteht und deshalb Fibrinoelastasepeptid (FEP) genannt wird. Wie aus Abb. 3 zu ersehen ist, war im späteren Verlauf eines posttraumatischen multiplen Organversagens ein paralleles Verhalten zwischen Elastase und dem FEP offensichtlich. Eine besonders eindeutige Korrelation zwischen der Freisetzung der PMN-Elastase und dem Auftreten des durch sie induzierten FEP zeigte sich im alveolaren Bereich, d.h. in der bronchoalveolären Lavageflüssigkeit (BALF) von Traumapatienten (Abb. 3). Diese Flüssigkeiten wurden uns freundlicherweise von Hr. Dr. Obertacke aus der Chirurgischen Klinik der Universität Essen zur Verfügung gestellt.

Auffälligerweise wurden bei Patienten, die im späteren posttraumatischen Verlauf ein multiples Organversagen entwickelt haben, bereits zum ersten Meßzeitpunkt nach Trauma deutlich niedrigere Hemmaktivitäten von Antithrombin III gemessen als bei Patienten, bei denen kein Organversagen auftrat. Da kurz nach Aufnahme in die Klinik alle Patienten ähnlich hohe Mengen an Blut- bzw. Plasmakonserven bekommen haben, war jedoch dann der primäre Unterschied in der AT-III-Hemmaktivität zwischen dem 1. und 3. posttraumatischen Tag nicht mehr feststellbar. Ab dem 4. Tag unterschieden sich alle 3 Patientengruppen hinsichtlich ihrer Antithrombin-III-Hemmaktivität im Plasma hoch signifikant (Abb. 2).

Daß der Verbrauch an Antithrombin III nicht nur durch Blutverlust, sondern tatsächlich durch eine Aktivierung des Gerinnungssystems zustande kam, bestätigt Abb. 4. Hier sind die Thrombin- bzw. Antithrombin-III-Komplex-Werte (TAT) dargestellt, die v.a. bei letalem Organversagen, also bei solchen Patienten, die besonders niedrige AT-III-Werte aufwiesen, besonders hoch waren. Die Abb. 4 läßt zudem ein

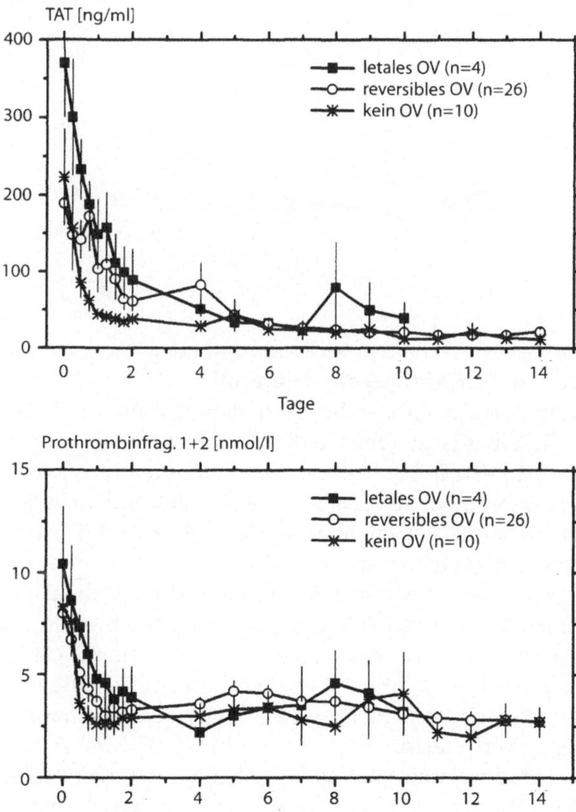


**Abb. 4.** Plasmaspiegel (Mittelwert ±SEM) von Thrombin- bzw. Antithrombin-III-Komplex (TAT) bzw. Prothrombinfragment 1+2 in Polytraumapatienten mit letalem oder reversiblem bzw. ohne Organversagen

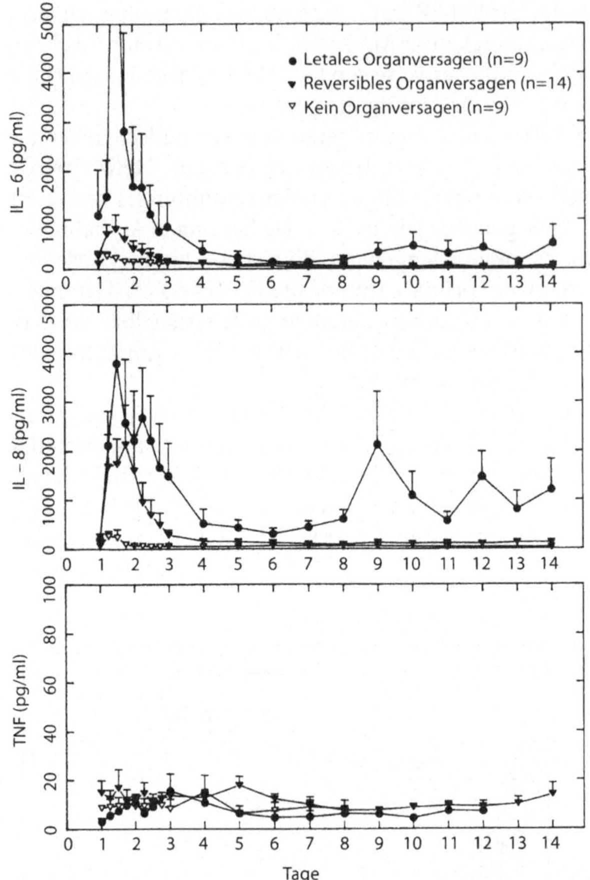



**Abb. 5.** Plasmaspiegel (Mittelwert ±SEM) von IL-6, IL-8 und TNF in Polytraumapatienten mit letalem oder reversiblem bzw. ohne Organversagen

identisches Verhalten des Prothrombinfragments 1+2 erkennen, welches bei der proteolytischen Aktivierung von Prothrombin zu Thrombin entsteht. Thrombin wird dann durch Antithrombin III in den inaktiven TAT-Komplex umgewandelt.

In Abb. 5 ist zu sehen, daß Patienten ohne Organversagen nur eine geringe Freisetzung an den inflammatorischen Zytokinen Interleukin 6 und Interleukin 8 aufwiesen, während in den ersten 2 Tagen, insbesondere in der Zeit zwischen der 6. und 12. h nach Trauma, extrem hohe Werte für IL-6 und IL-8 bei Patienten mit letalem Organversagen gemessen werden konnten. Bei Patienten mit reversiblem Organversagen lagen diese Zytokinkonzentrationen deutlich niedriger. Trotz der Tatsache, daß die Patienten mit reversiblem Organversagen schwer krank waren, zeigte sich im späteren posttraumatischen Verlauf – ähnlich wie für Cathepsin B – keine Erhöhung für IL-6 und IL-8, während diese Zytokine bei Patienten mit letalem Organversagen wieder angestiegen sind. Dieses letale Organversagen war meist mit dem Auftreten einer Sepsis verbunden.

Paradoxerweise konnte aber bei keinem der Patienten eine deutliche Erhöhung des TNF über den Normwert nachgewiesen werden (Abb. 5). Das mag möglicherweise daran liegen, daß der lösliche TNF-Rezeptorgehalt sehr hoch und damit TNF mit unserem Test nicht mehr erfaßbar war. Es könnte aber auch daran liegen, daß TNF bei Polytrauma erst gar nicht vermehrt gebildet wird, und daß die Auslösung der IL-6- und IL-8-Synthese bei diesen Patienten über nicht TNF-assoziierte Mechanismen läuft, wie z. B. über die Induktion durch Thrombin- bzw. Antithrombin-III-Komplexe oder Elastase-$\alpha_1$-Proteinaseinhibitorkomplexe. Vergleichbare Ergebnisse haben auch Waage u. Aasen (1992) erzielt, woraus der Schluß gezogen werden kann, daß bakterielles Endotoxin als das bisher bekannteste Stimulans für die TNF-Freisetzung im systemischen septiformen Geschehen nach Trauma kaum eine relevante entzündungsvermittelnde Stellung einnimmt.

Der Nachweis der löslichen Adhäsionsmoleküle hat gezeigt, daß etwa ab dem 3./4. Tag das lösliche ICAM-1 bei Patienten mit letalem Organversagen besonders hoch ansteigt (Abb. 6). Entsprechende Konzentrationen haben in *In-vitro*-Untersuchungen deutliche Störungen der Zell-Zell-Adhäsion hervorgerufen (Gearing u. Newman 1993). Bei Patienten mit reversiblem Organversagen lagen die Werte ebenfalls noch deutlich über der Norm, während sich die Plasmaspiegel von löslichem ICAM-1 bei Patienten ohne Organversagen nur im oberen Normbereich befanden.

Überraschenderweise war die Plasmakonzentration des löslichen L-Selektins als Maß für die Aktivierung der Granulozyten auffällig niedriger bei Patienten mit leta-

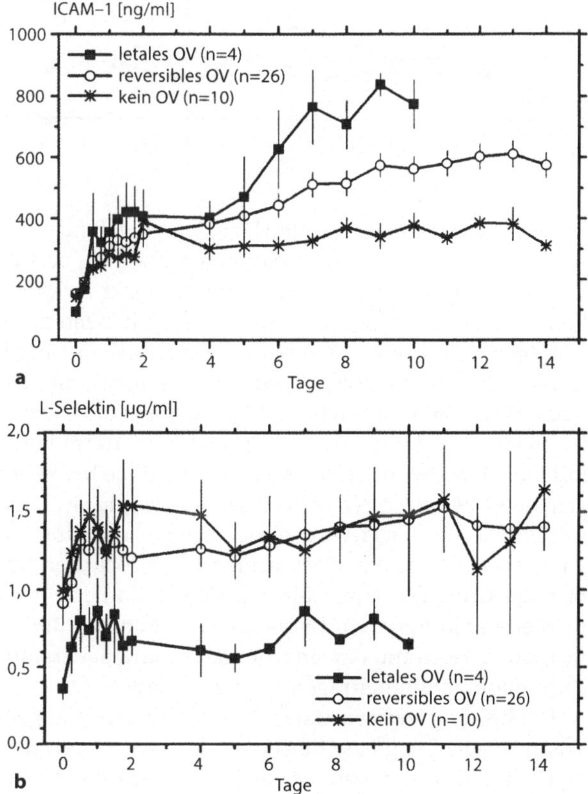


**Abb. 6.** Plasmaspiegel (Mittelwert ±SEM) von löslichem ICAM-1, L-Selektin, E-Selektin und Thrombomodulin in Polytraumapatienten mit letalem oder reversiblem bzw. ohne Organversagen (Abb. 6c, d s. S. 84)

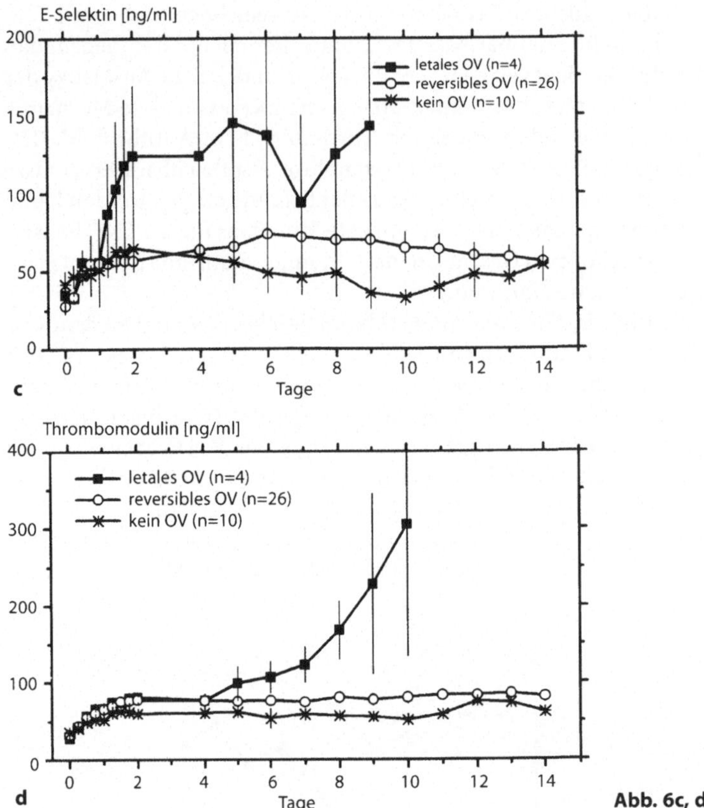

**Abb. 6c, d**

lem Organversagen im Vergleich zu denjenigen mit reversiblem oder keinem Organ-
schaden (Abb. 6). Eigentlich hatten wir erwartet, daß auch das L-Selektin bei Patienten mit letalem Organversagen am stärksten erhöht wäre, korrelierend mit sehr
hohen Elastasekonzentrationen in dieser Patientengruppe. Eine Erklärung für die
vorliegende Diskrepanz fanden wir schließlich in einer Veröffentlichung einer amerikanischen Arbeitsgruppe (Donnelly et al. 1994), die zeigen konnte, daß bei schweren
Organversagen das lösliche Adhäsionsmolekül L-Selektin an aktivierte Endothelzellen bindet und damit aus der Zirkulation entfernt wird. In Abb. 6 ist am Verlauf des
löslichen E-Selektins zu sehen, daß tatsächlich bei Patienten mit letalem Organversagen die Aktivierung der Endothelzellen deutlich höher als bei den übrigen Traumatisierten war. Bestätigt wird diese vermehrte Endothelzellaktivierung bzw. -schädi-
gung auch durch die Plasmaspiegel des löslichen Thrombomodulins, eines Bin-
dungsproteins für Thrombin auf den Endothelzellen (Abb. 6). In *In-vitro*-Experi-
menten mit kultivierten Endothelzellen konnte kürzlich nachgewiesen werden, daß
insbesondere Granulozytenproteinasen und Sauerstoffradikale zur Abspaltung von
Thrombomodulin beitragen (Abe et al. 1994).

Die bisher gezeigten Daten lassen sich somit folgendermaßen zusammenfassen:
Traumatische Ereignisse führen zu einer schweregradabhängigen Aktivierung prote-
olytischer Kaskadensysteme ebenso wie zur Freisetzung von Proteinasen aus Entzün-

dungszellen. Hierbei kommt es zur Zerstörung von Proteinaseninhibitoren, wie z. B. des AT III, und zur proteolytischen Inaktivierung vitaler Proteine, wie etwa des Fibrinogens. Darüber hinaus werden entzündungsverstärkende Zytokine (u.a. IL-6, IL-8) freigesetzt und zellgebundene Adhäsionsmoleküle proteolytisch abgespalten. Letzteres trägt möglicherweise auch *in vivo* wesentlich zur Störung der normalen Zelladhäsion bei. Diese proteolyseassoziierten pathobiochemischen Reaktionen bedingen schließlich die Manifestation nachhaltiger Organschäden.

Konsequenterweise sollte daher die Applikation von Proteinaseinhibitoren zu einer zumindest partiellen Verbesserung des Entzündungsgeschehens führen (Fritz et al. 1992). Da aber weder Elastase- noch Cathepsin-B-Inhibitoren in ausreichender Menge zur klinischen Anwendung zur Verfügung stehen, bietet sich gegenwärtig nur die Gabe von Antithrombin III zur Hemmung von Thrombin als allgemein realisierbare Proteinaseinhibitortherapie an.

## Antithrombin III-Therapie bei Polytrauma

Wie kann Antithrombin III als Thrombinhemmstoff nun generell das Entzündungsgeschehen beeinflussen? Um dies zu verstehen, muß man sich noch einmal vergegenwärtigen, daß Thrombin ein wesentlicher Stimulator für die Freisetzung von zahlreichen Entzündungsmediatoren ist, insbesondere wenn das Enzym über Thrombomodulin oder andere Thrombinrezeptoren an Endothelzellen gebunden vorliegt. Dadurch wird u.a. die Freisetzung von PAF (plättchenaktivierender Faktor), und den Zytokinen IL-8 und IL-6 sowie das Shedding der Endothelzellenadhäsionsmoleküle ICAM-1 und E-Selektin induziert. Diese Faktoren sind potente Stimulatoren für PMN-Zellen und führen damit zur extrazellulären Sekretion der Elastase und zur Sauerstoffradikalenbildung. Sollte es daher gelingen, die Thrombinwirkung auf Endothelzellen zu hemmen, könnte ggf. die Freisetzung der Entzündungsmediatoren aus Endothelzellen und der destruktiven Effektoren (Proteinasen, Sauerstoffradikale) aus Phagozyten und damit das Auftreten schwerer Organschädigungen reduziert werden.

Eine weitere Einflußnahme von Antithrombin III auf den Entzündungsprozeß wird von einer japanischen Arbeitsgruppe diskutiert (Okajima et al. 1995). Antithrombin III kann, sofern es nicht mit Heparin assoziiert ist, über die Bindung an Glykosaminoglykane auf Endothelzellen die vermehrte Bildung des Prostaglandin $I_2$ ($PGI_2$) induzieren. $PGI_2$ kann seinerseits deutlich die Zytokin- und Proteinaseausschüttung sowie die Radikalenbildung der Neutrophilen unterdrücken. Um diesen Prozeß zu bewerkstelligen, also die Bindung von Antithrombin III an die Glykosaminoglykane zu ermöglichen, muß nicht an Heparin gebundenes Antithrombin III in ausreichend hohen Mengen vorhanden sein.

Unter der Vorgabe, daß polytraumatisierte Patienten niedrig dosiert heparinisiert werden, ist es daher leicht einzusehen, daß eine Hemmaktivität von ca. 80–100 % der Norm zwar für eine Regulierung der Gerinnungsstörungen hinreicht, eine Unterdrückung der Freisetzung von Entzündungsmediatoren über die vorher angeführten Mechanismen jedoch kaum mit dieser Konzentration zu erzielen sein dürfte.

Deshalb wollten wir in einer weiteren Studie prüfen, ob es möglich ist, durch eine hochdosierte Applikation von AT III das Organversagen und die Freisetzung von Entzündungsmediatoren bei traumatisierten Patienten zu reduzieren.

|  | AT III (n=10) | Kontrolle (n=11) |
| --- | --- | --- |
| Alter [Jahre] | 37,3 (20/64) | 36,2 (23/52) |
| ISS | 42,5 (29/75) | 40,6 (29/66) |
| syst. Blutd. [mmHg] | 113 (75/180) | 106 (70/140) |
| Glasgow-Coma-Scale | 10,2 (3/15) | 9,4 (3/15) |
| Lungenkontusion | 8 von 10 | 9 von 11 |
| Intubation | 8 von 10 | 6 von 11 |
| Therapiebeginn [min] | 248 (130/360) | 205 (85/405) |
| Präklinische Infusion [l] | 2,0 (0,5/0,5) | 2,2 (1,0/4,0) |

**Tabelle 1.** Demographische und klinische Eingangsdaten von Polytraumapatienten mit und ohne Antithrombin-III-Therapie

Die Untersuchung wurde als prospektive, placebokontrollierte, randomisierte Studie an 40 Patienten konzipiert. Die Zeitspanne zwischen Unfallgeschehen und Therapiebeginn sollte nicht mehr als 6 h betragen. Ein wesentliches Einschlußkriterium war wiederum ein ISS über 29 Punkten. Da die Studie erst kürzlich abgeschlossen wurde und somit noch keine Gesamtauswertung vorliegt, kann an dieser Stelle nur die Interimsanalyse der ersten 10 Verum- bzw. 11 Kontrollpatienten dargestellt werden. Die in Tabelle 1 wiedergegebenen demographischen und klinischen Daten zeigen, daß sich beide Patientengruppen nicht wesentlich hinsichtlich ihrer Eingangskonstellationen unterschieden haben.

Bei der Applikation von Antithrombin III muß man bedenken, daß der Hemmstoff bei DIC und unter Schockbedingungen sehr rasch aus der Zirkulation eliminiert bzw. massiv verbraucht wird, so daß man Antithrombin III sehr häufig messen und ggf. nachsubstituieren muß (Blauhut et al. 1995). Aufgrund von Pilotuntersuchungen kamen wir zu dem Entschluß, daß mindestens 140 % der Plasmanorm erreicht werden müssen, um einen positiven therapeutischen Effekt auf das posttraumatische Entzündungsgeschehen erwarten zu können. Hierfür haben wir ein Dosierungsschema angewendet, das bereits vor einigen Jahren von der Arbeitsgruppe Blauhut u. Vinazzer publiziert worden ist (Blauhut et al. 1985). Dementsprechend wird für die Berechnung der zu applizierenden AT-III-Menge zunächst die Thrombinhemmkapazität des Inhibitors im Plasma bestimmt und in % der Norm angegeben. Dieser Wert wird von der angestrebten Konzentration (in unserem Falle 140 %) abgezogen und die Differenz mit dem Körpergewicht (in kg) des Patienten multipliziert. Daraus ergibt sich die Menge an Antithrombin-III-Konzentrat, die als erste Bolusinjektion verabreicht werden muß. Beispielsweise errechnen sich somit für einen Patienten mit 70 kg und 70 % AT-III-Aktivität in der Zirkulation 4900 Einheiten um den AT-III-Spiegel auf 140 % anzuheben. Um der kurzen Halbwertszeit unter Schockbedingungen nach Polytrauma Rechnung zu tragen, haben wir die Thrombinhemmkapazität im Plasma der Patienten alle 6 h gemessen und ggf. AT III nachsubstituiert. Auf diese Weise wurden im Mittel etwa 21 000 Einheiten pro Patient über ca. 4 Tage infundiert. Die Abb. 7 zeigt, daß wir mit unserem Dosierungsschema über die ersten 3 posttraumatischen Tage einen AT-III-Plasmaspiegel von ca. 140 % erreicht haben. Nach Beendigung der Inhibitorapplikation trat ein langsamer Abfall auf Normwerte ein, ab dem 6. Tag waren die Thrombinhemmkapazitäten in der Verum- und Kontrollgruppe wieder angeglichen.

Durch diese Inhibitortherapie konnte die Leberfunktion, dargestellt in Form des Bilirubins, auffällig verbessert werden (Abb. 8). Dagegen war kein Einfluß auf die

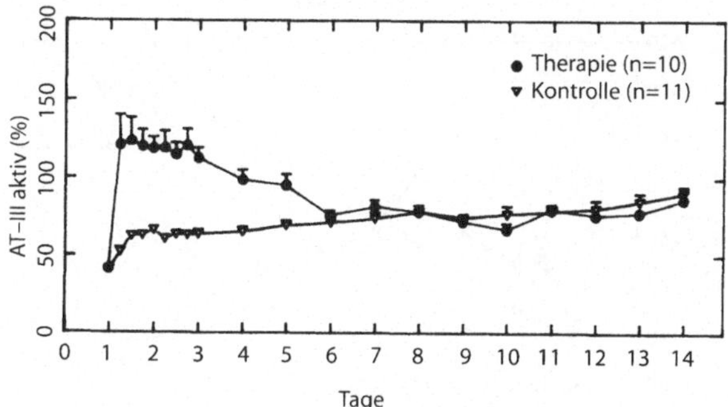

**Abb. 7.** Plasmaspiegel (Mittelwert ±SEM) der AT-III-Hemmaktivität bei Polytraumapatienten mit und ohne AT-III-Therapie

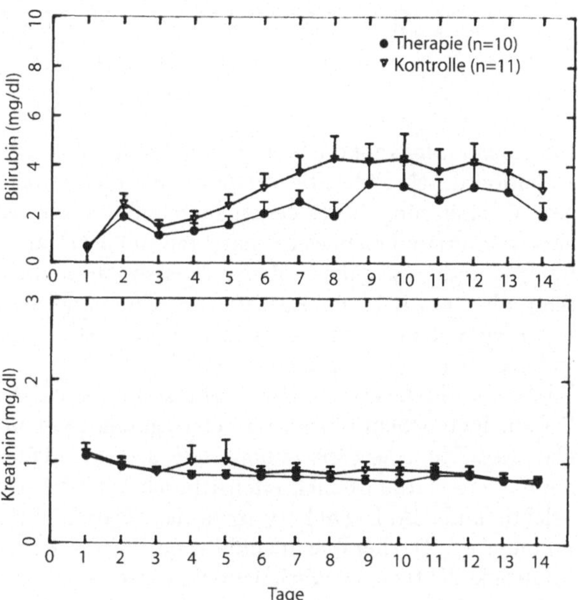

**Abb. 8.** Serumspiegel (Mittelwert ±SEM) von Bilirubin und Kreatinin bei Polytraumapatienten mit und ohne AT-III-Therapie

Nierenfunktion zu erkennen (Abb. 8). Ab dem 6. bzw. 7. posttraumatischen Tag wurde jedoch ein deutlicher Effekt auf den Lungenfunktionsparameter $pO_2/FiO_2$ ersichtlich (Abb. 9). Dieser positive Einfluß auf die Lungenfunktion zeigte sich auch daran, daß ab dem 10. Tag nur noch 4 Verum-, jedoch 7 Kontrollpatienten künstlich beatmet werden mußten. Dadurch ergab sich bei den AT-III-therapierten Patienten eine Reduktion der mittleren Beatmungsdauer von ca. 32 Tagen auf 11 Tage sowie der Aufenthaltsdauer auf der Intensivstation von ca. 37 Tagen auf 13 Tage. Eine Verbesserung der Letalität war in diesem kleinen Patientenkollektiv allerdings nicht zu erkennen. Im Gegenteil, in der AT-III-Gruppe waren 3 Patienten gestorben, wohingegen in der Kontrollgruppe nur 1 Todesfall zu verzeichnen war. Diese Anzahl von Verstorbenen hat sich im übrigen im Gesamtkollektiv von 40 Patienten nicht mehr verändert.

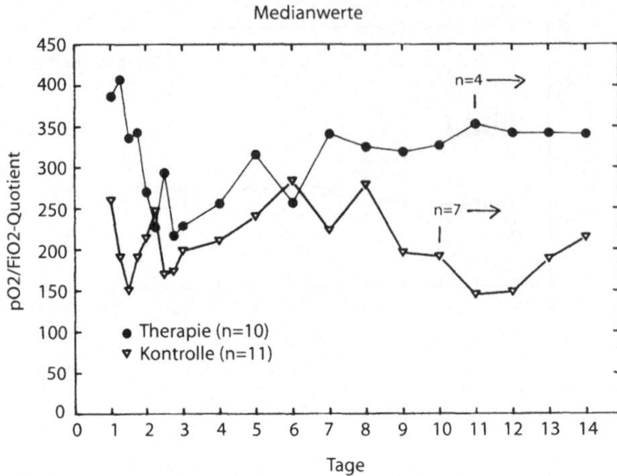


**Abb. 9.** Verlauf des $pO_2/FiO_2$-Quotienten (Median) bei Polytraumapatienten mit und ohne AT-III-Therapie

Um einen Einfluß auf die Verkürzung der Beatmungs- und Liegedauer auf der Intensivstation durch frühzeitig verstorbene Patienten ebenso auszuschließen wie evtl. eine Verlängerung dieser Zeiten aufgrund von schweren Hirnverletzungen (Apallikersyndrom) und nicht wegen eines multiplen Organversagens, haben wir auch Beatmungs- und Liegedauer auf der Intensivstation nur für die überlebenden, nicht schwer hirngeschädigten Patienten berechnet und ebenfalls eine deutliche Reduktion von 23 auf 12 bzw. von 29 auf 15 Tage in der AT-III-Gruppe (n=7) gegenüber der Kontrollgruppe (n=9) festgestellt.

Diese klinisch verifizierbare Verbesserung durch die AT-III-Gabe hat sich auch im Verlauf der biochemischen Parametern gezeigt. So konnten wir in der Frühphase eine klare Reduktion der Freisetzung von IL-8, IL-6 und Elastase nachweisen (Abb. 10). Ab dem 4. Tag wurde es auch offensichtlich, daß die löslichen Adhäsionsmoleküle E-Selektin und ICAM-1 (Abb. 11) sowie das Thrombinbindungsprotein Thrombomodulin unter AT-III-Therapie in auffällig geringeren Konzentrationen im Vergleich zum Kontrollkollektiv in der Zirkulation auftraten.

Unsere Interimsanalyse läßt sich damit folgendermaßen zusammenfassen:

- Unter der supranormalen Gabe von AT III traten keine Blutungs- oder andere therapiebedingte Komplikationen bei unseren Patienten auf.
- Eine Reduktion von Organversagen war vor allem im Hinblick auf die Lungenfunktion offensichtlich.
- Proteolyseassoziierte Entzündungsmediatoren waren deutlich vermindert.
- Die AT-III-Substitution sollte möglichst frühzeitig und hochdosiert erfolgen, wobei die Dosierung an aktuell gemessene AT-III-Plasmaspiegel angepaßt werden sollte.

Nachdem wir AT III nicht nur bei Polytraumapatienten in der Chirurgischen Universitätsklinik Innenstadt (München) sondern auch in einer ähnlichen Studie bei Prof. Schmitt-Neuerburg und Dr. Obertacke in der Chirurgischen Universitätsklinik Essen und darüber hinaus noch bei Sepsispatienten in Zusammenarbeit mit Prof. Inthorn, Chirurgische Universitätsklinik Großhadern (München), angewendet haben, muß-

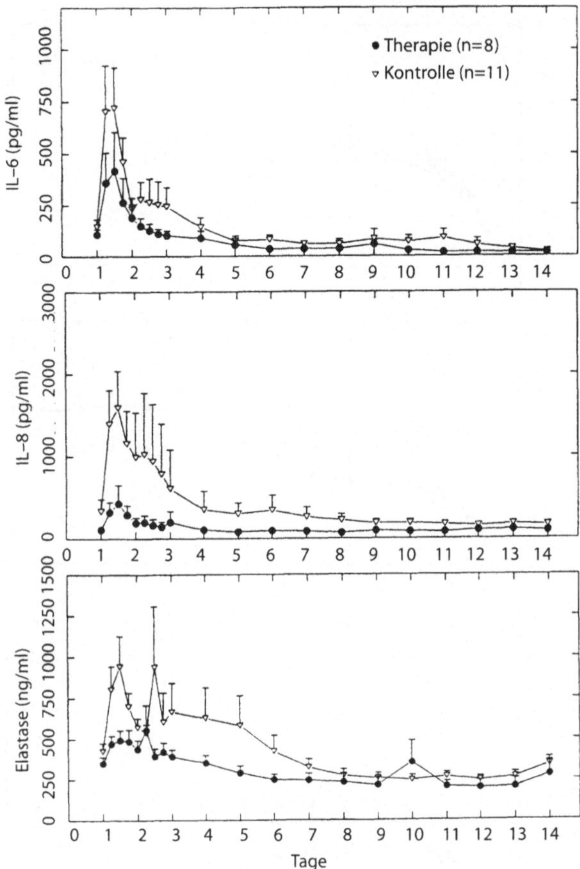



**Abb. 10.** Plasmaspiegel (Mittelwert ±SEM) von Interleukin 6, Interleukin 8 und PMN-Elastase bei Polytraumapatienten mit und ohne AT-III-Therapie

ten wir in allen Fällen feststellen, daß bei akuten Entzündungen wie Trauma und Sepsis der Proteinaseinhibitorspiegel deutlich über den Plasmanormwerten gehalten werden muß, um sowohl die Gerinnung als auch die Entzündung positiv beeinflussen zu können und damit eine deutliche Verbesserung der klinischen Situation zu erzielen.

**Danksagung.** Ich bedanke mich sehr herzlich bei den Herren PD Dr. Nast-Kolb und PD Dr. Waydhas für die Durchführung der klinischen Studien sowie für die Bereitstellung von Untersuchungsmaterial und klinischen Daten. Die biochemischen Untersuchungen wurden überwiegend vom SFB 207 (Projekt G5) und z.T. auch vom BMFT (Projekt 01 KE 8912) gefördert. Die Bestimmung der Cathepsin B-Aktivitäten wurden freundlicherweise von Prof. Dr. W. Machleidt, Institut für Physiologische Chemie der LMU München durchgeführt. Mein besonderer Dank gilt v.a. auch den technischen Mitarbeitern/innen meines Labors für die Quantifizierung aller übrigen Entzündungsparameter und Frau Dr. Gippner-Steppert für die sorgfältig mathematische und graphische Aufarbeitung der Daten.

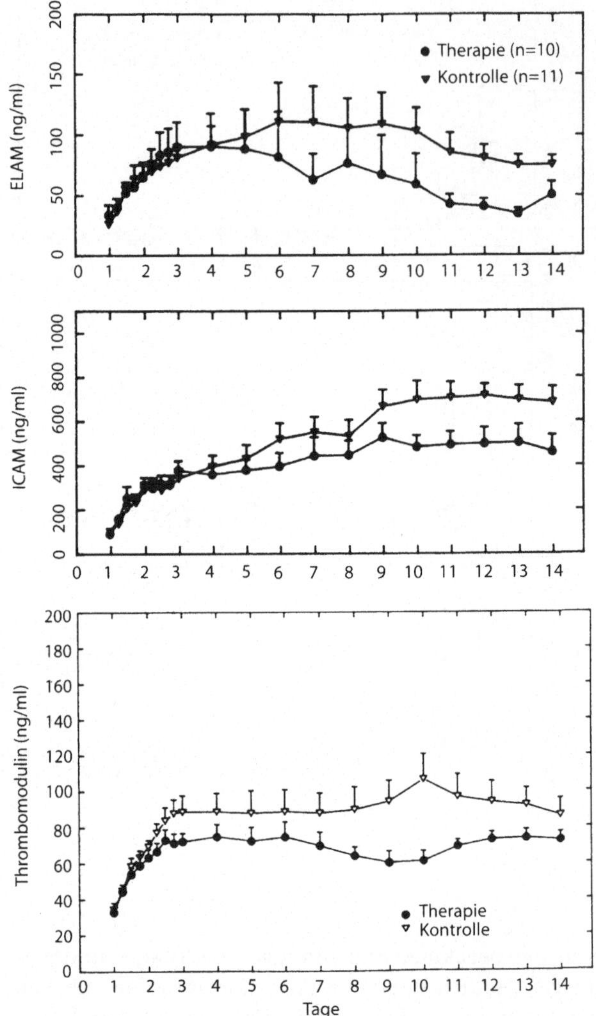



**Abb. 11.** Plasmaspiegel (Mittelwert ±SEM) von löslichem E-Selektin (= ELAM), ICAM-1 und Thrombomodulin bei Polytraumapatienten mit und ohne AT-III-Therapie

## Literatur

Abe H, Okajima K, Okabe H, Takatsuki K, Binder B (1994) Granulocyte proteases and hydrogen peroxide synergistically inactivate thrombomodulin of endothelial cells in vitro. J Lab Clin Med 123: 874–881

Blauhut B, Necek S, Vinazzer H, Bergmann H (1995) Substitution therapy with an antithrombin III concentrate in shock and DIC. Thromb Res 27: 81–89

Cerami A (1992) Inflammatory cytokines. Clin Immunol Immunopathol 62: 3–10

Donnelly C.S, Haslett C, Dransfield I et al. (1994) Role of selectins in development of adult respiratory distress syndrome. Lancet 344: 215–219

Fritz H, Collins J, Jochum M (1992) Proteinase inhibitor candidates for therapy of enzyme-inhibitor imbalances. In: Grassi C, Travis J, Casali L, Luisetti M (eds) Springer, Berlin Heidelberg New York, pp 101–112

Gearing AJJ, Newman W (1993) Circulating adhesion molecules in disease. Immunol Today 14: 506–512

Gippner-Steppert C (1991) Entwicklung eines spezifischen Testsystems für den Nachweis der Bildung eines proteolytischen Spaltproduktes des Fibrinogens durch lysosomale PMN-Elastase sowie Untersuchungen am Miniplasminogen, einem Elastase-spezifischen Spaltprodukt des Plasminogens. Dissertation, Technische Universität München

Jochum M, Gippner-Steppert C, Machleidt W, Fritz H (1994) The role of phagocyte proteinases and proteinase inhibitors in multiple organ failure. Am J Respir Crit Care Med 150 [Suppl]: 123–130

Nast-Kolb D, Waydhas Ch, Jochum M et al. (1992) Biochemische Faktoren als objektive Parameter zur Prognoseabschätzung beim Polytrauma. Unfallchirurg 95: 59–66

Okajima K, Uchiba M, Murakami K (1995) Antithrombin replacement in DIC and MOF. In: Vincent JL (ed) Yearbook of Intensive Care and Emergency 1995. Springer, Berlin Heidelberg New York Tokyo, pp 457–464

Waage A, Aasen AO (1992) Different role of cytokine mediators in septic shock related to meningococcal disease and surgery/polytrauma. Immunol Rev 127: 221–230

Waydhas Ch, Nast-Kolb D, Jochum M et al. (1992) Inflammatory mediators, infection, sepsis, and multiorgan failure after severe trauma. Arch Surg 127: 460–467

# Prophylaxe des posttraumatischen Organversagens – Prinzip der Steroidtherapie*

E. Neugebauer[1], B. Bouillon[2], U. Schäfer[1], D. Rixen[2] und U. Scherbel[2]

1 Biochemische und Experimentelle Abteilung
2 Chirurgische Klinik, II. Chirurgischer Lehrstuhl der Universität zu Köln, Ostmerheimer Str. 200, D-51109 Köln

## Einleitung

Von den verschiedenen Ansätzen und Möglichkeiten der Mediatormodulierung zur Prophylaxe und Therapie des posttraumatischen Organversagens sind die Glukokortikoide die Substanzklasse, die am längsten diskutiert wird. Die Einschätzung, ob nützlich oder schädlich, ist fast zur Glaubensfrage geworden. Befürworter argumentieren mit positiven Ergebnissen aus experimentellen und klinischen Studien auf das Überleben zumindest in Untergruppen, mit geringen, aber vernachlässigbaren Nebenwirkungen bei kurzfristiger Gabe und einem Überwiegen der antiinflammatorischen Komponente dieser Substanzklasse und sehen ihren täglichen „klinischen Eindruck" bestätigt. Gegner dagegen sprechen Glukokortikoiden eine positive Wirkung auf das Überleben ab, argumentieren mit einer hohen Inzidenz von Nebenwirkungen und begründen dies mit der starken immunsuppressiven Wirkung der Steroide [25, 27]. Als Beitrag zur Klärung dieser Kontroverse hat unsere Kölner Arbeitsgruppe vor 5 Jahren eine Metaanalyse mit der Frage „Steroids in trauma patients – right or wrong" durchgeführt und alle bis dahin durchgeführten klinischen Studien hinsichtlich des Designs, der Durchführung, der Auswertung und der Nebenwirkungen anhand generell akzeptierter Standards bewertet [24]. Als Ergebnis dieser qualitativen Metaanalyse und zweier weiterer nachfolgender Studien mit polytraumatisierten Patienten (Lauwers et al., pers. Mitteilung; [31]) muß zum gegenwärtigen Zeitpunkt zusammenfassend festgehalten werden, daß der sichere Nachweis eines Nutzens hochdosierter Glukokortikoide beim polytraumatisierten Patienten zwar nach wie vor aussteht, andererseits aber auch die Gefahr klinisch relevanter Nebenwirkungen bei kurzfristiger hochdosierter Gabe als äußerst gering einzuschätzen ist [27]. Der Nichtnachweis eines Nutzens heißt nicht, wie häufig argumentiert wird, daß Glukokortikoide keinen Nutzen haben. Parallelbeispiele finden sich in großer Zahl auch im Bereich der Sepsis und des septischen Schocks, wo alle neueren therapeutischen Ansätze zur Elimination bzw. Neutralisation von Endotoxin (polyklonale und monoklonale Antikörper), alle antiinflammatorischen Ansätze (z.B. anti-TNF, Antikörper, $IL_1$-Antagonisten) und Studien zur Immunaugmentation bisher gescheitert sind [28]. Vergleichbar mit der Situation beim septischen Schocksyndrom muß auch für die Studien beim Polytrauma (und Schädel-Hirn-Trauma) festgestellt werden, daß schwere methodische Fehler in Design und der Durchführung der klinischen Studien den Nachweis eines möglichen positiven Effekts gar nicht erst zuließen [25]. Außerdem vergleichbar mit der Situation beim septischen Schocksyndrom muß darüber-

---

* Mit Unterstützung der Deutschen Forschungsgemeinschaft (DFG) NE 385/3-1.

Hefte zu „Der Unfallchirurg", Heft 253
Nast-Kolb/Waydhas/Schweiberer (Hrsg.),
Posttraumatisches Multiorganversagen
© Springer-Verlag Berlin Heidelberg 1996

hinaus natürlich berechtigt hinterfragt werden, ob dies die alleinige Ursache ist, oder ob nicht vielleicht die Grundkonzeption, d.h. der Ansatz der Modulation der komplexen Mediatorreaktion mit Steroiden oder anderen spezifischeren Modulatoren falsch ist.

Unser heutiges Wissen zur Wirkung der Glukokortikoide ist zumindest in 3 Aussagen konsensfähig: Glukokortikoide sollten zum Nachweis eines Nutzens und zur Maximierung der Wirkungen bzw. Minimierung der Nebenwirkungen

1. so früh wie möglich
2. hochdosiert und
3. nur kurzfristig

appliziert werden. Diese Aussagen lassen sich über die bisher bekannten Wirkungsmechanismen begründen, die Gegenstand dieses Beitrags sind.


## Mechanismen der Glukokortikoidwirkung

Trotz des weitverbreiteten Einsatzes der Glukokortikoide und ersten konkreten Hinweisen auf den Wirkungsmechanismus im Jahre 1949 – übrigens etwa 30 Jahre nach der ersten therapeutischen Anwendung – sind wir bis heute von einer vollständigen Aufklärung der komplexen Wirkungsweise noch weit entfernt [19]. Als sicher gilt jedoch, daß Glukokortikoide neben spezifischen, rezeptorvermittelten Effekten, die bei Konzentrationen in der Größenordnung von $10^{-8}$ M auftreten, auch im Sekundenbereich auftretende, direkte, unspezifische Sofortwirkungen hervorrufen. Die benötigten Konzentrationen für die unspezifische, von Translation- und Transkription unabhängige Wirkung benötigt Konzentrationen von mindestens $10^{-5}$ M und ist weder durch Antagonisten noch durch Stoffwechselinhibitoren hemmbar [18]. Bei Applikation hoher Glukokortikoiddosen werden beide Mechanismen, bei niedriger Dosierung dagegen ausschließlich rezeptorspezifische Wirkungen hervorgerufen, die frühestens nach 30 min ansetzen und erst nach mehreren Stunden maximal sind.


### Spezifische rezeptorvermittelte Wirkungen

Neben den Wirkungen auf den Kohlehydrat-, Eiweiß- und Fettstoffwechsel sowie den Elektrolyt- und Wasserhaushalt sind für das posttraumatische Organversagen v.a. die entzündungshemmenden und immunmodulierenden Wirkungen der Glukokortikoide auf Komponenten des spezifischen und unspezifischen Immunsystems von Interesse. Primär über eine direkte zelluläre Wirkung und sekundär über veränderte Mediatorkonzentrationen beeinflussen sie sowohl das spezifische zelluläre (T-Lymphozyten) und humorale Immunsystem (Antikörper aus B-Lymphozyten), als auch das unspezifische Immunsystem, das einerseits aus Monozyten bzw. Makrophagen und neutrophilen Granulozyten (PMN) und andererseits aus einer Reihe von Kaskadensystemen (Komplement-, Kallikrein-, Kinin-, Gerinnungssystem) besteht. Die hauptsächlichen antiinflammatorischen Prinzipien sowie die Einflüsse auf Immunzellfunktionen im Zusammenhang mit der posttraumatischen Streßreaktion werden nach der Beschreibung der zugrundeliegenden intrazellulären Mechanismen zusammenfassend dargestellt. Weiterführende Literatur s. [8, 9, 27, 29, 32].

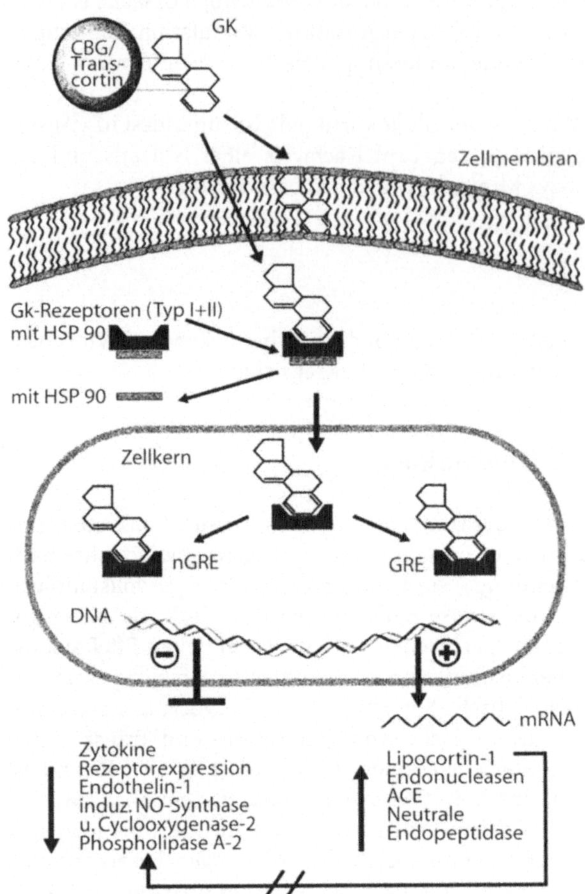



**Abb. 1.** Spezifische Mechanismen der zellulären Glukokortikoidwirkung (GK) (*CBG* Corticosteroid binding globulin, *HSP 90* Hitzeschockprotein-90, *GRE* glucocorticoid responsive element, *nGRE* negative glucocorticoid responsive element, *ACE* Angiotensin converting enzyme) vereinfachte Darstellung nach Buttgereit et al. [9] und Wilckens [32]

## Intrazelluläre Mechanismen

Glukokortikoide gelangen über die Zellmembran in die Zellen und binden dort an einen zytosolischen Rezeptor. Nach Aktivierung des intrazellulären Rezeptors bindet sich der Steroidrezeptorkomplex an spezifische Stellen der DNA, das sog. „Glucocorticoid Responsive Element (GRE)". Dadurch wird die Transkription von Genen initiiert, der die Synthese verschiedener Proteine folgt [2, 32] (Abb. 1). Zu den wichtigsten Syntheseprodukten gehören die Eiweiße der „Annexinfamilie" (z.B. Lipocortin-1), Endonucleasen und das „Angiotensin Converting Enzyme (ACE)".

Neben der Stimulierung der Transkription über das GRE bindet der Glukokortikoid-Rezeptor Komplex auch an das „negative Glucocorticoid Responsive Element" (nGRE) und hemmt dadurch vor allem die Synthese verschiedener Zytokine wie z.B. TNFα, IL1-β, $IL_2$ oder $IL_6$. Des weiteren wird die Induktion der Stickstoffmonoxid-Synthetase und der induzierbaren Cyclooxygenase-2 (COX-2) verhindert.

## Antiinflammatorische Wirkungen

Glukokortikoide gehören bekanntlich zu den wirksamsten Modulatoren von Entzündungsprozessen. Die posttraumatische Streßreaktion kann als überschießende generalisierte Ganzkörperentzündungsreaktion (SIRS) angesehen werden, die von Zellen der körpereigenen Abwehr (Monozyten bzw. Makrophagen, neutrophile Granulozyten) ausgeht und unterhalten wird. Über die verstärkte Freisetzung von Zytokinen und anderen Mediatoren aus diesen Zellen und der parallelen Aktivierung der sog. Kaskadenabwehrsysteme (Komplement-, Gerinnungs/Fibrinolyse-, Kallikrein-Kinin-System) kommt es sekundär zur verstärkten Wechselwirkung von Neutrophilen mit dem Gefäßendothel. Bleiben die Neutrophilen an der Endothelzelle haften, kommt es hauptsächlich über die Freisetzung von Sauerstoffradikalen und lysosomalen Enzyme zur Zerstörung des Endothels [26]. Die klinischen Konsequenzen sind beginnend mit Mikrozirkulationsstörungen, Permeabilitätserhöhungen der Gefäße, Ödembildung, Organfunktionsstörungen und Organversagen. Aufgrund der oben ausgeführten intrazellulären Mechanismen können Glukokortikoide in diesen pathophysiologischen Prozeß an verschiedenen Stellen eingreifen und den generalisierten Entzündungsprozeß herunterregulieren, vorausgesetzt, sie werden frühzeitig, d.h. vor (bei Elektivoperationen) oder so früh wie möglich nach dem Trauma appliziert.

– *Hemmung der Expression, von Zytokinen.* Über den oben beschriebenen Mechanismus der Verhinderung der Genexpression wird die Synthese verschiedener Zytokine ($IL_{1-6}$, $IL_8$, $TNF\alpha$ und Wachstumsfaktoren z.B. GM-CSF) gehemmt, wie vielfältige Untersuchungen an isolierten Monozyten bzw. Makrophagen, Endothelzellen und T-Lymphozyten nachweisen konnten. Eine eigene Studie an Polytraumapatienten, die Dexamethason erhielten, zeigte signifikant erniedrigte Interleukin-1β-Plasmaspiegel im Verleich zur Plazebogruppe (Abb. 2). Es existieren jedoch mehrere Untersuchungen, die zeigen, daß die Hemmung von $IL_{1-\beta}$ und TNF durch γ-Interferon aus T-Lymphozyten aufgehoben werden kann [15, 21].
– *Hemmung des Eicosanoidstoffwechsels.* Bei einer akuten Entzündungsreaktion hemmen Glukokortikoide (GK) die Ödementwicklung. Dieser Effekt entsteht

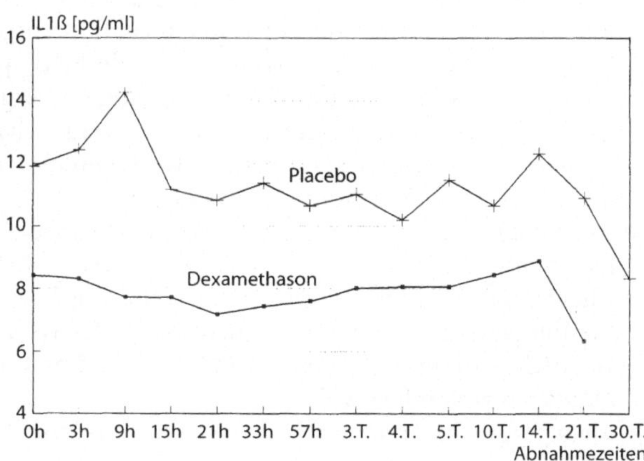


**Abb. 2.** Hemmung von Interleukin-1β durch Dexamethason beim Polytrauma. IL1β [pg/ml] Plasmaspiegelverläufe der Plazebogruppe (n=7) und Dexamethasongruppe (n=7). Die Messung erfolgte mit ELISA-Kits. Im Mittel lagen die Werte in der Dexamethasongruppe bei 8 pg/ml und in der Placebogruppe bei 11 pg/ml. Die Blutproben wurden bei Eintreffen in der Klinik, nach 3, 9, 15, 21, 33 und 57 h, am 3., 4., 5., 10., 14., 21. und 30. Tag gewonnen

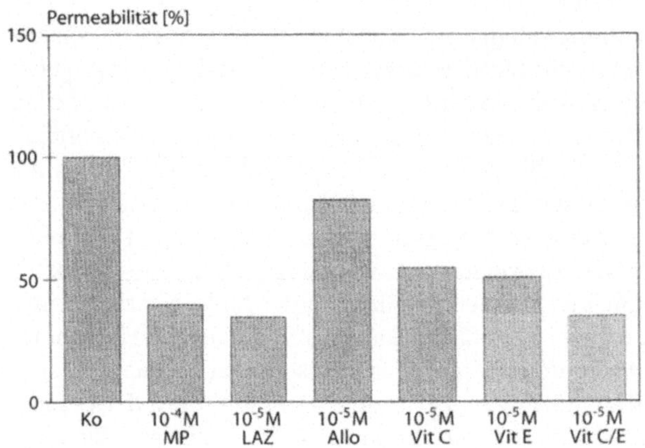



**Abb. 3.** Beeinflussung der Endothelzellpermeabilität durch Methylprednisolon im Vergleich mit anderen Sauerstoffradikalfängern (Nach [13]). Hemmung der LPS-induzierten Permeabilität *Allo* Allopurinol, *Vit C* Vitamin C, *Vit E* Vitamin E, *Vit C/E* Vitamin C und E)

einerseits durch einen vasokonstriktorischen Effekt und andererseits durch die Hemmung der Synthese von gefäßerweiternd wirkenden Prostaglandinen aus der Arachidonsäurekaskade. Arachidonsäure wird im ersten Schritt durch die Phospholipase $A_2$ aus Membranphospholipiden verschiedener Zellen freigesetzt. GK hemmen dieses Enzym nicht direkt, sondern sekundär über die Induktion der Synthese und Freisetzung einer Reihe von Proteinen der Annexinfamilie (Lipocortine) [14, 32, 33] (Abb. 1). Durch die Hemmung der Arachidonsäurefreisetzung fehlt das Substrat für die Lipoxygenase und Zyklooxygenase, wodurch die Produktion von Prostaglandinen, Leukotrienen, Thromboxan und dem plättchenaktivierenden Faktor (PAF) verhindert wird. In einer eigenen Studie mit Dexamethason beim Polytrauma konnten kürzlich unter klinischen Bedingungen systemisch vermindertere Phospholipase-$A_2$-Konzentrationen nachgewiesen werden. Dies kann auch zur Hemmung des immunsuppressiv wirkenden Prostaglandins $E_2$ führen.

– *Hemmung der Radikalbildung.* Zahlreiche Untersuchungen an verschiedenen zellulären Systemen (Monozyten, Granulozyten, Endothelzellen) belegen, daß GK die Freisetzung von Sauerstoffradikalen herabsetzen und die Produktion von Stickstoffmonoxidradikalen hemmen kann. Dadurch wird eine direkte Schädigung des Endothels verhindert und einer Vasodilatation entgegengewirkt [25, 33]. Eigene Untersuchungen zur Beeinflussung der Endothelzellpermeabilität bei zeitgleicher Gabe von Endotoxin und Methylprednisolon im Vergleich mit anderen Sauerstoffradikalfängern zeigten jedoch, daß hierfür vergleichsweise hohe Konzentrationen notwendig sind (Abb. 3) (s- unten). Als wesentlich stärker protektiv erwiesen sich hier die 21-Aminosteroide (Lazaroide).

– *Hemmung der Expression von Rezeptoren.* Glukokortikoide erhöhen zwar den zirkulierenden Pool von neutrophilen Granulozyten (PMN) durch Stimulierung des Knochenmarks, sie reduzieren aber gleichzeitig die Expression der Rezeptoren, die die Interaktion von Endothelzellen und PMN vermitteln (Integrine, Selektine). Dadurch wird die Adhäsion der PMN an das Endothel und die transendotheliale Migration verhindert [10].

– *Modulation humoraler Kaskadensysteme.* Für eine Beteiligung von Komplementfaktoren ($C_3$, $C_{5a}$) an Prozessen der Leukozytenadhäsion und -migration liegen zahlreiche Ergebnisse vor. Glukokortikoide hemmen die Sekretion von Komplementfaktoren und verhindern so die Aggregation von Neutrophilen und die Freisetzung lysosomaler Enzyme (Elastase) aus diesen Zellen [17, 33]. Eine *In-vivo*-Hemmung des Plasma-Kallikrein-Kinin-Systems ist zwar ebenfalls nachgewiesen, allerdings sind hierfür auch vergleichsweise hohe Dosen von Methylprednisolon notwendig [23].

## Einfluß auf Immunzellfunktionen

Die Hauptgründe für eine Ablehnung der Glukokortikoide auch in Akutsituationen wie nach einem Polytrauma resultieren aus der Angst, die Immunlage des Patienten weiter zu schwächen. Die kurzfristige Gabe, die klinisch vernachlässigbaren, geringen Nebenwirkungen und die starke antiinflammatorische Wirkung und neuere Erkenntnisse zur Wechselwirkung mit dem spezifischen zellulären Immunsystem relativieren diese Bedenken.

Die kurzfristige Glukokortikoidgabe verursacht innerhalb von 4–6 h eine vorübergehende Lymphozytopenie, die alle Lymphozytensubpopulationen betrifft. Apoptotische Prozesse, Einflüsse auf die Differenzierung im Knochenmark oder eine Umverteilung im Körper werden als Ursachen dafür diskutiert [11, 30]. Die T-Zellen sind am stärksten betroffen.

Zytokine, vor allem $IL_1$, sind essentielle Regulatoren der T-Zell-Funktion. So bindet während der Aktivierungsphase das Antigen an den T-Zell-Rezeptor und löst eine Kaskade von Ereignissen aus, die zur Produktion von $IL_2$ und anderen Zytokinen führt. Darüber hinaus werden $IL_2$-Rezeptoren auf T-Zellen expremiert. Durch autokrine bzw. parakrine Bindung von $IL_2$ an seinen Rezeptor wird die T-Zell-Proliferation vermittelt. Als Hauptmechanismus für die rezeptorvermittelte Hemmwirkung von GK auf die zelluläre Immunität wird derzeit die Hemmung von sowohl der Produktion, als auch die Wirkung von $IL_2$ angesehen. Die spezifischen GK-Effekte auf das humorale System und die B-Zellfunktion (Hemmung der Antikörperbildung) sind nicht sehr stark ausgeprägt und weniger eindeutig nachgewiesen.

Neben den T-Lymphozyten kommt es unter GK ebenfalls zu einem Abfall der Monozyten, mit zusätzlicher Hemmung der Expression von MHC-Klasse II-Antigenen [4, 30].

Eine nach Polytrauma und Shock verminderte Antigenpräsentation durch Makrophagen bzw. Monozyten führt durch mangelnde T-Zell-Aktivierung zur Immunsuppression. Aber: die Hemmung der Expression der proinflammatorischen Zytokine $IL_1$, $IL_6$ durch GK führt zu einer verstärkten Verminderung der T-Zell-Proliferation (synergistischer Effekt); $\delta$-IFN wirkt der GK-mediierten Suppression der $IL_1$-$\beta$-Synthese in Monozyten entgegen. Weiterhin beeinflussen $IL_2$ und $IL_4$ die GK-Bindungsaktivität an Rezeptoren in den Zellen (Abb. 1). Über die Hemmung der Phospholipase $A_2$ durch GK (s. oben) wird auch die PGE-2-induzierte Immunsuppression gehemmt. Was schließlich als Nettoeffekt der z.T. gegenläufigen Wirkungen bei einer kurzfristigen Anwendung klinisch relevant wird, ist derzeit nicht zu beantworten. Eine erhöhte Nebenwirkungsrate ist nicht nachgewiesen.

## Unspezifische, rezeptorunabhängige Wirkungen

Aus der klinischen Anwendung der Glukokortikoide in unterschiedlichen Bereichen der Medizin ist bekannt, daß der Erfolg der Kortikoidtherapie bei akuten Zuständen (z.B. Schübe von Erkrankungen des rheumatischen Formenkreises, Status asthmaticus, allergische Reaktionen, akuten Abstoßungskrisen nach Organtransplantationen etc.) von dem Erreichen sehr hoher initialer Konzentrationen abhängt. Es wird geschätzt, daß schon bei einer i.v.-Applikation von max. 200–300 mg Prednisolon-Äquivalent alle Glukokortikoidrezeptoren eines Erwachsenen besetzt werden [9]. Folglich kann eine weitere Dosissteigerung nur über andere Mechanismen den zusätzlichen therapeutischen Nutzen erzeugen. In den oben genannten Anwendungsbereichen wie auch für die Prophylaxetherapie beim Polytrauma ist ein maximaler Nutzen nur durch initial hohe GK-Dosen (z.B. Methylprednisolon im Grammbereich) zu erzielen. In diesem Zusammenhang werden verschiedene Wirkmechanismen diskutiert, die jedoch alle in Zusammenhang mit der Zellmembran stehen [7, 16, 22].

Als am wahrscheinlichsten wird die Interkalierung von GK in die Membran (s. Abb. 1) als Initialereignis angenommen, wodurch sich deren physikochemische Eigenschaften entscheidend ändern. Diese „membranstabilisierende Wirkung" wurde erstmals Ende der 60er Jahre beschrieben, wo man experimentell zeigen konnte, daß hohe GK-Konzentrationen die Permeabilität biologischer Membranen für Kationen drastisch vermindern [3, 10]. In einer tierexperimentellen Studie an Ratten konnte weiter gezeigt werden, daß die Membranstabilität der kernlosen Erythrozyten durch hochdosiertes Dexamethason verbessert ist (70%ige Hämolysehemmung gegenüber einer hypotonen Salzlösung (77 mmol) [1]). Neuere Untersuchungen aus den 90er Jahren berichten über eine Stabilisierung der Membran im Sinne der Fluiditätsreduktion [20].

Im Zusammenhang mit den neueren klinischen Studien zum Rückenmarkstrauma (NASCIS I und II) wurde nachgewiesen, daß nur eine initial hohe Methylprednisolongabe (30 mg/kg KG innerhalb der ersten 8 h nach Trauma) gefolgt von 5,4 mg/kg KG über 24 h (NASCIS II) zu einer signifikanten Verbessung des „outcome" der Patienten (motorische und sensorische Funktion) führte, nicht aber eine geringere Dosierung, wie in der NASCIS-I-Studie geprüft [5, 6]. Zur Erklärung dieser Wirkung wurde gestützt auf weitere experimentelle Untersuchungen von Hall [16] gefolgert, daß neben den spezifischen Mechanismen unspezifische Membranwirkungen einen Schutz gegen eine posttraumatische radikal induzierte Lipidoxidation bieten. Therapeutisch günstige Wirkungen sind weiter: die Erhaltung des zellulären Energiestoffwechsels, die Verhinderung der posttraumatischen Ischämie, die Umkehr der intrazellulären $Ca^{2+}$-Akkumulation, die Hemmung des Abbaus von Neurofilamenten und die Hemmung der Hydrolyse von Membranlipiden mit nachfolgender Bildung vasoaktiver Substanzen [9].

Parallel zu den Studien beim Rückmarkstrauma, konnten wir auch für das Endotoxin-Schock-Modell der Ratte nachweisen, daß ein Mindestplasmaspiegel von 10 µg/ml Methylprednisolon nötig ist, um bei einer einmaligen Dosierung von 50 mg/kg KG eine maximale Protektion bezogen auf die Überlebensrate zu erzielen (Abb. 4) [12, 25]. Bei Plasmaspiegeln <10 µg/ml und einer Dosierung von 30 mg/kg KG wurde in diesem Modell eine signifikant geringere Überlebensrate beobachtet. Die gesteigerte Protektion könnte durch die zusätzlich unspezifische GK-Wirkung erklärt werden.

**Abb. 4.** Endotoxinschockmodell der Ratte: Plasmaspiegel und Überleben bei hochdosierter Methylprednisolontherapie (Nach [12]). Im Rahmen einer randomisierten Studie mit je 20 Tieren/Gruppe wurden an je 10 Tieren der mit Methylprednisolon (*MP*) behandelten Gruppen Plasmaspiegelmessungen mittels HPLC vorgenommen (*schraffierte Säulen* Median und Bereich). Die *vollen Säulen* entsprechen den Überlebensraten. Endotoxin (*E*) wurde in einer Konzentration von 45 mg/kgKG i.p. appliziert. MP wurde als einmalige Injektion vor der Gabe von Endotoxin in einer Dosis von 30 mg/kgKG (*MP30*) oder 50 mg/kgKG (*MP50*) i.v. (Schanz-Vene) appliziert

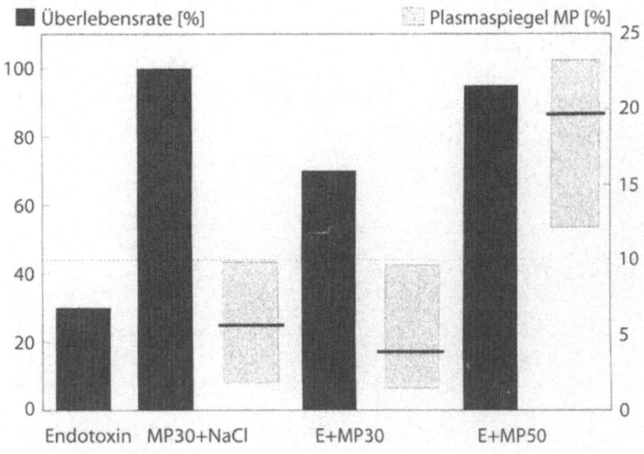


## Zusammenfassung und Ausblick

Geht man davon aus, daß die derzeit gültige Hypothese einer inadäquaten, exzessiven Ganzkörperentzündungsreaktion als Folge des Traumas Mitauslöser für das posttraumatische Organversagen ist, so scheinen therapeutische Ansätze sinnvoll, welche diese Überreaktion der körpereigenen Abwehrsysteme auf möglichst breiter Basis herunterregulieren können. Glukokortikoide können, wenn sie frühzeitig hochdosiert und nur kurzfristig gegeben werden, protektiv wirken, und sowohl zur Wiederherstellung der Homöostase, als auch zur Verhinderung des posttraumatischen Organversagens beitragen. Als Mechanismen müssen sowohl spezifische rezeptorvermittelte Effekte, als auch unspezifische Sofortwirkungen angenommen werden. Von den spezifischen Mechanismen werden die Beeinflussung der Synthesehemmung der Lipidmediatoren und die Inhibition der Genexpression und Freisetzung immunregulatorischer Zytokine im Vordergrund diskutiert. Die unspezifische Wirkung, die erst mit hohen Dosen und Plasmaspiegeln $>10^{-5}$ M erzielt wird, erklärt sich über verschiedene Wirkmechanismen, die alle in Zusammenhang mit der Zellmembran stehen.

Inwieweit die posttraumatisch bestehende Immunsuppression durch Glukokortikoide klinische relevant verstärkt wird, ist für die kurzfristige Gabe nicht eindeutig gezeigt. Bisherige klinische Studien auch mit hohen Dosierungen weisen keine relevanten Nebenwirkungen nach. Dagegen sind an klinisch nützlichen Wirkungen meßbar: hämodynamisch ein gesteigertes Herz-Zeit-Volumen mit Anstieg des arteriellen Mitteldruckes, eine Senkung des systemischen und pulmonalen Gefäßwiderstands, eine antiödematöse Wirkung, eine Steigerung des Sauerstoffangebotes und -verwertung, eine Senkung des venösen Laktatspiegels und der lysosomalen Enzyme.

Ein klinisch faßbarer Nutzen, gemessen an den Zielkriterien „Verringerung der Inzidenz von posttraumatischem Organversagen und/oder Tod" läßt sich nur nachweisen, wenn es gelingt,

– Glukokortikoide bereits am Unfallort (bis spätestens 30 min nach dem Unfall) zu applizieren;
– die spezifische und unspezifische Wirkung durch hohe Initialspiegel und Fortführung bis zur Stabilisierungsphase auf der Intensivstation auszunutzen und
– dies an selektiven Populationen mit einem hohen Letalitätsrisiko (definiert über Traumascoresysteme) zu prüfen.

## Literatur


1. Anonymous (1983) Bestimmung der osmotischen Resistenz der Erythrozyten AB DL, Bd II, Kap E, K2 15. Akademie, Berlin, S 83
2. Barnes PJ, Adcock I (1993) Anti-inflammatory actions of steroids: molecular mechanisms. TIPS 14: 436–441
3. Bangham AD, Standish JM, Weissmann G (1965) The action of steroids and streptolysin S on the permeability of phospholipid structures to cations. J Mol Biol 13: 253–259
4. Boumpas DT, Chrousos GP, Wilder RL, Cupps TR, Balow JE (1993) Glucocorticoid therapy for immune mediated diseases: Basic and clinical correlates. Ann Int Med 119: 1198
5. Bracken MD, Collins WF, Freeman DF et al. (1984) Efficacy of methylprednisolone in acute spinal cord injury. JAMA 251: 45–52
6. Bracken MB, Shephard JM, Collins WF et al. (1990) A randomized, controlled trial of methylprednisolone or naloxane in the treatment of acute spinal cord injury. N Engl J Med 322: 1405–1411
7. Buttgereit F, Brand MD, Müller M (1993) Effects of methylprednisolone on the energy metabolism of queiscent and Con A-stimulated thymocytes of the rat. Biosci Rep 13: 41–52
8. Buttgereit F, Brand MD, Burmester G-R (1995) Wirkungen der Glukokortikoide auf das zelluläre Immunsystem. In: Allolio B, Benker G, Schulte HM (Hrsg) Nebenniere und Streß. Von den Grundlagen zur Klinik. Schattauer, Stuttgart, S 51–59
9. Buttgereit F, Dimmeler S, Neugebauer E, Burmester G-R (1996) Hochdosierte Glukokortikoidtherapie: Wirkungsmechanismen. DMW (im Druck)
10. Cronstein BN, Kimmel SC, Levin RI, Martiniak F, Weissmann G (1992) A mechanism for the anti-inflammatory effects of corticosteroids. Proc Natl. Acad Sci 89: 9991–9995
11. Cupps TR, Fauci AS (1982) Corticoid-mediated immunoregulation in man. Immun Rev 65: 134–155
12. Dietrich A, Neugebauer E, Schirren J, Barthlen W, Rittmeier U, Lorenz W (1990) Plasmaspiegel und Überleben bei hochdosierter Methylprednisolontherapie: Prüfung am Endotoxinschockmodell der Ratte. Langenbecks Arch Chir [Suppl] 13–17
13. Dimmeler S, Brinkmann S, Neugebauer E (1996) Endotoxin induced changes of endothelial cell viability and permeability: Protective effect of 21-Aminosteroids. Eur J Pharmacol (in press)
14. Flower RJ, Rothwell NJ (1994) Lipocortin-1: cellular mechanisms and clinical relevance. TIPS 15: 71–76
15. Geiger T, Arnold J, Rordorf C, Henn R and Vosbeck K (1993) Interferon-δ Overcomes the Glucocorticoid-Mediated and the Interleukin-4-Mediated Inhibition of Interleukin-1β Synthesis in Human Monocytes. Lymphokine Cytokine Res 12(5): 271–278
16. Hall ED (1992) The neuroprotective pharmacology of methylprednisolone. J Neurosurg 76: 13–22
17. Hammerschmidt DE, White JG, Craddock PR, Jacob HS (1979) Corticosteroids inhibit complement induced granulocyte aggregation: a possible mechanism for their efficacy in shock states. J Clin Invest 63: 798–803
18. Harding SM (1980) Mode of action of glucocorticoids. Allergologie 3: 214–218
19. Hench PS, Kendall EC, Slocumb CH, Polley HF (1949) The effect of a hormone of the adrenal cortex (17-hydroxy-11-dehydrocorticosterone compound E) and of pituitary adrenocorticotropic hormone on rheumatoid arthritis. Proc Staff Meet Mayo Clin 24: 181–197
20. Lamche HR, Silberstein PT, Kaabe AC, Thomas DD, Jacob HS, Hammerschmidt DE (1990) Steroids decrease granulocyte membrane fluidity, while phorbol ester increases membrane fluidity. Inflammation 14: 61–70
21. Luedke CE, Cerami A (1990) Interferon δ overcomes glucocorticoid suppression of cachetin/tumor necrosis factor biosynthesis by murine macrophages. J Clin Invest 86: 1234–1240
22. Martens ME, Peterson PC, Lee CP (1991) In vitro effects of glucocorticoid on mitochondiral energy metabolism. Biochim Biophys Acta 1058: 152–160
23. Naess F, Roeise U, Pillgram-Larson I, Rudd TE, Stadaas JO, Aasen AO (1991) Plasma-Kallikrein generation in endotoxemia is abolished by ultra-high doses of methylprednisolone: in vivo studies in a pig model. Circ Shock 34: 349–355

24. Neugebauer E, Dietrich A, Bouillon B, Lorenz W, Lechleuthner A, Troidl H (1990) Steroids in Trauma Patients – right or wrong? A qualitative analysis of clinical studies. Theor Surg 5
25. Neugebauer E, Dietrich A, Bouillon B, Lechleuthner A, Saad S (1991) Glukokortikoide beim Polytrauma und bei Sepsis – immer noch ein Thema? Klin Wochenschr [Suppl XXVI]: 211–223
26. Neugebauer E, Dimmeler S, Troidl H (1995) Mediatorensysteme und Sepsis. Chirurg 66: 2–10
27. Neugebauer E, Bouillon B, Dimmeler S, Krämer M, Tiling T (1995) Glukokortikoide und traumatischer Schock. In: Allolio B, Benker G, Schulte HM (Hrsg) Nebenniere und Streß. Von den Grundlagen zur Klinik. Schattauer, Stuttgart, S 241–256
28. Neugebauer E, Schäfer U, Rixen D, Bouillon B (1996) Modulation of the humoral mediator network in the treatment of shock and sepsis (in press)
29. Schmutzler W (1995) Rezeptor- und nichtrezeptorvermittelte Glukokortikoid-wirkungen. In: Allolio B, Benker G, Schulte HM (Hrsg) Nebenniere und Streß. Von den Grundlagen zur Klinik. Schattauer, Stuttgart, S 19–26
30. Shoenfeld Y, Gurewich Y, Gallant LA, Pinkhas J (1981) Prednisone-induced leukocytosis. Am J Med 71: 773–778
31. Svennevig JL, Pillgram-Larsen J, Fjeld NB, Birkland S, Semb G (1987) Early use of corticosteroids in severe closed chest injury: a 10-year experience. Injury 18: 309–312
32. Wilkens T (1995) Glucocorticoids and immune function: physiological relevance and pathogenetic potential of hormonal dysfunction. TIPS 16: 193–197
33. Williams IJ, Yarwood H (1990) Effect of Glucocorticosteroids on Micro-vascular permeability. Am Rev Respir Dis 141: 39–43

# Stellenwert der Elimination von Mediatoren durch Blutwaschverfahren – Einsatz der Hämofiltration beim Polytrauma

I. Marzi

Abteilung für Unfallchirurgie, Chirurgische Universitätsklinik, D-66421 Homburg/Saar

## Polytrauma, SIRS und MOV: Spezifische oder unspezifische Mediatorelimination?

Das Multiorganversagen (MOV) stellt neben dem schweren Schädel-Hirn-Trauma die Haupttodesursache nach primär überlebtem Polytrauma dar, insbesondere wenn der „Injury Severity Score" (ISS) 25 Punkte überschreitet [1]. Das bei etwa ¾ der polytraumatisierten Patienten zu beobachtende „Systemic Inflammatory Response Syndrome" (SIRS) wird in der Mehrzahl der Fälle entweder endogen oder mit therapeutischer Unterstützung kontrolliert und stellt somit eine passagere ‚physiologische' Reaktion auf ein Polytrauma dar. Kann diese posttraumatische Entzündungsreaktion jedoch nicht mehr kontrolliert werden, entwickelt sich daraus eine Dysfunktion einzelner oder mehrerer Organe, das Multiorgandysfunktionsyndrom (MODS). Obgleich dies teilweise durch supportive Maßnahmen (Beatmung, Lagerungsmaßnahmen, Katecholamine etc.) reversibel ist, entwickelt sich daraus in einem hohen Prozentsatz ein MOV.

Umfangreiche experimentelle und klinische Untersuchungen der letzten Jahre weisen auf eine kaum mehr überschaubare Anzahl humoraler und zellulärer Faktoren hin, die an der Entwicklung eines posttraumtischen SIRS oder MOV beteiligt sind, wobei vielfache pathomechanistische Überschneidungen mit der Sepsis bestehen [2]. In einer Reihe klinischer Multicenterstudien wurde daher versucht, durch Blockade einzelner als relevant anerkannter Mediatoren den Verlauf von SIRS und Sepsis zum MOV hin therapeutisch zu beeinflussen. Die Ergebnisse dieser Studien, beispielsweise mit monoklonalen Antikörpern gegen Endotoxin, TNFα oder mit einem Interleukin-1-Rezeptorantagonisten, sind jedoch insgesamt negativ und enttäuschend [3]. Als Ursache für diese Fehlschläge werden v. a. folgende Faktoren diskutiert: 1. Bei der multifaktoriellen Genese kann ein ‚single-drug-approach' nicht zum Erfolg führen, da sich die Wirkungsmechanismen der beteiligten Mediatoren weit überlappen. 2. Der Zeitpunkt der Studienmedikation war in praktisch allen Studien wahrscheinlich zu spät gewählt, nämlich nach Erfüllung von SIRS oder Sepsiskriterien [4]. Zu diesem Zeitpunkt muß man davon ausgehen, daß die therapeutisch anvisierte Mediatorblockade (z. B. von TNFα , IL1-1β, PAF) bereits zum Bild eines SIRS oder Sepsissyndroms geführt hat und somit zu spät kommt. Vor dem Hintergrund dieser Erfahrungen müssen neue therapeutische Konzepte diskutiert werden:

– Ein „single-drug-approach" muß, wenn überhaupt sinnvoll, relevante zentrale Mediatoren möglichst frühzeitig blockieren. Unter der aktuellen Vorstellung, daß die Mediatoraktivierung nach Polytrauma bereits mit der Schockbehandlung am Unfallort durch Induktion eines Reperfusionsschadens beginnt, müßte eine Blok-

Hefte zu „Der Unfallchirurg", Heft 253
Nast-Kolb/Waydhas/Schweiberer (Hrsg.),
Posttraumatisches Multiorganversagen
© Springer-Verlag Berlin Heidelberg 1996

kade, etwa von TNFα, bereits präklinisch oder in der Notaufnahme erfolgen, worauf tierexperimentelle Untersuchungen hinweisen [5].

– Die Neutralisation der Wirkungen einer Vielzahl beteiligter Faktoren durch unspezifische Maßnahmen möglichst vor Beginn der Entwicklung eines MODS müßte erreicht werden. Die extrakorporalen Blutwaschverfahren und hier v. a. die kontinuierliche Hämofiltration bieten zumindest theoretisch die Möglichkeit, eine Vielzahl von Mediatoren zu eliminieren. Ein früher präventiver Einsatz ist hier anzustreben; bisherige Erfahrungen beschränken sich jedoch auf den Einsatz nach Beginn von Sepsis oder MODS.

## Blutwaschverfahren in der Intensivmedizin

Intermittierende extrakorporale Blutwaschverfahren, wie beispielsweise die Hämodialyse oder Hämofiltration, sind in der Intensivmedizin meist durch kontinuierliche Verfahren abgelöst worden [6]. Durch kontinuierliche Hämofiltration oder Hämodiafiltration ist es möglich, die Infusiontherapie ohne Rücksicht auf die Volumenbelastung durchzuführen. Das Verfahren der arteriovenösen Hämofiltration ist wegen der Komplikationsmöglichkeiten am Gefäßanschluß und Blutdruckabhängigkeit überwiegend von der kontinuierlichen veno-venösen Hämofiltration (CVVHF) unter Zwischenschaltung einer Pumpe abgelöst worden, womit auch höhere Filtrationsraten erreicht werden können. Bei der Hämofiltration werden durch Passage des Blutes durch einen Hämofilter Moleküle bis zu einem definierten Molekulargewicht herausgefiltert. Bei den in jüngster Zeit verwendeten Polysulfon-, Polyamid- oder Polyacrylnitrilfiltern (z.B. AN69HF, Hospal), die gegenüber älteren Filtern (Cuprophane) eine deutlich geringere Mediatoraktivierung an der Oberfläche hervorrufen, können inflammatorische Mediatoren bis zu einem Molekulargewicht von ca. 30 kD herausgefiltert werden (Tabelle 1). Weniger verbreitet in der Behandlung des MOV oder der Sepsis sind bisher die Verfahren der Plasmapherese, der Membranplasmaseparation und der Hämoperfusion. Vorteil und gleichzeitig Nachteil der beiden ersteren Verfahren ist die Elimination großmolekularer Substanzen, so daß neben pathogenen Mediatoren auch protektive Proteine oder Plasmabestandteile eliminiert werden [7]. Mit der Hämoperfusion, die vorwiegend bei Intoxikationen eingesetzt wird, kann bei entsprechender Beschichtung der Oberfläche (z.B. Polymyxin B) zur Absorption größerer spezifischer Moleküle (z.B. Endotoxin) führen [8]. Problematisch sind hier die erforderliche deutliche Antikoagulation sowie die mögliche Entwicklung von Thrombozytopenien.

| **Tabelle 1.** Filtrierbare Mediatoren bei Hämofiltration (AN69HF-Filter, cut-off ca. 30 kD) | [kD] |
|---|---|
| Kinine | 0,2 |
| Prostaglandine | 0,6 |
| Leukotriene | 0,6 |
| Complement ($C_{3a}$, $C_{5a}$) | 9–12 |
| Interleukin 1 | 18 |
| TNFα (als Monomer) | 17 |
| (TNFα nicht in der aktiven Form als Trimer, ca. 50 kD) | |

## Mediatorelimination durch Hämofiltration in der Sepsis und MODS

Vor allem der als zentraler Mediator eines MOV diskutierte TNFα, aber auch IL-1β, IL-6, PAF u.a. wurden hinsichtlich ihrer möglichen Elimination durch CVVHF sowohl experimentell als auch klinisch untersucht. So konnten einige Autoren zeigen, daß in der Sepsis bei Patienten mit und ohne akutem Nierenversagen TNF im Ultrafiltrat meßbar ist [9–11], wobei die quantitative Relevanz schwierig zu interpretieren ist. Vor allem die Arbeiten von Bellomo et al. [9] haben eine umfassende Diskussion im Hinblick auf den fehlenden Einfluß auf systemische Mediatorveränderungen ausgelöst [12–16]. Aber auch bei Verminderung der Plasmaspiegel durch Hämofiltration konnten keine relevanten Auswirkungen auf den Verlauf des MOV beobachtet werden wie dies Gueugniaud [14] an Brandverletzten mit signifikanter Reduktion des IL-6 zeigte. Die Ursachen für den fehlenden Effekt auf die Plasmaspiegel sind nicht geklärt, die folgenden Mechanismen werden jedoch diskutiert:

- unzureichende quantitative Elimination in Relation zur endogenen Clearance [17],
- unmittelbare Neuproduktion nach Elimination (Regelkreis der ablaufenden Entzündung?),
- Aktivierung der Mediatorsynthese trotz verbesserter Membranen (z.B. Complement [18]).

Letztlich sind bisher keine sicheren Beziehungen zwischen der Elimination potenter Mediatoren, ihren Plasmaspiegeln und dem klinischem Verlauf bei Patienten mit MOV oder Sepsis in prospektiven, kontrollierten Studien belegt worden.

## Klinische Studienergebnisse bei Hämofiltration in der Sepsis und MOV

Der klinische Einsatz der CAVHF und v.a. der CVVHF wird hingegen durchweg positiv und ohne ernsthafte Nebenwirkungen beschrieben, wobei die Effektivität offensichtlich von der Filtrationsrate abhängt [19]. Sowohl experimentell [20, 21] als auch klinisch [22] zeigt sich dabei, daß durch Hämofiltration in der Sepsis und MOV die Ventrikelfunktionen verbessert werden können, wobei als pathophysiologisch relevante Faktoren die Elimination eines myokardialen „depressive factors" oder anderer vasoaktiver Mediatoren diskutiert werden [20, 21]. Weitere positive Erfahrungen liegen bezüglich einer Verbesserung der Lungenfunktion im ARDS oder MOV vor [23, 24]. Insgesamt überwiegt ein positiver Eindruck des Einsatzes der Hämofiltration auch bei Patienten, die ohne manifestes Nierenversagen isovolämisch behandelt wurden. Da in den meisten Untersuchungen die Hämofiltration jedoch erst bei etabliertem MOV, ARDS oder Sepsis angewandt wurde, kann derzeit die Frage noch nicht beantwortet werden, ob ein früher Einsatz solcher Entwicklungen verhindert werden kann.

## Prospektive Studie: frühe, präventive Hämofiltration beim Polytrauma

Vor dem Hintergrund einer frühzeitigen Mediatoraktivierung nach Polytrauma und den oben genannten positiven klinischen Erfahrungen mit der CVVHF wurde ein Studienkonzept zur frühen unspezifischen Mediatorelimination vor Entwicklung eines MOV aufgestellt. Ziel dieser prospektiven randomisierten offenen Monocenterstudie war es, durch präventive CVVHF innerhalb der ersten 5 Tage nach Trauma präventiv einer posttraumatischen Entzündungsreaktion entgegenzuwirken. Einschlußkriterien der Studie waren ein Verletzungsgrad von mindestens 27 Punkten und Beginn der Hämofiltration nach Primärversorgung, ausgeschlossen waren prognostisch entscheidende Schädel-Hirn-Traumen mit intrakranieller Einblutung. Zielparameter der Studie waren der Einfluß auf die Hämodynamik, die Organfunktion und inflammatorische Mediatoren im Plasma in den ersten 14 Tagen nach Trauma.

Eingeschlossen wurden 24 Patienten (Alter Kontrolle 25,7 ±5 Jahre, CVVHF 33,5 ±14,9 Jahre) mit vergleichbaren Verletzungsscores (Kontrolle 34,1 ±9,6, CVVHF 35,3 ±6 Punkte im ISS) und Verletzungsmuster. Die Hämofiltration wurde isovolämisch mit einer Flußrate von 60–100 ml/min und einer Filtratmenge von 500 ml/h durchgeführt, wobei die Filtratmenge als balancierte Elektrolytlösung infundiert wurde (SH04, Schiwa). Als Filter wurde der täglich gewechselte AN69HF-Filter (Hospal) verwendet mit einem „cut-off" bei 30 kD, und beide Gruppen wurden niedrig dosiert heparinisiert (500 I.E./h Heparin).

Bei dieser Anwendung der CVVHF bei polytraumatisierten Patienten wurden keine verfahrensbedingten Nebenwirkungen oder Komplikationen festgestellt. Die Überlebensrate war in beiden Gruppen in einem 30 Tage Beobachtungsintervall gleich; insgesamt verstarb nur ein Patient der Kontrollgruppe nach 3 Monaten im Vollbild eines MOV. Während die Gesamtscores (MOV und APACHE II) keine signifikanten Unterschiede zeigten, konnten hochsignifikante Unterschiede der kardiovaskulären Parameter festgestellt werden (Tabelle 2). Bei vergleichbaren Blutdruck- und PCWP-Werten konnte die hyperdyname Kreislaufreaktion in der CVVHF Gruppe von Tag 1–5 verringert werden: Das deutlich supranormale Herz-Zeit-Volumen war signifikant verringert und der periphere Gefäßwiderstand signifikant geringer reduziert, ohne daß sich Änderungen im Sauerstoffverbrauch ergaben [25].

Der Einfluß der CVVHF auf die inflammatorischen Mediatoren war uneinheitlich (Tabelle 3). In der CVVHF-Gruppe wurden zwar überwiegend verringerte TNFα-Plasmaspiegel beobachtet, nach Absetzen der CVVHF zeigte sich jedoch ein überproportionaler Anstieg des TNF-binding Proteins, jedoch ohne Signifikanzniveau zu erreichen. Die Interleukin-6- und löslichen E-Selectin-Spiegel zeigten keine signifikanten Unterschiede. Eine Tendenz zu geringeren Plasmawerten wurden bei PMN-Elastase (Tag 1–3) und ebenso bei den Complementfaktoren $C_{3a}$ und SC5b-9 (gesamter Verlauf) beobachtet. Hingegen zeigen der C1rsC1-Inhibitorkomplex und das C-reaktive Protein erhöhte Werte in der CVVHF-Gruppe gegen Ende der 1. Woche. Ein deutlicher Unterschied ergab sich bei den Lipidperoxidationssprodukten,

**Tabelle 2.** Polytraumastudie: klinische Ergebnisse bei früher Hämofiltration

|  | Kontrollgruppe | CVVHF-Gruppe |
|---|---|---|
| Alter (je 12 Patienten) | 25,7 ±5 | 33,5 ±14,9 |
| ISS (Punkte) | 34,1 ±9,6 | 35,3 ±6 |
| Überlebensrate (3 Monate) | 11/12 | 12/12 |
| Herz-Zeit-Volumen (signifikant) | Drastisch erhöht | Mäßig erhöht |
| Systemischer Gefäßwiderstand (signifikant) | Erheblich erniedrigt | Mäßig erniedrigt |

| Mediatorspiegel | Beeinflussung |
|---|---|
| TNFα | Tendenziell geringere Plasmaspiegel |
| Interleukin 6 | Vergleichbare Verläufe |
| C-reaktives Protein | Erhöhte Werte (Tag 2–4, signifikant) |
| PMN-Elastase | Reduzierte Plasmaspiegel (Tag 1–2) |
| $C_{3a}$ | Geringere Spiegel im Verlauf (teilweise signifikant) |
| C1rsC1-Inhibitor | Erhöhte Werte (Tag 6–8) |
| Malondialdehyd | Deutlich erniedrigte Plasmaspiegel im Verlauf (signifikant) |

**Tabelle 3.** Polytraumastudie: Beeinflussung systemischer Mediatorspiegel durch CVVHF

reflektiert durch die Malondialdehydspiegel im Plasma, mit durchgängig signifikant erniedrigten Spiegeln in der CVVHF-Gruppe während der gesamten Meßphase.

Die Ergebnisse dieser Studie mit dem Ziel einer Mediatorelimination vor Manifestation eines MOV nach Trauma zeigen bezüglich der beeinflußten Mediatoren ein uneinheitliches Bild. Deutliche signifikante Veränderungen wurden hinsichtlich einer Attenuierung der hyperdynamen septiformen Kreislaufreaktion und der Membranlipidperoxidation beobachtet. Dies weist darauf hin, daß direkt oder indirekt die periphere Mikrozirkulation positiv beeinflußt wird, beispielsweise durch direkten oder indirekten Einfluß auf dilatierende Mediatoren (NO-System?). Die verringerte Lipidperoxidation läßt eine Reduzierung posttraumatisch entstandener Membranschäden annehmen, ohne daß eine Organzuordnung möglich ist. Eine relevante Elimination spezifischer Mediatoren konnte nicht herausgearbeitet werden, wie auch eine Aktivierung einzelner Plasmafaktoren durch das Filtrationsverfahren nicht ausgeschlossen werden kann. Verfahrenstechnische Nebenwirkungen wurden in der Studie nicht festgestellt.

## Schlußfolgerungen

Die für die offensichtlichen klinischen Erfolge der Hämofiltration verantwortlichen Pathomechanismen sowie die beeinflußten Mediatoren sind noch nicht hinreichend bekannt. Trotz meßbarer Filtration einzelner Mediatoren zeigen sich regelmäßig unveränderte Plasmaspiegel, wobei folgende Erklärungen denkbar sind: Die quantitative Elimination ist im Vergleich zur endogenen Stoffwechselrate zu gering, die Absorption von Toxinen an der Membran ist rasch erschöpft oder die klinische Relevanz der Plasmaspiegel wird überschätzt. Da sich die Organveränderungen beim MOV weitgehend auf Mikrozirkulations- und Zellebene abspielen, erscheint es fraglich, ob sie mit den zur Verfügung stehenden Plasmamessungen klinisch überhaupt erkennbar sind. Die Aussagekraft bisher publizierter Studien über die Bedeutung extrakorporaler Blutwaschverfahren zur Prophylaxe und Behandlung von SIRS und MOV erlauben derzeit noch keine sichere Therapieempfehlung. Aus klinischer Sicht überwiegen jedoch die positiven Auswirkungen auf kardiozirkulatorische Parameter und Lungenfunktion, wie dies auch in der vorgestellten Polytraumastudie bei präventiver Anwendung beobachtet wurde. Eine Validierung dieser Beobachtungen durch prospektive kontrollierte Studien sowohl mit therapeutischer als auch präventiver Intention steht jedoch noch aus.

## Literatur


1. Sauaia A, Moore FA, Moore EE, Haenel JB, Read RA, Lezotte DC (1994) Early predictors of postinjury multiple organ failure. Arch Surg 129: 39 – 45
2. Baue AE (1994) Multiple organ failure, multiple organ dysfunction syndrome, and the systemic inflammatory response syndrome – Where do we stand? Shock 2: 385 – 397
3. Natanson C, Hoffman WD, Suffredini AF, Eichacker PQ, Danner RL (1994) Selected treatment strategies for septic shock based on proposed mechanisms of pathogenesis, Ann Inter Med 120: 771 – 783
4. American College of Chest Physicians/Society of Critical Care Medicine Consensus Conference (1992): Definitions for sepsis and organ failure and guidelines for the use of innovative therapies in sepsis. Crit Care Med 20: 864 – 874
5. Bauer C, Roth W, Bahrami S, Marzi L (1991) Attenuation of shock-induced inflammation in the rat liver depends on the time of TNF$\alpha$-inhibition. J Molecular Med (in press)
6. Bellomo R, Parkin G, Love J, Boyce N (1993) A prospective comparative study of continuous arteriovenous hemodiafiltration and continuous veno-venous hemodiafiltration in critically ill patients. Am J Kid Dis 21: 400 – 404
7. Reinke P, Döcke WD, Syrbe U et al. (1994) Einsatz von Blutreinigungsverfahren bei Sepsis auf der Basis neuer Erkenntnisse zur Immunpathogenese der Sepsis. In: Riegel W (Hrsg) Kontinuierliche Blutreinigungsverfahren in der Intensivmedizin. Pabst, Lengerich, S 23 – 37
8. Cheadle WG, Hanasawa K, Gallinaro RN, Nimmanwudipong T, Kodama M, Polk HC (1991) Endotoxin filtration and immune stimulation improve survival from gram-negative sepsis. Surgery 110: 785 – 792
9. Bellomo R, Tipping P, Boyce N (1993) Continuous veno-venous hemofiltration with dialysis removes cytokines from the circulation of septic patients. Crit Care Med 21: 522 – 526
10. Kierdorf H, Melzer H, Weissen D et al. (1991) Elimination von Tumornekrosefaktor bei der kontinuierlichen Hämofiltration bei Patienten mit Multiorganversagen. Intensivmed Notfallmed 28 (Abstract)
11. Tonnesen E, Hansen MB, Höhndorf K, Diamants M, Bendtzen K, Wanscher M (1993) Cytokines in plasma and ultrafiltrate during continuous arteriovenous haemofiltration. Anaesthesia Intensive Care 21: 752 – 758
12. Schetz M (1994) Removal of cytokines in septic patients using continuous veno-venous hemodiafiltration (letter to the editor). Crit Care Med 22: 715 – 716
13. Höntzsch D, Weller S, Engels C, Kaiserauer S (1993) Der Verfahrenswechsel vom Fixateur externe zur Marknagelosteosynthese an Femur und Tibia. Aktuel Traumatol 23: 21 – 35
14. Gueugniaud P-Y, Bertin-Maghit M, Hirschauer C, Petit P (1994) Removal of cytokines in septic patients using continuous veno-venous hemodiafiltration (letter to the editor). Crit Care Med 22: 717
15. Böhrer H, Schmidt H, Bach A, Motsch J, Martin E (1994) Removal of cytokines in septic patients using continuous veno-venous hemodiafiltration (letter to the editor). Crit Care Med 22: 717 – 718
16. Elliot D, Wiles III CE, Reynolds HN (1994) Removal of cytokines in septic patients using continuous veno-venous hemodiafiltration (letter to the editor). Crit Care Med 22: 718 – 719
17. Schetz M, Ferdinande P, Van den Berghe G, Verwaest C, Lauwers P (1995) Removal of proinflammatory cytokines with renal replacement therapy: sense or nonsense. Intensive Care Med 21: 169 – 176
18. Pertosa G, Tarantino EA, Gesualdo L, Montinaro V, Schena FP (1993) C5b-9 generation and cytokine production in hemodialyzed patients. Kid Inter 43 (Suppl 41): 221 – 225
19. Storck M, Hartl WH, Zimmerer E, Inthorn D (1991) Comparison of pump-driven and spontaneous continuous haemofiltration in postoperative acute renal failure. Lancet 337: 452 – 455
20. Grootendorst AF, van Bommel EFH, van der Hoven B, van Leengoed LAMG, van Osta ALM (1992) High volume hemofiltration improves right ventricular function in endotoxin-induced shock in the pig. Intensive Care Med 18: 235 – 240
21. Gomez A, Wang R, Unruh H et al. (1990) Hemofiltration reverses left ventricular dysfunction during sepsis in dogs. Anesthesiology 73: 671 – 685
22. Davenport A, Will EJ, Davidson AM (1993) Improved cardiovascular stability during continuous modes of renal replacements therapy in critically ill patients with acute hepatic and renal failure. Crit Care Med 21: 328 – 338
23. Garzia F, Todor R, Scalea T (1991) Continuous arteriovenous hemofiltration countercurrent dialysis (CAVH-D) in acute respiratory failure (ARDS). J Trauma 31: 1277 – 1284
24. DiCarlo JV, Dudley TE, Sherbotie JR, Kaplan BS, Costarino AT (1990) Continuous arteriovenous hemofiltration/dialysis improves pulmonary gas exchange in children with multiple organ system failure. Crit Care Med 18: 822 – 826

25.[1] Ziegenfuß T, Marzi I, Bauer M, Riegel W (1994) Hämodynamische Effekte der kontinuierlichen veno-venösen Hämofiltration. In: W Riegel (Hrsg) Kontinuierliche Blutreinigungsverfahren in der Intensivmedizin. Pabst, Lengerich, S 87–99
26.[2] Marzi I, Ziegenfuß T, Rose S, Bauer M, Riegel W (1994) Einfluß der kontinuierlichen veno-venösen Hämofiltration auf die posttraumatische Entzündungsreaktion. In: W Riegel (Hrsg) Kontinuierliche Blutreinigungsverfahren in der Intensivmedizin. Pabst, Lengerich, S 52–67

---

[1,2] An der Polytraumastudie [25, 26] haben aktiv mitgewirkt: M. Bauer, V. Bühren, M. Holanda, W. Riegel, S. Rose, Th. Ziegenfuß; Universitätsklinik Homburg/Saar; M. Kirschfink, Institut für Immunologie der Universität Heidelberg; H. Redl, G. Schlag, LBI für exp. und klin. Traumatologie, Wien.

# The Role of Translocation of Bacteria and Endotoxin in the Gut in Shock

U. Haglund

Department of Surgery, University Hospital, S-75185 Uppsala, Sweden

## Abstract

The small intestine rapidly becomes ischemic in shock and critical illness. The mechanisms causing hypoxia include reduced oxygen delivery, uneven intramural distribution of oxygen, increased demand of oxygen in sepsis and impaired extraction and utilization of oxygen. Sepsis changes the oxygen metabolism making it much less effective. The effects of the mucosal countercurrent mechanism may further augment the hypoxia to the superficial parts of the mucosa despite fairly well maintained blood flow. At reperfusion exacerbation of injury occurs due to increased generation of oxygen free radicals. The ischemic intestinal mucosa is more permeable impairing the barrier between the lumen and the interior of the body. Sepsis impairs the gut mucosal barrier more than could be accounted for by the mucosal ischemia alone. As a consequence of barrier dysfunction increased translocation of bacteria and endotoxin may occur. The evidence supporting an important role of bacterial translocation from the small intestine in clinical critical illness is indirect. Defective mucosal immune function and release of inflammatory mediators from the intestine are other possible consequences of the failing intestine in shock.

This paper provides a brief overview of the pathophysiology of the small intestine in shock with special emphasis on the possible role of bacterial translocation in critical illness. Injury to the small intestinal mucosa develops very rapidly during sepsis and ischemia. The first detectable sign of mucosal ischemia during sepsis and shock is reduced intramucosal pH due to anaerobic metabolism [1]. Functionally there is an increase of the permeability of mucosal capillaries and of the entire intestinal mucosa [2]. Morphological injury with loss of the epithelial lining of the villi is detectable by light microscope following 20 min of near total intestinal ischemia or 1–2 h of shock [3]. After successful resuscitation complete restoration takes place within hours [4]. The pathophysiology of this injury has an ischemic and a reperfusion component (Table 1). The various pathophysiological mechanisms illustrated in Table 1 are discussed briefly below.

**Table 1.** Pathophysiology of small intestinal mucosal injury

| Component | Pathophysiological mechanism |
|---|---|
| Ischemia | Reduced oxygen delivery |
| | Reduced blood flow |
| | Short-circuiting of oxygen in the mucosal counter-current exchanger |
| | Increased demand for oxygen |
| | Decreased ability for extraction/utilization |
| Reperfusion injury | Increased generation of oxygen free radicals |

Hefte zu „Der Unfallchirurg", Heft 253
Nast-Kolb/Waydhas/Schweiberer (Hrsg.),
Posttraumatisches Multiorganversagen
© Springer-Verlag Berlin Heidelberg 1996

## Ischemic Injury

Oxygen delivery is decreased with decreased blood flow, as seen in hemorrhage. However, the extraction of oxygen increases simultaneously and in this way the small intestine can compensate for blood losses of up to one third of the total blood volume [5] without any detectable change in the oxygen consumption, which is maintained in the normal range down to an intestinal blood flow of 50 % of control. The sympathetic nervous system seems to play only a minor role in intestinal vascular adjustments during hemorrhage. Instead, there is evidence that the renin-angiotensin system is very important for intestinal vascular control during hemorrhage [6]. Microvascular disturbances that generally occur during shock states, such as increased adherence of white blood cells to the endothelium and injury to endothelial cells, further impairs the condition, also as regards oxygen delivery in the small intestine.

As a consequence the increased intestinal oxygen extraction, the $O_2$ content in the portal venous blood becomes very low and hepatic ischemia can easily become the price paid by the body for maintaining intestinal oxygenation following hemorrhage [7].

In shock the intraintestinal distribution of blood flow changes in a direction that favors the mucosa. Intraluminal supply of oxygen may prevent intramucosal acidosis as well as mucosal injury during shock [8, 9]. This paradox – maintained blood supply and hypoxic injury – is explained by the anatomical arrangement of the villous vascular supply, which creates the prerequisites for a countercurrent exchange between the central arterial vessel and the subepithelial network of capillaries and venulae. There is direct experimental support for such short-circuiting of oxygen at the base of the villi and that this process becomes much more effective at hypotension [10, 11].

Sepsis seems to add at least one dimension to this problem. Intestinal blood flow follows the changes in cardiac output and disproportionate intestinal vasoconstriction seems not to be common in sepsis. Intestinal oxygen consumption is increased in sepsis [12] (this increase has been demonstrated to be on the order of magnitude of 75 % in a severe model of sepsis induced in pigs by fecal peritonitis) [1, 7]. The cause of the increased demand for oxygen remains unclear. According to one hypothesis the invasion of inflammatory cells (mainly polymorphonuclear leukocytes) and activation of the high number of resident macrophages and lymphocytes in the intestine by the inflammatory process could account for this increase. However, in recent experiments IB4, a monoclonal antibody towards the CD11/CD18 complex, thus preventing white blood cells from adhering to the endothelial layer (and later penetrating into the tissue), failed to prevent the increased oxygen consumption [13] or prevent mucosal injury. It is still possible that resident cells play a dominating role, however.

Despite the increased intestinal consumption of oxygen in the porcine experimental septic model based on standardized fecal peritonitis, there are signs of intestinal mucosal ischemia as revealed by intramucosal acidosis [1] (Table 2). In addition, the elevated oxygen consumption cannot prevent increased mucosal permeability and microscopically detectable mucosal injury during sepsis.

Comparing the situation in sepsis with that of hemorrhage reveals interesting differences. The development of intramucosal acidosis in hemorrhage is associated with an increased oxygen extraction by the gut while in sepsis intramucosal acidosis deve-

**Table 2.** Oxygen delivery ($DO_2$), oxygen consumption ($VO_2$), and intramucosal pH ($pH_i$) in pigs made septic from peritonitis at time o hour (data from Rasmussen and Haglund [1])

| Time (h) | $DO_2$ | $VO_2$ | $pH_i$ |
|---|---|---|---|
| 0 | 7.5±0.5 | 1.4±0.1 | 7.30±0.05 |
| 1 | 8.1±0.8 | 2.4±0.3 | 7.19±0.07 |
| 2 | 5.6±0.4 | 2.2±0.3 | 7.07±0.05 |
| 3 | 4.8±0.2 | 2.2±0.3 | 7.06±0.07 |
| 4 | 4.3±0.3 | 2.0±0.2 | 7.04±0.09 |
| 5 | 3.5±0.2 | 1.8±0.2 | 7.05±0.10 |

$DO_2$ and $VO_2$ are expressed in ml min$^{-1}$ kg$^{-1}$. Mean values ± SE.

lops with a much lower intestinal oxygen extraction rate (Fig. 1) [14]. Tonometrically measured intramucosal $pO_2$ indicates that the reduction in intramucosal pH in sepsis occurs with a high amount of oxygen present in the tissue, unlike the situation in hemorrhage [15]. Furthermore, intestinal ischemia in sepsis is not associated with an increased generation of lactate in contrast to ischemia induced by mechanical obstruction of the arterial inflow [16]. Thus, it seems as if the problem in sepsis is not inadequate delivery of oxygen to the tissue but rather inadequate tissue metabolism of the delivered oxygen. Sepsis causes a change at the subcellular level, blocking the adequate utilization of available oxygen and causing an increased production of carbon dioxide. The reason and the mechanisms for this change are still unknown. In contrast, increasing the amount of oxygen delivered to the intestine by increasing cardiac output with dextran infusions and dobutamine administration may prevent the reduction of intramucosal pH [17]. However, this does not necessarily mean a normalization of the metabolic situation since increased wash-out of carbon dioxide alone may explain the normalization of $pH_i$. Using an experimental model that allowed separation of the effects of sepsis and reduction of intestinal flood flow Fink and coworkers, in a recent study, induced intestinal ischemia by mechanical obstruction of the superior mesenteric artery blood flow to the same extent as occurred in sepsis caused by infusion of endotoxin. They then demonstrated that sepsis caused a much more marked increase in mucosal permeability of the small intestinal mucosa and should be regarded as potentially harmful by itself [18, 19].

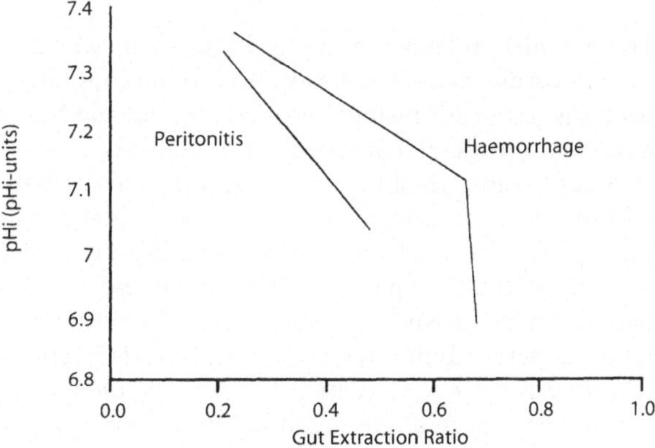


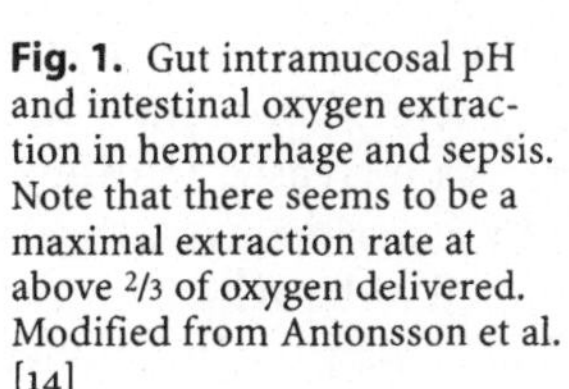

**Fig. 1.** Gut intramucosal pH and intestinal oxygen extraction in hemorrhage and sepsis. Note that there seems to be a maximal extraction rate at above 2/3 of oxygen delivered. Modified from Antonsson et al. [14]

Thus, the small intestinal oxygen metabolism has a good capacity to compensate for decreased blood flow caused by hemorrhage or mechanical constriction of the supplying artery by means of increased extraction of oxygen. However, even a less pronounced reduction in blood flow caused by sepsis creates significant changes in the small intestinal oxygen metabolism since in sepsis there is a decrease in the capacity to increase oxygen extraction and the metabolism of the oxygen present in the tissue becomes inadequate, while the needs for oxygen increases at the same time.

## Reperfusion Injury

Reperfusion injury, a component of ischemic injury, was first described by Granger and coworkers in 1981 [20]. These authors also hypothetically outlined the underlying mechanisms. These have largely been verified in subsequent experiments in their own and in other laboratories [2]. The reperfusion component has attracted considerable interest because of its General biological implications and not because of a verified important role in sepsis. In contrast, it is not very likely that the reperfusion component is important in clinical sepsis and critical illness.

Briefly, the reperfusion component is caused by increased generation of oxygen-free radicals. During ischemia the breakdown of ATP is blocked at hypoxanthine, since the further metabolism to xanthine and urea demands the presence of oxygen. As a consequence, hypoxanthine accumulates in the ischemic tissue. The converting enzyme, xanthine dehydrogenase (XD), is simultaneously changed by a proteolytic process initiated by ischemia to xanthine oxidase (XO). XD uses NAD as an electron acceptor while XO creates superoxide anion, an oxygen-derived free radical. At reperfusion, oxygen is available in high amounts, the substrate has accumulated, and the radical forming enzyme is there and activated [21]. The resulting radical formation may exceed the defense capacity of the tissue and oxygen free radicals may then initially cause endothelial cell injury. In addition, radicals may activate leukocytes to cause microvascular impairment resulting in further tissue injury.

## Consequences of Intestinal Injury

The organism tolerates prolonged intestinal ischemia well but upon reperfusion of the gut cardiovascular deterioration follows rapidly [11]. Several mechanisms have been suggested as causing this development, and bacterial translocation has recently attracted considerable interest in this context.

Since the intestinal mucosa creates the barrier between the contaminated lumen and the sterile interior environment, intestinal permeability changes and mucosal tissue injury in shock may induce significantly increased translocation of bacteria and endotoxin. At reperfusion this could lead to massive systemic bacteremia and overwhelming sepsis. Decreased barrier function measured as increased intestinal mucosal permeability has been demonstrated repeatedly in experimental animals [18]. In critically ill patients it has recently been demonstrated to be related to the development of multiple organ failure in severely injured patients [22]. In another study, though, intestinal permeability increase after severe injury and hemorrhage was not related to an increased incidence of septic complications [23].

If increased intestinal permeability is causally related to the development of sepsis and multiple organ failure, the most likely mechanism for this process is translocation of bacteria and/or endotoxin. Translocation has frequently been described following intestinal ischemia, sepsis and shock in animal experiments, and especially in experiments performed on small animals [24]. It also occurs, but less frequently, in humans. Translocation seems to be especially common during surgery in patients with bowel obstruction and inflammatory bowel disease and is associated with increased frequency of postoperative infectious complications [25]. However, translocation seems not to be a frequent phenomenon in severely traumatized patients [26] although this has been questioned by others [27]. Circumstantial evidence such as decreased frequency of infectious complication in trauma patients given enteral feeding compared to parenteral [28] as well as less frequent infectious complications following selective gut decontamination [29], and the demonstration of intestinal bacteria as common causative agents in extraintestinal infection in surgical intensive care patients [30] nevertheless indicates that translocation may be an important phenomenon in clinical situations, too.

Other consequences of intestinal injury in shock which are under discussion include sequestration of blood in the splanchnic vessels and the release from the intestine of cardiotoxic factors to the intestinal venous blood [11]. The small intestine is an important immune organ with a very high number of resident macrophages and lymphocytes. Ischemia alters the expression of the cellular elements of the mucosal immune system although our present knowledge about this important part of the immune defense system is yet too small to allow a more precise description of the mechanisms behind it or its implications. An additional way of influencing the immune function by the intestine could be release to the portal venous blood of important mediators such as tumor necrosis factor and interleukin-6. Such release has recently been described experimentally [31].

## Summary

The intestinal mucosa suffers from hypoxia relative to its need in shock, especially in sepsis. As a consequence mucosal injury develops, destroying the mucosal barrier and causing release of toxic substances and impaired immune function.

## References

1. Rasmussen I, Haglund U (1992) Early gut ischemia in experimental fecal peritonitis. Circ Shock 38: 22–28
2. Haglund U, Bulkley GB, Granger DN (1987) On the pathophysiology of intestinal ischemic injury. Acta Chir Scand 153: 321–324
3. Park PO, Haglund U, Bulkley GB, Fält K (1990) The sequence of development of intestinal tissue injury after strangulation ischemia and reperfusion. Surgery 107: 574–580
4. Park PO, Haglund U (1992) Regeneration of small bowel mucosa after intestinal ischemia. Crit Care Med 20: 135–139
5. Kvietys PR, Granger DN (1982) Relation between intestinal blood flow and oxygen uptake. Am J Physiol 242: G202–G208

6. Bailey RW, Bulkley GB, Hamilton SR, Morris JB, Haglund U (1987) Protection of small intestine from nonocclusive mesenteric ischemic injury due to cardiogenic shock. Am J Surg 53: 108–116
7. Arvidsson D, Rasmussen I, Almqvist P, Niklasson F, Haglund U (1991) Splanchnic oxygen consumption in septic and hemorrhagic shock. Surgery 109: 190–197
8. Falk A, Redfors S, Myrvold H, Haglund U (1985) Small intestinal mucosal lesions in feline septic shock: a study on the pathogenesis. Circ Shock 17: 327–337
9. Haglund U (1993) Therapeutic potential of intraluminal oxygenation. Crit Care Med 21: S69–S71
10. Lundgren O, Haglund U (1978) The pathophysiology of the intestinal countercurrent exchanger. Life Sci 23: 1411–1422
11. Haglund U, Jodal M, Lundgren O (1984) The small bowel in arterial hypotension and shock. In: Shepherd AP, Granger DN (eds) Physiology of intestinal circulation. Raven, New York, pp 305–319
12. Dahn MS, Lange P, Lobdell K, Hans B, Jacobs LA, Mitchell RA (1987) Splanchnic and total body consumption differences in septic and injured patients. Surgery 101: 69–80
13. Wollert S, Rasmussen I, Lundberg C, Gerdin B, Arvidsson D, Haglund U (1993) Inhibition of CD 18-dependent adherence of polymorphonuclear leukocytes does not affect liver oxygen consumption in fecal peritonitis in pigs. Circ Shock 41: 230–238
14. Antonsson JB, Engstörm L, Rasmussen I, Wollen S, Haglund U (1995) Changes in gut intramucosal pH and gut oxygen extraction ratio in a porcine model of peritonitis and hemorrhage. Crit Care Med 23: 1872–1881
15. Antonsson JB, Haglund UH (1995) Gut intramucosal pH and intraluminal $pO_2$ in a porcine model of peritonitis or hemorrhage. Gut 37: 791–797
16. Ljungdahl M, Rasmussen I, Raab Y et al (1994) Small intestinal mucosal oxygenation during ischemia/reperfusion and sepsis (abstract). Shock 2 [Suppl 1]: 31
17. Ljungdahl M, Rasmussen I, Haglund U (1995) Flow dependency of gastro-intestinal mucosal acidosis in sepsis. Shock 3 [Suppl 2]: 22
18. Fink MP, Kaups KL, Wang H, Rothschild HR (1991) Maintenance of superior mesenteric arterial perfusion prevents increased intestinal mucosal permeability in endotoxic pigs. Surgery 110: 154–161
19. Fink MP, Cohn SM, Lee PC, Rothschild HR, Deniz YF, Wang H, Fiddian-Green RG (1989) Effect of lipopolysaccharide on intestinal intramucosal hydrogen ion concentration in pigs: evidence of gut ischemia in a normodynamic model of septic shock. Crit Care Med 17: 641–646
20. Granger DN, Rutili G, McCord JM (1981) Superoxide radicals in feline intestinal ischemia. Gastroenterology 81: 22–29
21. Haglund U, Gerdin B (1991) Oxygen-free radicals (OFR) and circulatory shock. Shock 34: 405–511
22. Pape H-C, Dwenger A, Regel G et al (1994) Increased gut permeability after multiple trauma. Br J Surg 81: 850–852
23. Roumen RMH, Hendriks T, Wevers RA, Goris RJA (1993) Intestinal permeability after severe trauma and hemorrhagic shock is increased, without relation to septic complications. Arch Surg 128: 453–457
24. Deitch EA (1992) Multiple organ failure. Pathophysiology and potential future therapy. Ann Surg 216: 117–134
25. Sedman PC, Macfie J, Sagar P et al (1994) The prevalence of gut translocation in humans. Gastroenterology 107: 643–649
26. Moore FA, Moore EE, Pogetti R et al (1991) Gut bacterial translocation via the portal vein: a clinical perspective with major torso trauma. J Trauma 31: 629–636
27. Brathwaite CEM, Ross SE, Nagele R et al (1993) Bacterial translocation occurs in humans alter traumatic injury: evidence using immunofluorescence. J Trauma 34: 586–590
28. Kudsk KA, Croce MA, Fabian TC et al (1992) Enteral versus parenteral feeding. Effects on septic morbidity after blunt and penetrating abdominal trauma. Ann Surg 215: 503–511
29. Gastinne H, Wolff M, Delatour F et al (1992) A controlled trial in intensive care units of selective decontamination of the digestive tract with nonabsorbable antibiotics. New Engl J Med 9: 594–599
30. Marshall JC, Christou NV, Meakins JL (1993) The gastro-intestinal tract. The "undrained abscess" of multiple organ failure. Am Surg 218: 111–119
31. Deitch EA, Xu D, Franko L, Ayala A, Chaudry IH (1994) Evidence favouring the role of the gut as a cytokine-generating organ in rats subjected to hemorrhagic shock. Shock 1: 141–146

# Aktuelle Konzepte zur Pathogenese und Therapie der bakteriellen Sepsis

E. Rietschel, A.J. Ulmer, P. Zabel und H. Brade

Forschungszentrum Borstel, Parkallee 22, D-23845 Borstel

## Sepsis

„Eine Sepsis liegt dann vor, wenn sich innerhalb des Körpers ein Herd gebildet hat, von dem aus konstant oder periodisch pathogene Bakterien in den Blutkreislauf gelangen, derart, daß durch diese Invasion subjektiv oder objektiv Krankheitserscheinungen ausgelöst werden." Diese unverändert gültige Definition der bakteriellen Sepsis gab im Jahre 1914 Hugo Schottmüller, Oberarzt der Inneren Klinik des Universitäts-Krankenhauses Eppendorf in Hamburg, anläßlich eines bei der Jahrestagung der Deutschen Gesellschaft für Innere Medizin in Wiesbaden gehaltenen Vortrags [1].

Sepsis (griechisch: seapos, Fäulnis) oder Blutvergiftung stellt auch heute noch ein ungelöstes Problem der therapeutischen Medizin dar. Dieses Syndrom ist mit etwa 50 % die Haupttodesursache von Patienten auf chirurgischen Intensivstationen, und allein in den USA versterben jährlich etwa 100 000 Patienten an der schwersten Form der Sepsis, dem septischen Schock [2, 3]. Zudem ist die Inzidenz der Sepsis trotz modernster Intensivtherapie und der Anwendung stetig neuer und hochwirksamer Antibiotika im Ansteigen begriffen. Die Gründe hierfür sind vielfältig und u.a. in einer sich ausbreitenden Antibiotikaresistenz, im oft hohen Durchschnittsalter der Patienten und in vermehrten medizinischen Eingriffen, wie invasive Maßnahmen, agressive Chemotherapie und Immunsuppression nach Transplantation, welche das Sepsisrisiko erhöhen, zu suchen. Ein der Sepsis ähnliches Syndrom wird auch nach Traumata, operativen Eingriffen und schweren Verbrennungen beobachtet. Die Auslösung des septischen Geschehens wird hier Bakterien oder Bakterienprodukten, die unter pathologischen Bedingungen durch Translokation aus dem Intestinaltrakt in die Zirkulation gelangen, zugeschrieben.

Das klinische Erscheinungsbild der Sepsis manifestiert sich zunächst in einer hyperdynamen Phase mit gesteigerter Gewebeperfusion, die später übergeht in die bedrohliche hypodyname Phase, welche durch verminderte Gewebeperfusion, Gewebehypoxie, sinkende Stoffwechselaktivität und ein konsekutives Multiorganversagen gekennzeichnet ist. Als Symptome treten hohes Fieber bzw. Hypothermie, Tachykardie, Tachypnoe und Leukopenie bzw. Leukozytose, oft verbunden mit Hypoxämie, Oligurie und Azidose auf. Man spricht vom septischen Schock, wenn zu diesen Symptomen trotz adäquaten Volumenersatzes ein anhaltender Blutdruckabfall hinzutritt. Diese Symptomatik einer generalisierten Entzündungsreaktion (englisch: systemic inflammatory response syndrome, SIRS) des Körpers auf eine Infektion kann auch durch Viren, Parasiten und Pilze, nach Häufigkeit und klinischer Bedeutung jedoch v. a. durch Bakterien ausgelöst werden. Drei Sepsisstudien der Jahre 1987/

Hefte zu „Der Unfallchirurg", Heft 253
Nast-Kolb/Waydhas/Schweiberer (Hrsg.),
Posttraumatisches Multiorganversagen
© Springer-Verlag Berlin Heidelberg 1996

1988 zeigen, daß die Inzidenz isolierter gramnegativer Bakterien bei 30 und 80 % und die von grampositiven Bakterien bei bis zu 24 % liegt. Somit kommt als Auslöser der Sepsis den gramnegativen Bakterien ein besonderer Stellenwert zu. Während bei den grampositiven Bakteriämien die koagulasenegativen Staphylokokken (gefolgt von koagulasepositiven Staphylokokken und Streptokokken) überwiegen, macht *Escherichia coli* mit fast 50 %, gefolgt von *Klebsiella pneumoniae* (25 %) und *Pseudomonas aeruginosa*, den bedeutendsten Anteil gramnegativer Isolate aus dem Blut aus.

## Endotoxine

Daß die eigentlich krankmachenden Stoffe allerdings nicht die Bakterien selbst, sondern von ihnen freigesetzte Produkte sind, hatte schon E. Ziegler erkannt, der die Sepsis als „eine Vergiftung des Organismus durch Toxine, Toxalbumin, Fermente und andere Produkte bakteritischer Zersetzung" definierte [4]. Bakterien produzieren im wesentlichen 2 Typen von Faktoren, die ein septisches Geschehen auslösen können, nämlich Exotoxine und Endotoxine. Exotoxine sind im Zytoplasma gebildete Proteine, die aktiv von einigen Bakterien, v. a. auch von pathogenen grampositiven Bakterien, freigesetzt werden. Besonders eingehend sind die schockinduzierenden, porinbildenden Toxine wie α-Toxin (*Staphylococcus aureus*) und Hämolysin (*Escherichia coli*) sowie die Superantigene [z. B. toxic shock syndrome toxin (TSST-1), staphylococcal enterotoxin B (SEB)] hinsichtlich Struktur und Wirkung analysiert worden [5–7]. Endotoxine andererseits stellen charakteristische Komponenten gramnegativer Bakterien dar und sind auf deren Oberfläche lokalisiert [8]. Sie gelangen erst bei der Zellteilung und, in sepsisrelevanten Mengen, beim Antibiotika-bedingten Zelltod (oder bei Meningokokken durch shedding) in die Umgebung und entfalten biologische Wirksamkeit nur in freigesetzter, nicht in bakterienassoziierter Form. Endotoxine sind biologisch höchst aktive Makromoleküle. Schon in Pikogrammengen ($10^{-12}$ g) induzieren sie beim Menschen Fieber und Veränderungen im weißen Blutbild.

Die pathogenetische Bedeutung der Endotoxine bei der Sepsis wurde besonders bei der Meningokokkensepsis herausgearbeitet, wo eine klare Korrelation zwischen Schwergrad der Erkrankung und dem Plasmaspiegel von Endotoxin besteht [9]. So bedeuten über 10 000 pg/ml Endotoxin in der Zikrulation den sicheren Tod des Patienten, während Spiegel unter 100 pg/ml, trotz schwerer pathophysiologischer Symptomatik, mit einer guten Prognose einhergehen. Allerdings können auch sehr geringe Endotoxin-Konzentrationen irreversiblen Schock induzieren, wenn sich der Wirtorganismus in einer Phase der Überempfindlichkeit gegenüber Endotoxin befindet, einem Zustand, wie er durch andere Bakterienprodukte (z. B. Exotoxine, die oft synergistisch mit Endotoxin wirken!) oder endogene Wirtsfaktoren (z. B. γ-Interferon, GM-colony stimulating factor) herbeigeführt werden kann [10].

Endotoxine bestehen aus einer Polysaccharid- und einer Lipoidkomponente (Lipoid A) und sind daher aus chemischer Sicht Lipopolysaccharide. Diese prinzipielle Architektur gilt für Endotoxine aller gramnegativen Bakterien. Als biologisches Wirkprinzip wurde die Lipoid-A-Komponente identifiziert, deren Primärstruktur einem in der Natur einmaligen Bauprinzip folgt [11]. Lipoid A aus *Escherichia coli* besteht aus einem bisphosphorylierten β(1-6)-verknüpften *D*-Glukosamindisaccha-

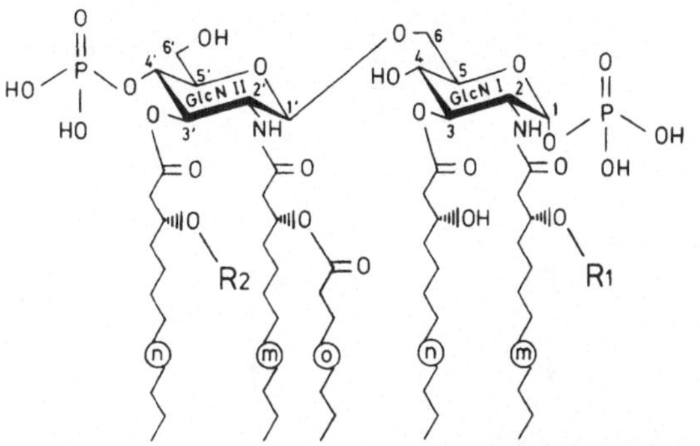

| | Nature of | | Number of Carbon Atoms | | |
|---|---|---|---|---|---|
| | $R_1$ | $R_2$ | m | n | o |
| Escherichia coli | H | 14:0 | 14 | 14 | 12 |
| Haemophilus influenzae | H | 14:0 | 14 | 14 | 14 |
| Neisseria meningitidis | 12:0 | H | 14 | 12 | 12 |
| Chromobacterium violaceum | 12:0 | H | 12 | 10 | 12 |

12:0, dodecanoic acid          14:0, tetradecanoic acid

**Abb. 1.** Chemische Struktur der Lipoid-A-Komponente des Endotoxins von *Escherichia coli, Haemophilus influenzae, Neisseria meningitidis* und *Chromobacterium violaceum* [8, 11]

rid, an welches 4 (R)-3-Hydroxyfettsäuren, die ihrerseits noch 2 Azylreste tragen, geknüpft sind (Abb. 1). Dieses Strukturprinzip ist äußerst konservativ und mit gewissen Variationen bei allen sepsisrelevanten gramnegativen Bakterien verwirklicht. Dieser besonderen Primärstruktur des Lipoid A entspricht eine einzigartige Molekülgestalt, der toxischen Konformation, die die Form eines abgeschnittenen Kegels besitzt [12].

Von Bakterien freigesetzt und in den Blutkreislauf gelangt, tritt Lipoid A bzw. Endotoxin in Form dieser toxischen Konformation mit humoralen Bindeproteinen und Rezeptoren auf Zielzellen, insbesondere Monozyten bzw. Makrophagen, Endothelzellen und Granulozyten spezifisch in Kontakt (Abb. 2). So wird nach heutiger Kenntnis Endotoxin über die Lipoid-A-Komponente zunächst von einem Serumprotein, dem "lipopolysaccharide binding protein" (LBP), erkannt [13]. Der LPS-LBP-Komplex bindet dann an den auf der Makrophagenoberfläche exprimenten Rezeptor mCD14, einem GPI-verankerten Glykoprotein (MW 53 kD). Da Makrophagen auch dann noch durch größere Mengen Endotoxin stimuliert werden, wenn alle CD14-Moleküle mit Anti-CD14-Antikörpern abgesättigt sind, geht man davon aus, daß noch ein weiterer zellulärer Endotoxinrezeptor existiert [14]. Endothel-, Epithel- und glatte Muskelzellen verfügen nicht über mCD14, sondern besitzen einen Rezeptor für einen Komplex aus LPS und löslichem CD14 (sCD14).

Monozyten bzw. Makrophagen, Endothelzellen, glatte Muskelzellen und auch Granulozyten reagieren auf den Kontakt mit Endotoxin mit der Bildung und Ausschüttung endogener Mediatoren, die selbst biologische Aktivität besitzen. (Auch die Wirkung von porinbildenden Exotoxinen [5] und von Superantigenen [6, 7] beruht auf

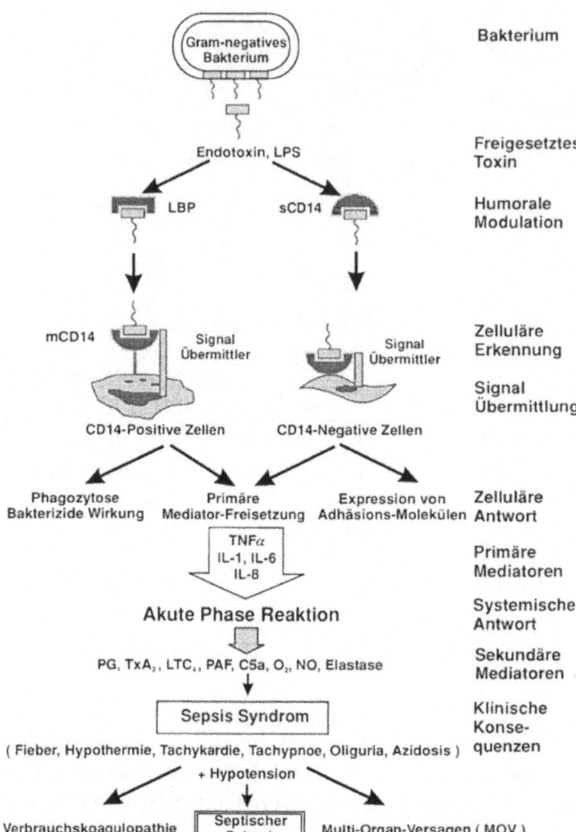


**Abb. 2.** Schematische Darstellung der kaskadenartig ablaufenden Ereignisse, die von gramnegativen Bakterien ausgehend über die (meist Antibiotika-induzierte) Freisetzung von Endotoxin zum septischen Schock führen [13]

diesem Mechanismus.) Zu diesen biologisch aktiven Faktoren gehören der Tumor-Nekrose-Faktor α (TNFα), Interleukin-1 (IL-1), IL-6, Prostaglandin $E_2$, Thromboxan $A_2$, Leukotrien $C_4$, plättchenaggregierender Faktor (PAF), Peroxide, das Hydroxylradikal und Stickoxid (NO). Unter diesen Faktoren kommt dem TNFα für die Pathogenese des septischen Schocks eine besondere Bedeutung zu. So läßt sich mit isoliertem oder rekombinantem TNFA die Schocksymptomatik induzieren, wohingegen Anti-TNFα-Antikörper LPS und TNFα bedingte Letalität unterdrücken. Bestimmte Mediatoren (z. B. TNFα) bewirken die Expression von Adhäsionsmolekülen auf Neutrophilen und Endothelzellen, ein Ereignis, welches letztlich zur Zelladhäsion, Gefäßwandschädigung, Ödembildung und Auswandung von Granulozyten in entzündliches Gewebe führt. Andere Mediatoren bedingen Fieber oder Blutdruckabfall und wieder andere bewirken eine generalisierte intravasale Verbrauchskoagulopathie. Diese inflammatorischen Schädigungen können zur Dysfunktion von Leber, Lunge, Niere, Herz und Zentralnervensystem führen, wobei es bei Malfunktion oder gar Ausfall mehrerer Organe (Multiorganversagen) zum Tod kommt.

So sind es letztlich diese endogenen Mediatoren, die die eigentlichen Vermittler der Endotoxinwirkungen repräsentieren und über die sich der Organismus selbst schädigen kann. Zur Ausbildung eines septischen Schocks kommt es jedoch nur, wenn diese Faktoren im Übermaß produziert werden. Gewisse physiologische Spiegel sind nämlich für eine effiziente Erregerabwehr und eine geregelte Funktion des Immunsystems unerläßlich. Diese Erkenntnis ist wichtig für Überlegungen zur Sepsistherapie. So ist bekannt, daß ein völliges Absenken der TNFα-Spiegel sowie eine totale Blockierung der Fähigkeit von Monozyten bzw. Makrophagen zur Produktion proinflammatorischer Mediatoren das Auftreten bestimmter Sepsisformen begünstigt [15]. Ziel von Therapiestrategien kann also nur eine Reduktion der Menge proinflammatorischer Mediatoren wie TNFα auf nichttoxische Konzentration oder eine Abschwächung deren Wirkung sein.

## Therapeutische Konzepte

Die Identifizierung der kaskadenartig ablaufenden Schlüsselereignisse (Abb. 2) vom Infektionserreger über die Endotoxinfreisetzung, die spezifische Wechselwirkung von Endotoxin mit Makrophagen bzw. Monozyten und Endothelzellen, die Aktivierung dieser Zellen, die Bildung von toxischen Mediatoren wie TNFα, die Wirkung dieser Mediatoren auf Zielzellen bis hin zum Zelltod, Organversagen und irreversiblen Schock, hat zu der Entwicklung und Erprobung zahlreicher unterschiedlicher therapeutischer Prinzipien geführt.

Die in den vergangenen Jahren mit Antikörpern gegen TNFα, mit löslichen TNFα-Rezeptoren und mit IL-1-Rezeptor (IL-IR) sowie PAF-Antagonisten durchgeführten großen klinischen Studien waren hinsichtlich einer Reduktion der Morbidität und Mortalität von Sepsispatienten außerordentlich enttäuschend [16]. Heute wird deshalb die Ausschaltung terminaler Mediatoren der Sepsiskaskade als therapeutisches Ziel zunehmend verlassen. Allerdings sind therapeutische Untersuchungen mit dem seit langem bekannten Wirkstoff Pentoxifyllin, einem Xanthin-Derivat, noch im Gange. Pentoxifyllin reduziert zu einem gewissen Grad die Endotoxin-induzierte Bildung von TNFα in humanen Monozyten und in Makrophagen und unterdrückt darüber hinaus toxische TNFα-Aktivitäten in vivo [17]. Die Wirksamkeit von Pentoxifyllin bei der Sepsis wird derzeit im Rahmen einer doppelblinden, prospektiven, kontrollierten und oligozentrischen klinischen Studie unter Beteiligung der Medizinischen Klinik des Forschungsinstitutes Borstel (P. Zabel), der Chirurgischen Klinik der Medizinischen Universität zu Lübeck (K. Staubach) und der Chirurgischen Klinik der Universität Kiel (J. Schröder) untersucht.

Zunehmend jedoch sind heute therapeutische Konzepte darauf ausgerichtet, möglichst frühzeitig in die Sepsiskaskade einzugreifen, um im Idealfall diese gar nicht erst zur Entfaltung kommen zu lassen.

Als frühe Zielstrukturen für eine Intervention bei der gramnegativen Sepsis bieten sich vor allem Endotoxin, LBP und CD14 an. Bei der Neutralisierung, Eliminierung oder Blockade dieser Faktoren werden sowohl pharmakologische als auch immunologische Strategien verfolgt.

## Pharmakologische Strategien

Zwei pharmakologische Strategien werden derzeit im Rahmen klinischer Studien evaluiert.

Eine dieser Studien verfolgt das Konzept der Neutralisation von Endotoxin durch ein granulozytäres Protein, das "bactericidal/permeability-increasing protein" (BPI) und abgeleitete rekombinante N-terminale Fragmente (rBPI-21, rBPI-23). BPI ist ein kationisches Protein, welches in azurophilen Granula und auf der Oberfläche von humanen polymorphkernigen Leukozyten vorkommt. BPI bindet über das N-terminale Ende an gramnegative Bakterien und an isoliertes LPS mit höherer Affinität als LBP oder sCD14, hemmt somit *in vivo* die Assoziation von LPS an diese humoralen Verstärkerfaktoren und somit letztlich Endotoxin-Wirkungen *in vitro* und *in vivo*. Beispielsweise unterdrücken BPI und rekombinante Fragmente in murinen und lapinen Modellen die Bildung proinflammatorischer Zytokine und Endotoxin-induzierte Letalität [18]. Die Wirkung in Infektionsmodellen ist allerdings weniger eindeutig. In einigen Studien konnte eine Reduktion der infektionsbedingten Mortalität gezeigt werden. Andere Untersuchungen weisen jedoch darauf hin, daß BPI seine Wirkung vorwiegend gegen wenige pathogene R-Form-Bakterien (z. B. *Escherichia coli* J5), nicht jedoch gegen Wildtypen (z. B. *Escherichia coli* O111) oder gar bekapselte Keime entfaltet. Bei Freiwilligen bewirkt die i.v.-Applikation von rBPI-23 eine signifikante Reduktion der Endotoxin-induzierten Fieberreaktionen, Leukopenie und Zytokinbildung. Diese Phase-I-Studie (Pharmakokinetik und Verträglichkeit) ist inzwischen abgeschlossen, und weiterführende Studien (Phase II und III) sind derzeit in Gange [19].

Bei diesen Untersuchungen wird bedacht werden müssen, daß BPI nur eine kurze Halbwertzeit (Minuten) besitzt und deswegen, um effektive Serumspiegel zu erreichen, bei septischen Patienten wahrscheinlich in Form einer kontinuierlichen Infusion appliziert werden muß. Auch die kürzlich beschriebene Beobachtung, daß im Serum von Patienten, die unter vaskulären Autoimmunerkrankungen leiden, hohe Spiegel von Antikörpern gegen BPI vorhanden sind, verdient besondere Aufmerksamkeit [20]. Es ist denkbar, daß BPI, v. a. in Assoziation mit dem potenten Adjuvans Endotoxin, Autoantikörper induziert, die für die Pathogenese granulomatöser Vaskulitiden von Bedeutung sein könnten. Diese Problematik sollte vor einer klinischen Anwendung von BPI eingehend geklärt werden.

Die zweite pharmakologische Strategie verfolgt das Ziel, die Bindung von Endotoxinen an funktionell wichtige Zielstrukturen (Rezeptoren) durch Rezeptorantagonisten zu hemmen. Wie am Forschungszentrum Borstel erstmals nachgewiesen wurde, hemmen bestimmte Lipoid-A-Teilstrukturen, wie beispielsweise Verbindung 406, die nur 4 Fettsäuren enthalten und die selbst nicht endotoxisch aktiv sind, die Endotoxin-induzierte Bildung von proinflammatorischen Zytokinen in Monozyten, Endothelzellen und glatten Muskelzellen [21, 22]. Diese Struktur, ebenso wie ein kürzlich entwickeltes Analogon der Struktur des nichttoxischen Lipoid A von *Rhodobacter capsulatus* (Verbindung E5531) binden an LBP und CD14 und hemmen somit die Wechselwirkung von Zellen und Endotoxin. Die Verbindung E5531 unterdrückt in einem Mausmodell auch Endotoxin-induzierte Bildung proinflammatorischer Mediatoren *in vivo* sowie Endotoxin-Mortalität. Von besonderer Bedeutung ist der Befund, daß Verbindung E5531 Mäuse vor einer letalen *Escherichia coli*-Peritonitis schützt, vorausgesetzt, die Tiere sind antibiotisch vorbehandelt worden [23].

In gesunden Freiwilligen hemmt der Antagonist E5531 die Endotoxin-induzierte Bildung zirkulierender entzündlicher Mediatoren sowie charakteristische endotoxische Symptome wie Fieber, Kopfschmerzen und Übelkeit. Gegenwärtig wird die Verbindung E5531 einer vertieften klinischen Prüfung (Phase II) unterzogen, und es bleibt abzuwarten, ob dieser vielversprechende Ansatz Eingang in die Therapie gramnegativer Septikämien gewinnen wird.

## Immunologische Strategien

Die derzeit verfolgten immunologischen Interventionsstrategien bei gramnegativer Sepsis umfassen die Entwicklung von (monoklonalen) Antikörpern einerseits gegen endogene Faktoren wie LBP und CD14 und andererseits gegen exogene Faktoren, insbesondere gegen Endotoxin. Diese Ansätze nutzen die besonderen Vorteile, die Immunglobuline im Vergleich zu anderen Molekülen bieten wie beispielsweise geringe Immunogenität, lange *In-vivo*-Halbwertszeit und die Verfügbarkeit einer funktionellen Fc-Domäne. Darüber hinaus bietet das Konzept monoklonaler Antikörper die Möglichkeit, Immunglobuline mit unterschiedlichem Isotyp (IgM vs. IgG), humanisierte Chimären und Antikörper besonders hoher Affinität zu konstruieren.

Kürzlich entwickelte monoklonale Antikörper gegen CD14 [24] und LBP [25] schützen gegen LPS-Letalität in einem Primatenmodell (CD14) und in einem Mausmodell, wenn niedrige Endotoxin-Dosen appliziert wurden (LBP). Derzeit ist unklar, ob solche Antikörper beim Menschen eingesetzt werden können. Es ist denkbar, daß LBP und CD14 neben ihrer Fähigkeit zur Endotoxin-Erkennung andere bisher unbekannte physiologische Funktionen erfüllen, die für die Aufrechterhaltung der Homöostase der Wirtsorganismen von Bedeutung sind. Eine totale Blockierung dieser Faktoren könnte deshalb mit letztlich schädlichen Konsequenzen verbunden sein.

Diese Problematik stellt sich nicht, wenn Endotoxin als Zielmolekül für neutralisierende Immunglobuline gewählt wird. Endotoxine stellten aus verschiedenen Gründen besonders geeignete Zielstrukturen für eine Sepsistherapie mit monoklonalen Antikörpern dar.

So repräsentieren Endotoxine einen exogenen Faktor im Sepsisgeschehen und eine der primären Ursachen der gramnegativen Sepsis. Endotoxine sind Bestandteile aller human-pathogener gramnegativer Bakterien, und sie weisen in bestimmten Molekülbereichen eine ähnliche Struktur auf. Von Antikörpern gegen bestimmte Bereiche des Endotoxinmoleküls kann deshalb erwartet werden, daß sie mit Endotoxinen verschiedener bakterieller Herkunft kreuzreagieren und einerseits zirkulierende Endotoxine binden, neutralisieren und eliminieren und daß sie andererseits auch bakterienassoziiertes Endotoxin erkennen und im Zusammenwirken mit dem Komplementsystem als Opsonin bakterizid wirken.

In den vergangenen Jahren sind sog. Antilipoid-A-Antikörper der IgM-Klasse beschrieben worden, die angeblich mit Endotoxinen verschiedener bakterieller Serotypen kreuzreagieren und Endotoxin *in vitro* und *in vivo* neutralisieren sollten. Obwohl solche Antikörper wie beispielsweise HA-1A (Centocor) und E5 (Xoma) keine reproduzierbare Schutzwirkung in tierexperimentellen Endotoxin- oder Infektionsmodellen zeigten, wurde ihre Wirkung in ausgedehnten klinischen Phase-III-

Studien bei septischen Patienten untersucht [17]. In diesen Studien zeigten weder HA-1A noch E5 einen signifikanten schützenden Effekt gegenüber sepsisbedingter Tag-28-Mortalität. Die Gründe für dieses enttäuschende Ergebnis sind vielfältig [16, 26, 27]. So besitzen beide monoklonalen IgM-Antikörper nur eine sehr geringe Affinität für Endotoxin (die niedriger ist als die von LBP und CD14), so daß eine Bindung bzw. Neutralisation *in vitro* nur unter besonders günstigen Umständen beobachtet wird, eine *In-vivo*-Neutralisation jedoch nicht zu erwarten ist. Weiterhin sind die LPS-Epitope beider Antikörper nicht definiert, und es scheint sogar, daß diese Antikörper nicht Endotoxin-spezifisch sind, sondern auch mit Molekülen, die in menschlichem Gewebe vorkommen, kreuzreagieren. Diese Umstände erklären zumindest teilweise die dramatischen Mißerfolge der klinischen Evaluierung dieser Antikörper. Bedauerlicherweise haben die so wenig erfolgreichen, aber nachhaltig propagierten Untersuchungen mit diesen ungeeigneten Antikörpern zu einer weltweiten Skepsis gegenüber der Immunglobulintherapie der gramnegativen Sepsis geführt. Hierbei wird übersehen, daß andere Anti-Endotoxin-Antikörper in Endotoxin- und Infektionsmodellen sehr wirksam sind, und daß die mangelnde Wirksamkeit von HA-1A und E5 der Grund für die Fehlschläge klinischer Studien sind und nicht etwa die Antikörperstrategie an sich.

In jüngster Zeit haben wir gemeinsam mit F. di Padova und M. Schreier (Sandoz, Basel) sowie R. Barclay und B. McLelland (Edinburgh) einen hochaffinen, kreuzreagierenden, kreuzschützenden, murinen, monoklonalen Antikörper (IgG2k) dargestellt, der seine biologische Eigenschaft auch nach einer mit molekularbiologischen Methoden herbeigeführten „Humanisierung" (IgG1k) beibehält [28]. Dieser Antikörper ist gegen die Kernregion von LPS gerichtet und neutralisiert Endotoxin aller Serotypen von *Escherichia coli, Salmonella enterica* und *Shigella in vitro* und *in vivo*. So unterdrückt der Antikörper die Endotoxin-induzierte Bildung proinflammatorischer Zytokine und wie erwartet, LPS-Pyrogenität und Letalität. Gegenwärtig sind wir damit beschäftigt, monoklonale Antikörper zu entwickeln, die auch LPS anderer sepsisrelevanter Bakterien wie *Klebsiella* und *Pseudomonas* erkennen und neutralisieren. Nach unserer Überzeugung stellen Antikörper gegen Endotoxin derzeit ein überaus vielversprechendes Therapeutikum im Kampf gegen das Sepsissyndrom dar. Diese Antikörper unterdrücken spezifisch die destruktiven Eigenschaften eines exogen-pathogenen Faktors (Endotoxin) und interferieren nicht mit der Funktion endogener, möglicherweise physiologisch wichtiger Komponenten des Wirtes.

## Klinische Studien

Die Mißerfolge bisheriger klinischer Sepsisstudien sind, wie bereits angesprochen, z.T. damit zu erklären, daß erstaunlicherweise wenig oder gar nicht wirksame Produkte evaluiert wurden. Beispielsweise sind die Antikörper HA-1A und E5 nicht in der Lage, *In-vitro*-Endotoxine zu neutralisieren, in Infektionsmodellen nicht oder kaum wirksam und hinsichtlich ihrer LPS-Epitope nicht definiert. Es war deshalb kaum zu erwarten, daß sie eine Schutzwirkung bei Sepsispatienten entfalten würden. Andere Präparate jedoch wie beispielsweise der IL-1-Rezeptorantagonist oder Antikörper gegen TNF sowie lösliche TNF-Rezeptoren zeigten vielversprechende Resultate in präklinischen Untersuchungen, ihr Wirkungsmechanismus war klar definiert und die Qualität der Präparate uneingeschränkt von Grundlagenwissenschaftlern und klinischen Forschern anerkannt. Trotzdem zeigten diese Moleküle in Phase-III-klinischen Studien keine signifikante Schutzwirkung (Verminderung der Tag-28-Mortalität) bei Sepsispatienten [29, 30].

Diese Befunde geben Anlaß, über eine Reihe von denkbaren Ursachen und Problemen zu reflektieren, die bei zukünftigen Studien berücksichtigt werden sollten. Hierzu zählen in erster Linie die Auswahlkriterien von Patienten für Sepsisstudien. Sepsispatienten stellen eine sehr heterogene Patientengruppe dar. Sie leiden meist an einer schweren Grunderkrankung, die eine klare Erkennung der möglicherweise erfolgreich verlaufenden Sepsisbekämpfung enorm erschwert, insbesondere wenn als Behandlungsziel nur die 28-Tage-Mortalität gewählt wird. Es wäre deshalb erstrebenswert, eine homogenere Patientengruppe mit einer definierten septischen Erkrankung (z. B. Urosepsis), die möglichst nicht nosokomial erworben wurde, zu definieren und andere Kriterien für den Erfolg der Behandlung (z. B. Verbesserung der Organdysfunktion, Reduktion der Zeit auf der Intensivstation) zu wählen.

Da die Antibiotika-Behandlung zur massiven Freisetzung von Endotoxinen führen kann, sollte die Auswahl wohl überlegt und vereinheitlicht und der Zeitpunkt der Applikation von Antibiotika weitgehend realistisch vor Studienbeginn definiert werden. Andere Überlegungen zur Neufassung von Protokollen zukünftiger Sepsisstudien betreffen den möglichst frühen Zeitpunkt der Applikation des Therapeutikums, möglichst simultan mit der Antibiotika-Gabe, die Einführung schneller und verläßlicher Diagnosekriterien (z. B. Endotoxinämie), die Durchführung von eher oligozentrischen gegenüber, wie bisher, multizentrischen Studien und, möglicherweise langfristig, die Einführung von Kombinationsbehandlungsformen, die mehrere Therapieprinzipien (z. B. Anti-Endotoxin-Therapeutikum plus IL-1R-Antagonist) miteinander verbinden.

Die Entwicklung neuer Therapieformen in der Sepsis und ihre klinische Evaluierung stellt eine enorme wissenschaftlich-medizinische Herausforderung dar und bedarf intensiver weiterer Forschung im Rahmen eines multidisziplinären Ansatzes, der Strukturchemie, Biophysik, Molekularbiologie, Mikrobiologie, Immunologie und Klinische Medizin mit einbezieht. Das Forschungszentrum Borstel erscheint, insbesondere im Verbund mit der Medizinischen Universität zu Lübeck, hierfür besonders geeignet und ist willens, sich zukünftig einer solchen Herausforderung zu stellen.

## Literatur

1. Schottmüller H (1914) Wesen und Behandlung der Sepsis. Verhandl Dtsch Kongress Inn Med 31: 257–280
2. Young LS, Glauser MP (eds) (1991) Infectious disease clinics of North America, vol. 5. Gram-negative septicemia and septic shock. Saunders, Philadelphia
3. Glauser MP, Zanetti G, Baumgartner J-D, Cohen J (1991) Septic shock: Pathogenesis. Lancet 338: 732–736
4. Ziegler E (1905) Lehrbuch der Allgemeinen Pathologie und der pathologischen Anatomie. Fischer, Jena
5. Bhakdi S, Grimminger F, Suttorp N, Walmrath D, Seeger W (1994) Proteinaceous bacterial toxins and pathogenesis of sepsis syndrome and septic shock: the unknown connection. Med Microbiol Immunol 183: 119–144

6. Fleischer B, Schrezenmeier H (1988) T cell stimulation by staphylococcal enterotoxins. Clonally variable response and requirement for major histocompatibility complex class II molecules on accessory to target cells. J Exp Med 167: 1697–1707
7. Miethke T, Wahl C, Regele D, Gaus H, Heeg K, Wagner H (1993) Superantigen mediated shock: a cytokine release syndrome. Immunobiology 189: 270–284
8. Rietschel ETh, Kirikae T, Schade FU et al. (1994) Bacterial endotoxins: Molecular relationship of structure to activity and function. FASEB J 218: 217–225
9. Brandtzaeg P, Kierulf P, Gaustad P (1989) Plasma endotoxin as a predictor of multiple organ failure and death in systemic meningococcal disease. J Infect Dis 159: 195
10. Galanos C, Freudenberg MA (1993) Mechanisms of endotoxin shock and endotoxin hypersensitivity. Immunobiol 187: 346–356
11. Zähringer U, Lindner B, Rietschel ETh (1994) Molecular structure of lipid A, the endotoxic center of bacterial lipopolysaccharides. Adv Carbohydr Chem Biochem 50: 211–276
12. Seydel U, Labischinski H, Kastowski M, Brandenburg K (1993) Phase behaviour, supramolecular structure, and molecular conformation of lipopolysaccharide. Immunobiol 187: 191–211
13. Schumann RR, Rietschel ETh, Loppnow H (1994) The role of CD14 and lipopolysaccharide-binding protein (LBP) in the activation of different cell types by endotoxin. Med Microbiol Immunol 183: 279–297
14. Schletter J, Brade H, Brade L et al. (1995) Binding of lipopolysaccharide (LPS) kilodalton membrane protein of human cells is mediated by soluble CD14 and LPS-binding protein. Infect Immun 63: 2576–2580
15. Echternacher B, Falk W, Männel DN, Kramer PH (1990) Requirement of endogenous tumor necrosis factor cachectin for recovery from experimental peritonitis. J Immunol 145: 3762–3766
16. Cross AS, Opal S (1994) Therapeutic intervention in sepsis with antibody to endotoxin: is there a future? J Endot Res 1: 57–69
17. Zabel P, Wolter DT, Schönharting MM, Schade FU (1989) Oxpentifylline in endotoxaemia. Lancet 334: 1474
18. Elsbach P, Weiss J (1993) The bactericidal/permeability-increasing protein (BPI), a potent element in host-defense against Gram-negative bacteria and lipopolysaccharide. Immunobiol 187: 417–429
19. Von der Möhlen M, Kimmings N, Wedel N, van Deventer S (1995) Inhibition of endotoxin-induced cytokine release and neutrophil activation in humans using a recombinant endotoxin-binding protein (rBPI$_{23}$). J Infect Dis 172: 144–151
20. Zhao MH, Jones SL, Lockwood CM (1995) Bactericidal/permeability-increasing protein (BPI) is an important antigen for anti-neutrophil cytoplasmic autoantibodies (ANCA) in vasculitis. Clin Exp Immunol 99: 49–56
21. Loppnow H, Brade H, Dürrbaum I, Dinarello CA, Kusumoto S, Rietschel ETh, Flad H-D (1989) Interleukin 1 induction-capacity of defined lipopolysaccharide partial structures. J Immunol 142: 3229–3238
22. Ulmer AJ, Feist W, Heine H et al. (1992) Modulation of endotoxininduced monokine release in human monocytes by lipid A partial structures inhibiting the binding of $^{125}$I-LPS. Infect Immun 60: 5145–5152
23. Christ WJ, Asano O, Robidoux ALC et al. (1995) E5531, a pure endotoxin antagonist of high potency. Science 268: 80–83
24. Leturcg DJ, Moriarty AM, Talbott G, Winn RK, Martin TR, Ulevitch RJ (1995) Bacterial endotoxins: Lipopolysaccharides from genes to therapy. Prog Clin Biol Res 392: 473–477
25. Gallay P, Heumann D, Le Roy D, Barras C, Glauser MP (1994) Mode of action of anti-lipopolysaccharide-binding protein antibodies for prevention of endotoxemic shock in mice. Proc Natl Acad Sci (USA) 91: 7922–7926
26. Warren HS, Danner RL, Munford RS (1992) Anti-endotoxin monoclonal antibodies. N Engl J Med 326: 1153–1156
27. Baumgartner J-D, Glauser MP (1993) Immunotherapy of endotoxemia and septicemia. Immunobiol 187: 464–477
28. Di Padova FE, Brade H, Barclay R et al. (1993) A broadly cross-protective monoclonal antibody binding to *Escherichia coli* and *Salmonella lipopolysaccharides*. Infect Immun 61: 3863–3872
29. Ziegler EJ, Fischer CJ, Sprung CI et al. (1991) Treatment of gram-negative bacteremia and septic shock with HA-1A human monoclonal antibody against endotoxin. A randomized, double-blind, placebo-controlled trial. N Engl J Med 324: 429–436
30. Wenzel R, Bone R, Fein A et al. (1991) Results of a second double-blind, randomized, controlled trial of antiendotoxin antibody E5 in gram-negative sepsis. Interscience Conference on Antimicrobial Agents and Chemotherapy. Sept 19 to Oct 2, 1991, Am Soc Microbiol, 294 (Abstr)

# Teil III. Prophylaxe des Organversagens durch Vermeidung von Sekundärschäden

# Stellenwert der Diagnostik mit konventioneller Röntgenthorax-Untersuchung und thorakaler Computertomographie zur Erkennung von Lungenschäden

K.J. Pfeifer[1], E. Mangel[1], A. Trupka[2] und L. Schweiberer[2]

[1] Röntgenabteilung der Chirurgischen Klinik und Poliklinik,[2] Chirurgische Klinik und Poliklinik, Klinikum Innenstadt der Ludwig-Maximilians-Universität München

Die direkte Schädigung der Lunge durch ein Thoraxtrauma stellt einen wesentlichen pathogenetischen Faktor für die posttraumatische respiratorische Insuffizienz bei Polytrauma (PT) dar. Polytraumatisierte Patienten mit schwerem Thoraxtrauma weisen eine deutlich schlechtere Prognose auf [7]. Für die Entstehung einer progredienten respiratorischen Insuffizienz nach einer Thoraxverletzung wird der Lungenkontusion eine zentrale Rolle zugeschrieben [1, 2]. In einer prospektiven Studie sollte deshalb untersucht werden, ob die im Schockraum angefertigte Thoraxaufnahme im Liegen und die unmittelbar angeschlossene Computertomographie des Thorax eine Verbesserung der Diagnostik des Thoraxtraumas ergeben.

## Patienten und Methodik

In einer prospektiven Studie von 1/93 bis 8/95 wurde bei 103 polytraumatisierten Patienten (94 Mehrfachverletzungen mit Thoraxtrauma, 9 Patienten mit isoliertem Thoraxtrauma) im Rahmen der primären Schockraumdiagnostik, eine Computertomographie des Thorax (CTT) angefertigt. Die Indikation für diese Untersuchung waren in 74 Fällen Hinweise auf ein Thoraxtrauma im primären Röntgenthorax, in 7 Fällen eine Fraktur der Brustwirbelsäule, in 6 Fällen eine unklare respiratorische Insuffizienz, sowie ein unklarer Befund auf dem primären Röntgenthorax in 4 Fällen. Ausgedehnte thorakale Prellmarken sowie ein Unfallmechanismus mit hoher thorakaler Gewalteinwirkung stellten in 12 Fällen weitere Indikationen zur CTT dar. (Tabelle 1).

Die Ergebnisse des CTT wurden mit den Standardthoraxaufnahmen aus dem Schockraum verglichen.Bei einem mittleren Verletzungsmuster (ISS) von 30 (12–66) Punkten, einen durchschnittlichen Thoraxtraumaindex (AIS) von 3 (1–5) sowie einem durchschnittlichen Alter von 39 (16–86) Jahren betrug die Letalität 10 % (*n*=10).

**Tabelle 1.** Indikation zu CT-Thorax (CTT)

|  | n |
| --- | --- |
| Hinweis auf Thoraxtrauma im Röntgen Thorax | 74 |
| Respiratorische Insuffizienz | 6 |
| BWS-Fraktur | 7 |
| Sonstige (Prellmarken, Verschüttung) | 12 |
| unklarer Befund in Röntgen Thorax | 4 |
|  | 103 |

Hefte zu „Der Unfallchirurg", Heft 253
Nast-Kolb/Waydhas/Schweiberer (Hrsg.),
Posttraumatisches Multiorganversagen
© Springer-Verlag Berlin Heidelberg 1996

## Ergebnisse

Von 103 Patienten zeigten 102 Patienten ein stumpfes Thoraxtrauma, in 1 Fall lag ein penetrierendes Trauma vor. Die Begleitverletzungen waren in ca. 50 % Schädelverletzungen, in 50 % Verletzungen der Extremitäten, in jeweils ca. 25 % Verletzungen des Abdomens bzw. des Beckens.

Die Gesamtauswertung zeigt, daß durch die Computertomographie (CT) des Thorax im Vergleich zur initialen Röntgenthoraxaufnahme im Schockraum bei 67 Patienten (65 %) wesentliche zusätzliche Informationen über das Thoraxtrauma gewonnen werden konnten.

In 35 %, also bei 36 Patienten zeigte die CT des Thorax keine bzw. nur geringgradige Zusatzinformationen: Bei 14 Patienten entsprach der CT-Befund den pathologischen Veränderungen, die auf der konventionellen Röntgenaufnahme diagnostiziert wurden. In 11 Fällen ließ sich sowohl im CTT als auch im Röntgenthorax keine Pathologie nachweisen. Lediglich bei 11 Patienten wurden durch die CT nur geringfügige zusätzliche pathologische Veränderungen, wie z. B. Dystelektasen bzw. kleine Pleuraergüsse dargestellt.

Die Tabelle 2 (Thoraxverletzung) zeigt die endgültigen Diagnosen, die durch den klinischen Verlauf sowie durch mehrfache Untersuchungen mit unterschiedlichen Methoden festgestellt wurden.

**Tabelle 2.** Thoraxverletzungen

|                     | n  |
|---------------------|----|
| Rippenfraktur       | 13 |
| Rippenserienfraktur | 41 |
| Pneumothorax        | 44 |
| Hämatothorax        | 45 |
| Lungenkontusion     | 69 |
| Skapulafraktur      | 10 |
| Zwerchfellruptur    | 2  |
| Myokardruptur       | 1  |

Im Schockraum konnte mit der konventionellen Röntgenthoraxaufnahme eine Kontusion in 28 Fällen nachgewiesen werden. Die anschließende CT zeigte eine Kontusion in 69 Fällen, es ergab sich somit eine zusätzliche Information bei 33 Patienten. Dabei konnte lediglich in 24 Fällen mit der CT der Befund der Thoraxaufnahme verifiziert werden, während in 4 Fällen eine Lungenkontusion im CT ausgeschlossen wurde.

Mit der konventionellen Schockraumdiagnostik konnte ein Pneumothorax in 17, mit der CT jedoch in 44 Fällen dargestellt werden (zusätzlicher Informationsgewinn in 27 Fällen). Die Bestätigung des Pneumothorax der Röntgendiagnostik konnte in allen 17 Fällen durch die CT erfolgen.

Ein Hämatothorax ließ sich in den initialen Aufnahmen in 24, mit der CT jedoch in 45 Fällen nachweisen (somit ein Informationsgewinn in 21 Fällen) (Tabelle 3).

Aus den zusätzlichen Informationen wurden bei insgesamt 42 Patienten wesentliche klinische Konsequenzen für das weitere Management gezogen. Zusätzlich zu den Thoraxdrainagen die aufgrund der konventionellen Röntgenthoraxdiagnostik ange-

**Tabelle 3.** Zusatzinformation durch CTT

|  | n |
|---|---|
| Lungenkontusion | 33 |
| Pneumothorax | 27 |
| Hämatothorax | 21 |
| Restpneu nach Drainage | 7 |
| Fehlplazierung der Drainage | 5 |
| Zwerchfellruptur | 2 |
| Myokardruptur | 1 |

legt wurden (Pneumothorax bzw. Hämatothorax gesamt $n=31$), mußte aufgrund der Erkenntnisse aus der CTT des Thorax 31 mal eine Thoraxdrainage neu gelegt oder korrigiert werden (Abb. 1). Insbesondere ventral gelegene Pneumothoraces entgingen der konventionellen Diagnostik häufig.

In 12 Fällen führte der Nachweis bzw. der Ausschluß von Lungenkontusionsherden zur Beeinflussung des Operationsverfahrens bzw. des Operationszeitpunktes, z. B. bei der Versorgung von Frakturen des Beckens bzw. der Extremitäten.

Bei nachwiesener Lungenkontusion (Abb. 2) wurden Patienten mit schweren Begleitverletzung primär intubiert und beatmet. Bei eingeschränkter Lungenfunktion wurde dann frühzeitig neben der druckkontrollierten Beatmung eine Wechsellagerung (Rücken- bzw. Bauchlage) zur Verbesserung des regionalen Ventilations-/Perfusionsverhältnisses angewendet. Ein Patient ist im Rahmen dieses Konzepts aufgrund der CTT-Befunde intubiert worden, bei 14 Patienten wurde eine frühzeitige Veränderung dieses Beatmungsregims erforderlich. Wegen eines im CT nachgewiesenen Hämatoperikards wurde eine Patientin punktiert und schließlich notthorakotomiert (Tabelle 4).

**Tabelle 4.** Klinische Konsequenz aus Zusatzinformation durch CTT

|  | n |
|---|---|
| Thoraxdrainage | 31 |
| Einfluß auf Operationszeitpunkt bzw. Operationsverfahren | 12 |
| Einfluß auf Beatmungsmodus bzw. Intensivmanagement | 14 |
| Sonstiges | 8 |

## Diskussion

Durch zahlreiche klinische und experimenterielle Studien ist eine signifikant höhere Sensitivität der CT des Thorax im Vergleich zur konventionellen, im Liegen angefertigten Röntgenthoraxaufnahme bei thorakalen Verletzungen belegt [3, 4]. Unterschiedlich wird jedoch die klinische Relevanz bewertet.

Beim polytraumatisierten Patienten ist ein schweres Thoraxtrauma mit einer deutlich erhöhten Morbidität und Letalität (respiratorische Insuffuzienz, Pneumonie, Sepsis und Multiorganversagen) verbunden [7]. Pneumothorax und insbeson-

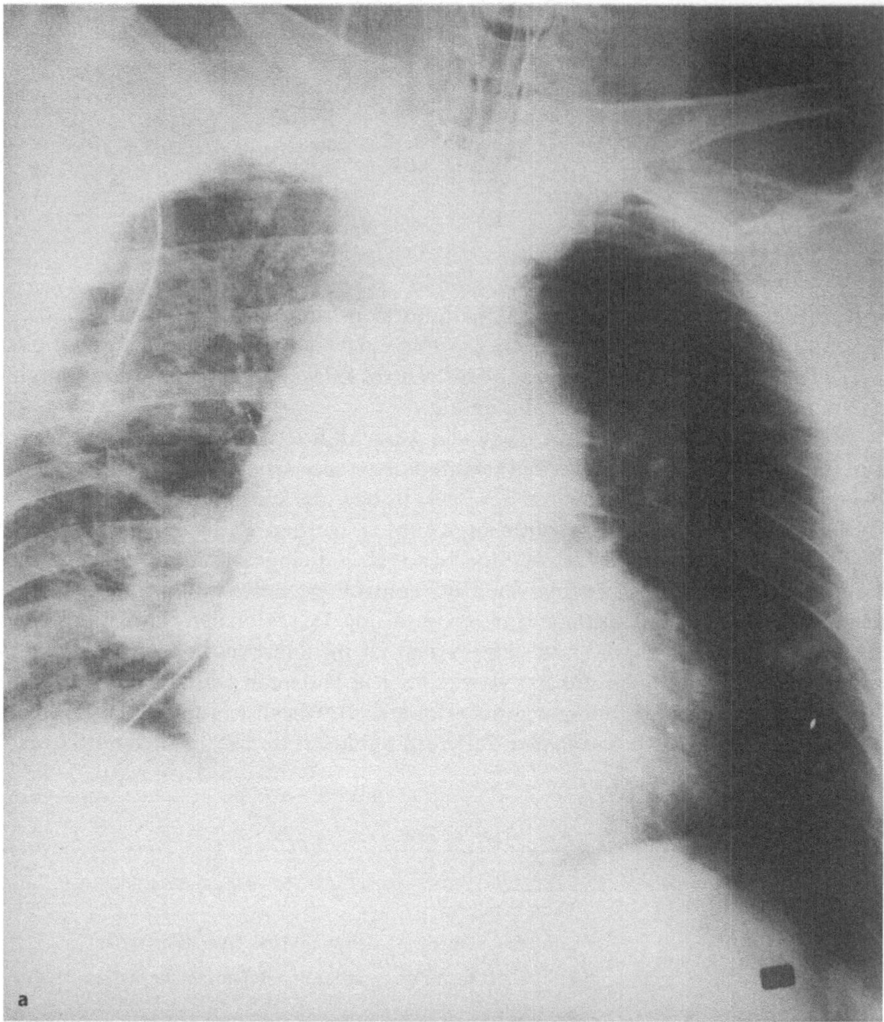


**Abb. 1a–c.** Thoraxtrauma mit Rippenserienfrakturen und Pneumothorax. **a** Konventionelle Röntgenaufnahme aus dem Schockraum: Rippenserienfraktur rechts mit Hämatothorax mit 2 Drainagen, kleine Atelektase links.

dere Lungenkontusion stellen einen erheblichen Risikofaktor dar. Für das Auftreten von Komplikationen ist insbesondere die Lungenkontusion von Bedeutung [1, 2], wobei die Kombination einer Lungenkontusion mit Frakturen langer Röhrenknochen oder des Beckens ein besonderes Risiko für die Entwicklung pulmonaler Funktionstörungen in sich birgt. Durch eine möglichst frühzeitige Diagnostik ist daher das genaue Ausmaß thorakaler Verletzungen zur erfassen, um die entsprechenden klinischen Konsequenzen für das weitere Behandlungmanagement ziehen zu können.

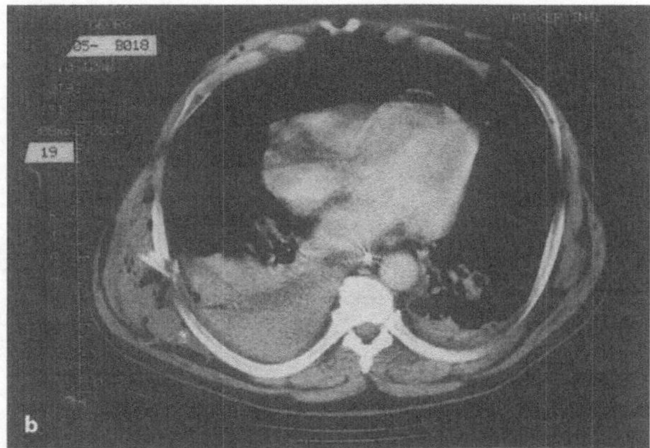

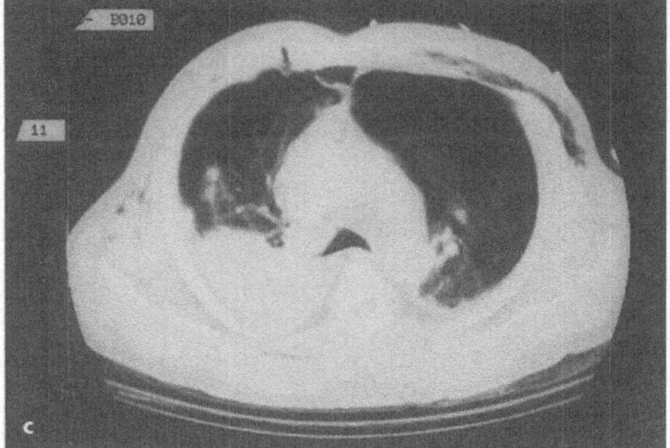

**Abb. 1b** CT-Weichteilfenster: Große Atelektase mit Hämatothorax, Fehllage der Drainage.
**c** CT-Lungenfenster: ventraler Pneumothorax rechts, großer Pneumothorax, Atelektase links basal

In dieser prospektiven Untersuchung konnte im Rahmen der Schockraumdiagnostik die diagnostische Aussagekraft der CT des Thorax mit der primären Röntgenthoraxaufnahme im Liegen verglichen werden. In ca. 35 % stimmt die Information der konventionellen Thoraxaufnahme mit der der CT des Thorax überein. Bei 2/3 aller Patienten wurde durch die CT des Thorax eine wesentliche Zusatzinformation zum Thoraxtrauma erhoben.

Die Information aus der CT des Thorax machte zusätzlich in 31 Fällen die Neuanlage oder Korrektur einer Thoraxdrainage zur Prophylaxe eines Spannungspneumothorax erforderlich.

Ein schweres Polytrauma hat ein hohes Risiko für frühe respiratorische Funktionsstörungen mit allen Folgekomplikationen. Die frühzeitige Intubation und Beatmung scheint bei diesen Patienten sowohl die Inzidenz an Organfunktionstörungen, als auch die Letalität zu senken [6].

Mit der CTT können Lungenkontusionsherde in den ersten Stunden nach dem Trauma signifikant besser nachgewiesen werden [3 – 5]. Dies läßt sich auch in unseren Untersuchungen mit zusätzlich 33, erst im CTT erkannten Lungenkontusionsherden beweisen. Dies hatte eine klare Entscheidung über die Verfahrenswahl bzw. den Operationszeitpunkt zur Folge.

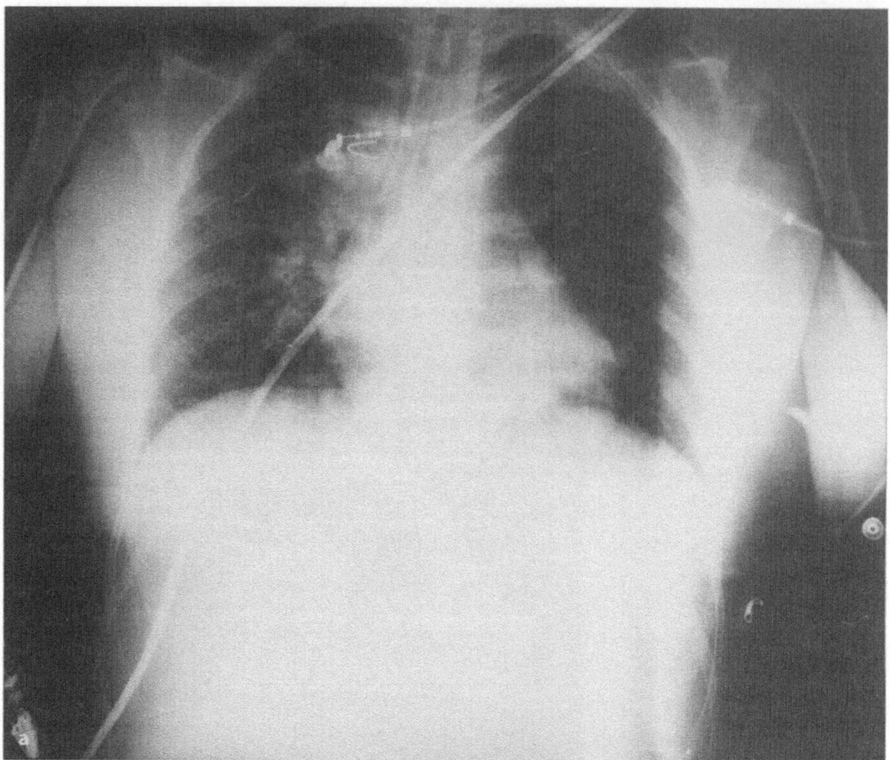

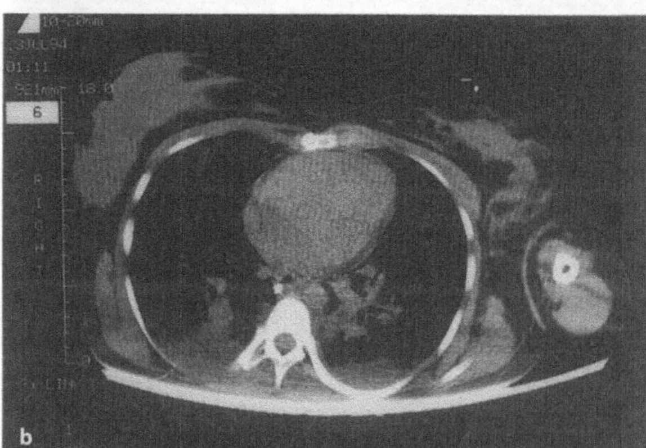

**Abb. 2a–c.** Thoraxtrauma mit Lungenkontusion. **a** Konventionelle Röntgenaufnahme aus dem Schockraum: Diffuse Lungenkontusionen, rechts größer als links; Tubus im rechten Hauptbronchus. **b** CT-Weichteilfenster: Ausgedehntes Kontusionsareal beidseits

Die CT des Thorax bietet eine diagnostische Sicherheit, die zu einer frühzeitigen Festlegung des Behandlungskonzeptes und damit zu einer Reduktion der Morbidität und Letalität beim Thoraxtrauma führt [1, 2, 7].

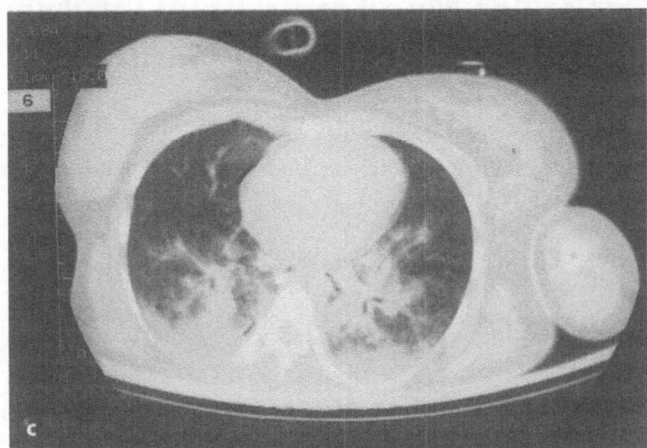

**Abb. 2c** CT-Lungenfenster: Kleiner medialer Pneumothorax rechts

## Zusammenfassung

Die CT in der Primärdiagnostik des Polytraumas erlaubt eine erheblich exaktere Diagnostik der Thoraxverletzungen, insbesondere der Lungenkontusion und des Pneumothorax mit z.T. wesentlichen therapeutischen Konsequenzen. Es wird daher bei entsprechendem Unfallmechanismus sowie konventionell radiologisch nachgewiesenem Thoraxtrauma die Ergänzung der Schockraumdiagnostik beim kreislaufstabilen Polytrauma durch die CT empfohlen. Ein entsprechendes Traumamanagement und die Entwicklung einer baulichen Konzeption (enge räumliche Verbindung zwischen Schockraum und CT) ist anzustreben.

## Literatur

1. Gaillard M, Herve C, Mandin L et al. (1990) Mortality prognostic factors in chest injury. J Trauma 30: 93–96
2. Miller HA, Tylor GA (1990) Flail chest and pulmonary contusion. In: Mc Murtry RY, Mc Lellan BA (eds) Management of blunt trauma. Williams & Wilkins, Baltimore, pp 186–198
3. Poole GV, Morgan DB, Cranston PE et al. (1993) Computed tomography in the management of blunt thoracic trauma. J Trauma 35: 296–303
4. Smejkal RS, O'Malley KF, David E et al. (1991) Routine initial computed tomography of the chest in blunt torso trauma. Chest 100: 667–669
5. Swirchuk LE (1994) Emergency imaging of the acutely ill or injured child, 3rd. ed. Williams & Wilkins, Baltimore, pp 122–134
6. Trupka A, Waydhas C, Nast-Kolb D et al. (1994) Early intubation in severly injured patients. Eur J Emerg Med 1: 1–8
7. Waydhas C, Nast-Kolb D, Trupka A et al. (1990) Die Bedeutung des traumatisch-hämorrhagischen Schocks und der Thoraxverletzung für die Prognose nach Polytrauma. Hefte Unfallheilkd 212: 104–105

# Zerebrales Monitoring beim intubierten und polytraumatisierten Patienten

H. Haberl, K. Kiening und W.R. Lanksch

Neurochirurgie, Virchow Klinikum, Humboldt Universität Berlin, Augustenburger Platz 1,
D-13353 Berlin

Der intubierte polytraumatisierte Patient – diese Vorgabe umschreibt schlagwortartig die typische Situation, in der der Neurochirurg erstmals den schwerverletzten Patienten zu Gesicht bekommt: Intubation, Sedierung und Relaxierung lassen eine neurologische Untersuchung nicht zu, mit und ohne richtungsweisende äußere Verletzung oder anamnestische Angabe ist damit der möglichst rasche, nur durch eine vital bedrohliche Situation, etwa der Kreislaufinstabilität, aufzuhaltende Transfer zum CT gebahnt.

Dort fällt die Entscheidung über das weitere Management; die Notwendigkeit einer operativen Intervention oder die Modalitäten einer konservativen Behandlung bzw. Überwachung werden für das erste festgelegt.

Unter der Annahme einer traumatischen Hirnfunktionsstörung sind für das weitere Vorgehen einige grundsätzliche pathophysiologische Überlegungen maßgeblich: Das letztlich resultierende Ausmaß der zerebralen Schädigung ist oft nur z.T. durch die primäre Verletzung bedingt: Sekundäre Traumafolgen können den Krankheitsverlauf entscheidend beeinflussen. Für den Behandlungserfolg ist deshalb nicht nur die evtl. gebotene rasche Akutversorgung, sondern ebensosehr die aufmerksame intensivmedizinische Überwachung in den ersten Stunden, Tagen und Wochen ausschlaggebend.

Diese Erkenntnis hat zur Entwicklung von intensivmedizinischen Behandlungsprotokollen geführt, deren Auswirkungen auf das Behandlungsergebnis seit 20 Jahren umstritten sind und weiterhin Diskussionsspielraum bieten [1, 10, 12, 19, 32].

Dies mag auf den ersten Blick befremden, ist aber nachvollziehbar darauf zurückzuführen, daß der Nachweis des therapeutischen Nutzens jedweder Maßnahme nur unter hohem Aufwand zu realisieren ist: Die Reduzierung der Mortalität um 10 % duch die Einlage einer Ventrikeldrainage würde zur prospektiv randomisierten Beweisführung beispielsweise ein ca. 700 Personen umfassendes Patientenkollektiv erfordern. Eine entsprechende multizentrisch geplante Studie dürfte mit einem zweistelligen Millionenbetrag unter heutigen Bedingungen kaum finanzierbar sein und unterbleibt deshalb auf absehbare Zeit.

Die wissenschaftliche Fundierung auf hohem Niveau bleibt also die Ausnahme. Therapeutische Standards sind deshalb kaum formulierbar oder müssen sich weniger gut fundierter therapeutischer Optionen bedienen.

Zu den unumstrittenen Hauptanliegen des Monitorings gehören die Sicherstellung der ausreichenden zerebralen Perfusion bzw. Oxygenation sowie die Vermeidung medikamentöser und postchirurgischer Komplikationen während der Erholungsphase des Gehirns.

Hefte zu „Der Unfallchirurg", Heft 253
Nast-Kolb/Waydhas/Schweiberer (Hrsg.),
Posttraumatisches Multiorganversagen
© Springer-Verlag Berlin Heidelberg 1996

## Der arterielle Blutdruck

In einer prospektiven Studie an einem Kollektiv von 717 Patienten konnte nachgewiesen werden, daß eine präklinische hypotensive Episode – definiert als einmaliger Meßwert unter 90 mmHg – unter den 5 zuverlässigsten Ergebnisprädiktoren war [8]. 1/3 aller Patienten mit schwerem SHT weist in der frühen Rettungsphase Hypoxie und Hypotension auf [7, 18].

In einer kürzlichen post-hoc Analyse wurde erwartungsgemäß prospektiv randomisiert ermittelt, daß die sog. "small volume resuscitation", die Anwendung von hypertoner Kochsalzlösung als Erstinfusion, verglichen mit isotoner Kochsalzlösung bei Patienten mit schwerem SHT statistisch signifikant bessere Ergebnisse erzielt [35].

Die Befürchtung der Effektumkehr aufgrund der anzunehmenden Blut-Hirn-Schranken-Störung hat sich als unbegründet erwiesen. Der ICP ändert sich nach Ansicht der meisten Autoren durch artifizielle Blutdruckerhöhungen nur unwesentlich – unabhängig von der Funktion der Autoregulation. Hypotensive Episoden hingegen können aufgrund der autoregulativ gesteuerten Gefäßerweiterung um bis zu 65 % des Durchmessers eine pathologische Erhöhung des ICP nach sich ziehen [2, 4, 20, 27].

Der Grenzwert von 90 mmHg systolisch für die systemische Hypotonie ist hierbei mehr statistisch als physiologisch zu verstehen: Wenn man unterstellt, daß letztlich der aus der Differenz zwischen Blutdruck und intrakraniellem Druck resultierende zerebrale Perfusionsdruck der für das Ergebnis entscheidende Parameter ist, dann könnte möglicherweise ein wesentlich höherer systolischer Blutdruck – auch schon in der präklinischen Phase – wünschenswert sein.

## Der intrakranielle Druck

Obwohl immer noch nicht in den europäischen Richtlinien zur Versorgung von Patienten mit schwerem SHT verankert, darf als Standard gelten, daß jeder durch ein Trauma bewußtlose Patient mit einem pathologischen CT-Befund zumindest einer Messung des intrakraniellen Druckes (ICP) bedarf. Diese Regel erstreckt sich auch auf den künstlich bewußtlos gehaltenen, etwa wegen einer sofort notwendigen peripheren Operation narkotisierten Patienten, und kann sich im Falle eines zu erwartenden langwierigen Krankheitsverlaufes um die Erfassung später zu diskutierender Parameter erweitern.

Komatöse Patienten mit unauffälligem CT unterliegen einem sehr viel geringeren Risiko der intrakraniellen Druckerhöhung [9]. Allerdings entwickelt auch 2/3 dieser Patienten innerhalb der ersten 5 Tage einen pathologischen CT-Befund [14]. Sie sollten deshalb einer primären intrakraniellen Druckmessung dann unterzogen werden, wenn mindestens 2 weitere Risikofaktoren wie etwa systolischer Blutdruck geringer als 90 mmHg, Alter höher als 40 Jahre oder Strecksynergismen vorliegen.

Keine Indikation zur Messung des intrakraniellen Druckes besteht bei moderatem oder mildem SHT (GCS >8). Eine Ausnahmeindikation kann z. B. der wache Patient mit bereits sichtbarer Raumforderung – etwa einem epiduralen Hämatom (EDH) – darstellen, wenn die neurologische Überwachung nicht möglich ist.

Der heute übliche klinische Gebrauch der intrakraniellen Druckmessung dient der frühen Erkennung intrakranieller Raumforderungen, der dosierten Anwendung intrakraniell drucksenkender Therapien, der Senkung des ICP durch Liquor (CSF)-Drainage im Falle einer Ventrikulostomie, sowie der Prognoseeinschätzung.

Die Einlage eines Ventrikelkatheters, die Ventrikulostomie, ist die am weitesten verbreitete, verläßlichste und kostengünstigste Methode der Druckmessung, verbunden mit dem Vorteil der möglichen Liquorableitung. Komplikationen im Sinne klinisch relevanter Infekte und Blutungen sind selten. Bei massiver Hirnschwellung mit Auspressung der inneren Liquorräume wird diese Meßmethode unzuverlässig, weil das Meßvolumen das zu messende Volumen übersteigt.

Parenchymableitungen bieten die gleiche Meßgenauigkeit auch bei hohen ICP-Werten, können aber ihrerseits Meßdifferenzen bzw. einen Drift zeigen, weil sie nicht nacheichbar sind. Epi- und subdurale Messungen liefern deutlich ungenauere Meßergebnisse.

## Der zerebrale Perfusionsdruck

Spiegeln frühere Studien noch die ausschließliche Konzentration auf den erhöhten ICP [23, 25], so rückte in jüngster Vergangenheit der CPP zunehmend in das Zentrum des Interesses [30].

Diese Entwicklung basiert auf der Beobachtung, daß bei einem systemisch hypotensiven Patienten schon gering erhöhter Hirndruck zu einer Ischämie führen kann, dem wahrscheinlich wichtigsten sekundären Faktor, der das Behandlungsergebnis nach schwerem SHT negativ beeinflußt [24].

Es liegen zahlreiche Hinweise darauf vor, daß der zerebrale Blutfluß (CBF) nach einer traumatischen Hirnverletzung typischerweise sehr niedrig ist [5, 6, 11, 17, 29] und in der Nachbarschaft posttraumatischer Kontusionen und subduraler Hämatome ein Minimum aufweist [22, 31]. Dies mag seine Ursache in der Kompression zerebraler Gefäße in der Umgebung von Raumforderungen, dem reduzierten zerebralen Stoffwechsel komatöser Patienten [26] oder im posttraumatischen Vasospasmus haben, der bei etwa 40 % der Patienten nachgewiesen werden kann [36]. Entsprechend häufig wird in den histologischen Untersuchungen der Gehirne von Patienten, die an den Folgen eines SHT gestorben sind, eine Ischämie nachgewiesen.

Der Funktionsverlust der Autoregulation ist definiert als lineare Koppelung des CBF an den arteriellen Blutdruck, empirisch ohne direkte Korrelation zwischen CBF und ICP. Deshalb ruft eine zumindest mäßige Erhöhung des Blutdrucks zur Aufrechterhaltung eines adäquaten CPP keine nennenswerte Erhöhung des ICP hervor.

Aus der signifikanten Korrelation von Morbidität und neurologischer Verschlechterung mit der Abnahme des CPP [21] kann eine ungefähre kritische Grenze bei etwa 70 – 80 mmHg angenommen werden.

Einige prospektive Studien, in denen der CPP aktiv über 70 mmHg gehalten wurde, ergaben Mortalitätsraten von 5 – 35 % mit einem Durchschnitt von 21 % für Patienten mit einem GCS von 3 – 7 [30, 37]. Das ist eine erhebliche Verbesserung gegenüber der Studie der amerikanischen "Traumatic Coma Data Bank" [19] mit einer Mortalität von 40 % bei vergleichbarem Patientenkollektiv [19].

Die Patientengruppe mit guten Ergebnissen oder nur mäßigen Einschränkungen unterschied sich mit 54 % gegenüber 37 % in der TCDB-Studie ebenso deutlich.

Weil in diesen Studien die Erhaltung des CPP nur Teil eines Routineschemas war und andere Therapieelemente geprüft wurden, kann dieser Zusammenhang statistisch nicht als abgesichert, sondern nur als wahrscheinlich gelten – die Erhaltung des CPP auf über 70 mmHg ist eine therapeutische Option, die wahrscheinlich die Perfusion in ischämischen Regionen des Gehirns nach schwerem Schädel-Hirn-Trauma fördert und so mit einer substantiellen Reduktion der Mortalität und einer Verbesserung der Überlebensqualität einhergeht. Höherer Perfusionsdruck hat keinen nachgewiesen negativen Einfluß auf Hirndruck, Mortalität oder Morbidität, obwohl er die Normalisierung des intravasalen Volumens und die mögliche Induktion systemischen Hochdrucks zur Folge hat.

Die zur Beurteilung des Stellenwerts des CPP notwendigen Studien, die zwischen CPP- und ICP-gesteuertem Management vergleichen, stehen noch aus. Sie könnten auch detailliertere Hinweise darauf ergeben, auf welchem Niveau der CPP – differenziert nach Typ der Hirnverletzung – gehalten werden soll.

## Ausblick

In Zukunft wird die Erfassung eines weiteren Parameters an Interesse gewinnen: Durch Nahinfrarotspektroskopie, Sauerstoffpartialdruckbestimmung im Hirngewebe und Bulbusoxymetrie ist die zerebrale Oxygenierung direkt meßbar.

Die Nahinfrarotspektroskopie, kurz NIRS, eröffnet die Möglichkeit, nichtinvasiv über Lichtabsorption das regionale zerebrale $HbO_2$ zu erfassen. In der Neonatologie wird diese Methode mit Erfolg angewandt, beim Erwachsenen haben entsprechende Messungen noch experimentellen Charakter. In absehbarer Zukunft ist nicht mit einer Routineanwendung des Systems zu rechnen [34].

Die Bulbusoxymetrie ist ein technisch aufwendiges Verfahren, das vorläufig noch keine langfristigen Meßperioden zuläßt. Die Messung der $SjvO_2$ im Bulbus jugularis stellt eine technisch anspruchsvolle Methode dar, die vorläufig keine ausreichend langen Meßperioden zuläßt. Sie bietet theoretisch den unschätzbaren Vorteil, den zerebralen Gesamtmetabolismus zu erfassen. Die bisher weltweit erfahrensten Zentren finden eine deutliche Korrelation zwischen der Anzahl von mehr als 10minütigen Phasen einer $SjVO_2$ <50 % und einer Verschlechterung des Outcome [28].

Die Messung des $pO_2$ im Parenchym ist technisch bedeutend einfacher, hat aber gegenüber der Bulbusoxymetrie den Nachteil, daß nur ein sehr kleines lokales Meßareal erfaßt wird, das u.U. nicht repräsentativ für den zerebralen Gesamtstoffwechsel ist. Nach unserer Erfahrung kann diesem Nachteil dadurch – in Grenzen – begegnet werden, daß die Meßsonde in einen computertomographisch intaken Parenchymbereich und dort in die weiße Substanz plaziert wird. Der Blutfluß in der grauen Substanz ist physiologisch zu variabel bzw. zu vielen nicht kontrollierbaren Einflußgrößen ausgesetzt. Die weiße Substanz repräsentiert wiederum nur 2/5 des zerebralen Blutflusses. Diese Diskrepanz wird vermutlich ausgeglichen durch die Reduzierung des Stoffwechsels vorwiegend der grauen Substanz z. B. mit Trapanal [15, 16, 33].

Im Gesamtzusammenhang der Monitoringparameter ermöglicht die direkte Messung des Gewebe-$pO_2$ die exaktere Anpassung des CPP an die Erfordernisse des individuellen Patienten. Diese Option beruht auf der Erfahrung, daß erhebliche interindividuelle Unterschiede in dem aus einem gegebenen CPP resultierenden Gewebe-$pO_2$ bestehen [34].

Die Zusammenführung und Weiterverarbeitung der mit verbesserten Meßmöglichkeiten generierten Daten kann im Rahmen eines multimodalen zerebralen Monitorings erfolgen. Neben den üblicherweise erfaßten Daten des Blutdrucks, des ICP, des CPP und des endexspiratorischen $CO_2$ werden Bulbussättigung, Gewebe-$pO_2$ und Nahinfrarotspektroskopie mit einer Abtastfrequenz von 0,1 Hz erfaßt bzw. auf 9 Kanälen visualisiert.

Neben der Datenspeicherung auf einem Massenspeichermedium führt das System auch Datenerfassungsanalysen in Form deskriptiver Graphiken und Trenddiagramme bzw. Histiogramme durch. Überschreitungen von definierten Grenzwerten werden separat gespeichert und ihre Gesamtdauer errechnet. Neben der Darstellung des zeitlichen Ablaufs pathologischer Ereignisse kann mit dem Ausdruck therapeutischer Optionen bei pathologischer Befundkonstellation auch eine Therapieberatung integriert werden. Die vom Arzt daraufhin ergriffenen Maßnahmen werden von einer weiteren Datenanalyse begleitet. So kann der gewünschte Effekt kontrolliert und der Erfolg des gewählten Managements beurteilt werden [13].

## Literatur


1. Alberico AM, Ward JD, Choi SC, Marmarou A, Young HF (1987) Outcome after severe head injury. Relationship to mass lesions, diffuse injury and ICP course in pediatric and adult patients. J Neurosurg 67: 648–656
2. Becker DP, Miller JD, Ward JD, Greenberg RP, Young HF, Sakalas R (1977) The outcome from severe head injury with early diagnosis and intensive management. J Neurosurg 47: 491–502
3. Bouma GJ, Muizelaar JP (1990) Relationship between cardiac output and cerebral blood flow in patients with intact and with impaired autoregulation. J Neurosurg 73: 368–374
4. Bouma GJ, Muizelaar JP, Bandoh K, Marmarou A (1992) Blood pressure and intracranial pressure volume dynamics in severe head injury: relationship with cerebral blood flow. J Neurosurg 77: 15–19
5. Bouma GJ, Muizelaar JP, Choi SC, Newlon PG, Young HF (1991) Cerebral circulation and metabolism after severe traumatic brain injury: the elusive role of ischemia. J Neurosurg 75: 685–693
6. Bouma GJ, Muizelaar JP, Stringer WA, Choi SC, Fatouros P, Young HF (1992) Ultra early evaluation of regional cerebral blood flow in severely head injured patients using xenon enhanced computed tomography. J Neurosurg 77: 360–368
7. Chesnut RM, Marshall LF, Klauber MR et al. (1993) The role of secondary brain injury in determining outcome from severe head injury. J Trauma 34: 216–222
8. Chesnut RM, Marshall SB, Piek J, Blunt BA, Klauber MR, Marshall LF (1993) Early and late systemic hypotension as a frequent and fundamental source of cerebral ischemia following severe brain injury in the Traumatic Coma Data Bank. Acta Neurochir [Suppl] (Wien) 59: 121–125
9. Eisenberg HM, Gary HE Jr, Aldrich EF et al. (1990) Initial CT findings in 753 patients with severe head injury. A report from the NIH Traumatic Coma Data Bank. J Neurosurg 73: 688–698
10. Gennarelli TA, Spielman GM, Langfitt TW et al. (1982) Influence of the type of intracranial lesion on outcome from severe head injury: A multicenter study using a new classification system. J Neurosurg 56: 26–32
11. Jaggi JL, Obrist WD, Gennarelli TA, Langfitt TW (1990) Relationship of early cerebral blood flow and metabolism to outcome in acute head injury. J Neurosurg 72: 176–182
12. Jennet B, Teasdale G, Galbraith S et al. (1977) Severe head injury in three countries. J Neurol Neurosurg Psychiat 40: 291–295
13. Kiening KL, Bardt T, Schneider GH, Unterberg AR, Lanksch WR (1995) Multimodal cerebral monitoring (MCM) in severely head-injured patients – Technical Aspects (Abstr) J Neurotrauma 12: 463
14. Lobato RD, Sarabia R, Rivas JJ et al. (1986) Normal CT scans in severe head injury. J Neurosurg 65: 84–789

15. Maas AIR, Fleckenstein W, de Jong DA et al. (1993) Monitoring cerebral oxygenation: experimental studies and preliminary clinical results of continuous monitoring of cerebrospinal fluid and brain tissue oxygen tension. In: Unterberg AW, Schneider GH, Lanksch WR (eds) Monitoring of cerebral blood flow and metabolism in intensive care. Springer, Wien New York, 50–57
16. Maas AIR, Fleckenstein W, de Jong DA et al. (1993) Effect of increased ICP and decreased cerebral perfusion pressure on brain tissue and cerebrospinal fluid oxygen tension. In: Aveezaat CJJ, van Eijndhoven JHM, Maas AIR, Tans JTJ (eds) Intracranial Pressure VIII. Springer Berlin Heidelberg New York, pp 233–237
17. Marion DW, Darby J, Yonas H (1991) Acute regional cerebral blood flow changes caused by severe head injuries. J Neurosurg 74: 407–414
18. Marmarou A, Anderson RL, Ward JD et al. (1991) Impact of ICP instability and hypotension on outcome in patients with severe head trauma. J Neurosurg 75: 59–66
19. Marshall LF, Gautille T, Klauber MR et al. (1991) The outcome of severe closed head injury. J Neurosurg 75: 28–36
20. Marshall LF, Smith RW, Shapiro HM (1979) The outcome with aggressive treatment in severe head injuries. I. The significance of intracranial pressure monitoring. J Neurosurg 50: 20–25
21. McGraw CP (1989) A cerebral perfusion pressure greater than 80 mmHg is more beneficial. In: Hoff JT, Betz AL (eds) Intracranial pressure VII, Springer, Berlin Heidelberg New York Tokyo, pp 839–841
22. McLaughlin MR, Marion DW (1996) Cerebral blood flow and vasoresponsitivity within and around cerebral contusions. J Neurosurg (in press)
23. Miller JD, Becker DP, Ward JD, Sullivan HG et al. (1977) Significance of intracranial hypertension in severe head injury. J Neurosurg 47: 503–576
24. Miller JD (1985) Head injury and brain ischaemia – implications for therapy. Br J Anaesth 57: 120–130
25. Narayan RK, Kishore PR, Becker DP et al. (1982) Intracranial pressure: to monitor or not to monitor? A review of our experience with severe head injury. J Neurosurg 56: 650–659
26. Obrist WD, Langfitt TW, Jaggi JL, Cruz J, Gennarelli TA (1984) Cerebral blood flow and metabolism in comatous patients with acute head injury. J Neurosurg 61: 241–253
27. Pietropaoli JA, Rogers FB, Shackford SR, Wald SL, Schmoker JD, Zhuang J (1992) The deleterious effects of intraoperative hypotension on outcome in patients with severe head injuries. J Trauma 33: 403–407
28. Robertson C (1993) Desaturation episodes after severe head injury: Influence on outcome. In: Unterberg AW, Schneider GH, Lanksch WR (eds) Monitoring of cerebral blood flow and metabolism in intensive care. Springer, Wien New York, pp 25–27
29. Robertson CS, Contant CF, Narayan RK, Grossman RG (1992) Cerebral blood flow, AVDO2, and neurologic outcome in head- injured patients. J Neurotrauma 9: 349–358
30. Rosner MJ, Daughton S (1990) Cerebral perfusion pressure management in head injury. J Trauma 30: 933–941
31. Salvant JB, Muizelaar JP (1993) Changes in cerebral blood flow and metabolism related to the presence of subdural hematoma. Neurosurg 33: 387–393
32. Shedden PM, Moulton RJ, Sullivan I, Hotz G, Tucker WS, Muller PJ (1990) Effect of population characteristics on head injury mortality. Pediatr Neurosurg 16: 203–207
33. Siesjö BK (ed) (1987) Brain energy metabolism. Wiley, Chichester, pp 147–150
34. Unterberg AW, Kiening KL, Schneider G-H, Bardt T, Lanksch WR (1995) Monitoring of cerebral oxygenation in severe head injury – jugular venous oxygen saturation vs. brain tissue-PO2 and near infrared spectroscopy. Proceedings of the 3rd International Neurotrauma Symposium in J Neurotrauma 12: 405 (Abstr)
35. Vassar MJ, Fischer RP, O'Brien PE et al. (1993) A multicenter trial for resuscitation of injured patients with 7,5% sodium chloride. The effect of added dextran 70. The multicenter group for the study of hypertonic saline in trauma patients. Arch Surg 128: 1003–1011
36. Weber M, Grolimund P, Seiler RW (1990) Evaluation of posttraumatic cerebral blood flow velocities by transcranial doppler ultrasonography. Neurosurgery 27: 106–112
37. Yoshida A, Shima T, Okada Y et al. (1993) Outcome of patients with severe head injury – evaluation by cerebral perfusion pressure. In: Nakamura N, Hashimoto T, Yasue M (eds) Recent advances in neurotraumatology. Springer, Berlin Heidelberg New York Tokyo, pp 309–312

# Klassifikation neurologischer Psychosyndrome bei Schädel-Hirn-Trauma

S. MEHRAEIN und K.M. EINHÄUPL

Neurologische Klinik der Humboldt-Universität, Charité, Schumannstr. 20/21, D-10117 Berlin

Bewußtsein und Bewußtheit sind elementare Bestandteile höheren menschlichen Lebens. Die Beeinträchtigung dieser Funktionen läßt sich in qualitative und quantitative Bewußtseinsstörungen gliedern. Quantitative Bewußtseinsstörungen lassen sich als Störung der Wachheit als solcher begreifen, wobei das Kriterium die verminderte Erweckbarkeit (Somnolenz und Sopor) bis hin zur Unerweckbarkeit (Koma) ist. Davon abzugrenzen sind qualitative Bewußtseinsstörungen, denen bei erhaltener Wachheit eine Störung der realitätsgerechten Integration von Wahrnehmung, motorischer Äußerung, emotionaler und kognitiver Funktionen zugrundeliegt und so eine gestörte oder fehlende Kommunikation mit der Umwelt bedingt.

Schwere zerebrale Schädigungen führen in aller Regel initial zu quantitativen Bewußtseinsstörungen und können in unterschiedliche Defektsyndrome münden, deren Gemeinsamkeit die fehlende oder hochgradig eingeschränkte Kommunikation mit der Umwelt ist, die sich aber bezüglich der prognostischen Einschätzung und therapeutisch sinnvoller Maßnahmen erheblich voneinander unterscheiden. Daher ist die Differenzierung postakuter Defektzustände, die letztlich unter dem Oberbegriff des organischen Psychosyndroms eingereiht werden können, von enormer Bedeutung.

## Akutphase nach Schädel-Hirn-Trauma

Ein schweres Schädel-Hirn-Trauma geht in aller Regel mit einer initial komatösen Phase einher. Das Koma repräsentiert die akute schwere Schädigung des Gehirns. Definitionsgemäß ist der Patient im Koma nicht erweckbar, hat die Augen geschlossen und reagiert je nach Tiefe des Komas auf Schmerzreize mit gezielten oder ungezielten Abwehrbewegungen (Koma Grad I und II), synergistischen Massenbewegungen (Koma Grad III) oder gar nicht (Koma Grad IV). Das Koma stellt somit die schwerste Form einer quantitativen Bewußtseinsstörung dar. Demgegenüber gehen die übrigen quantitativen Bewußtseinsstörungen mit einer zwar geminderten, aber nicht aufgehobenen Wachheit einher (Somnolenz, Sopor).

Die Dauer der akuten komatösen Phase kann Stunden bis Wochen betragen und erlaubt einen Rückschluß auf die Schwere der Hirnschädigung. Das anhaltende Koma zeigt an, daß sich die neuronale Schädigung durch erhöhten intrakraniellen Druck oder traumabedingte sekundäre Störung des neuronalen Stoffwechsels in einem noch floriden, akuten Stadium befindet.

Hefte zu „Der Unfallchirurg", Heft 253
Nast-Kolb/Waydhas/Schweiberer (Hrsg.),
Posttraumatisches Multiorganversagen
© Springer-Verlag Berlin Heidelberg 1996

## Aufwachphase

Je nach Schwere der Hirnschädigung wird die Akutschädigung nicht überlebt (dissoziierter Hirntod), oder es entwickelt sich mit zunehmendem Abstand vom initialen Trauma eine Rückbildung der quantitativen Bewußtseinsstörung. Der Patient wird also eine Aufwachphase durchlaufen, in der sich Phasen mit geschlossenen Augen (komatöser Zustand) mit zunehmend längeren Phasen mit geöffneten Augen (Wachzustand) abwechseln.

Die Rückbildung der Vigilanzstörung (quantitatives Bewußtsein) erlaubt per se keinen Rückschluß auf Störungen höherer kognitiver Funktionen (qualitatives Bewußtsein). Wiedererlangte Wachheit ist also nicht gleichbedeutend mit wiedererlangter Bewußtheit. Im Extremfall kann ein Patient die höchste Stufe der Vigilanz, also völlige Wachheit, erreicht haben, ohne irgendeine gezielte Reaktion auf Reize aus der Umwelt zu zeigen, was die elementarste Stufe kognitiver Fähigkeiten ausmacht.

Dieser Zustand wird in der deutschen Literatur als „apallisches Syndrom", im angloamerikanischen Schrifttum als "vegetative state" bezeichnet. Dieses Syndrom ist nach schwerem Schädel-Hirn-Trauma nicht selten und erfordert einerseits eine prognostische Einschätzung, andererseits eine differenzierte Abgrenzung von anderen, klinisch ähnlichen defizitären organischen Psychosyndromen. Die enorme Bedeutung der Kenntnis der verschiedenen Defektsyndrome liegt in deren unterschiedli-

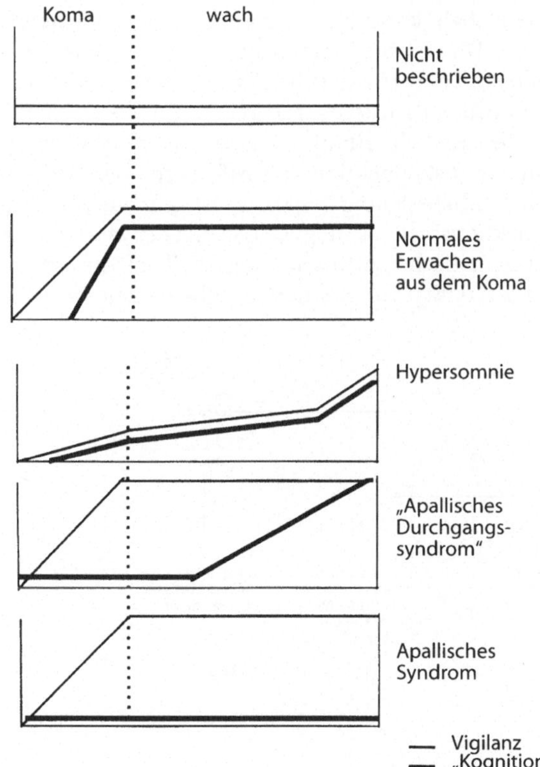


**Abb. 1.** Postkomatöse Verläufe

cher Pathogenese, morphologischer Lokalisation und damit letztendlich der ggf. völlig verschiedenen prognostischen Beurteilung.

Aus funktionellen, pathologisch-anatomischen und physiologischen Gesichtspunkten scheint es sinnvoll, 4 Syndrome voneinander abzugrenzen: den persistierenden vegetativen Zustand (apallisches Syndrom), den akinetischen Mutismus, die prolongierte Hypersomnie und das Locked-in-Syndrom.

Nach überstandenen schweren Schädel-Hirn-Traumen sind darüber hinaus selbstverständlich vielfältige Einbußen in bezug auf die allgemeine Leistungsfähigkeit, die emotionalen und kognitiven Funktionen zu finden, die zwar auch psychoorganische Defekte darstellen, aber nicht Gegenstand dieser Abhandlung sind.

Selbstverständlich ist es für die Zustandsbeurteilung unerläßlich, in der Intensivmedizin häufige sekundäre Noxen wie metabolische Entgleisung oder Sepsis sowie medikamentöse Beeinflussung der Wachheit oder Kognition abzugrenzen.

In Abb. 1 ist der Verlauf von Vigilanz und Kognition bei einigen Störungen im Vergleich zum normalen Erwachen dargestellt.

## Apallisches Syndrom

Der Begriff „apallisch" meint den strukturellen oder funktionellen Verlust des Neokortex, also des Hirnmantels (pallidum = Mantel). Diesem Zustand liegt keine einheitliche morphologische Läsion zugrunde.

Eine globale kortikale Nekrose ist gleichbedeutend mit struktureller Kortexdestruktion. Dies ist der wesentliche Schädigungsmechanismus bei kritischer Senkung des zerebralen Perfusionsdrucks bei starker Hirnschwellung mit Steigerung des intrakraniellen Drucks; ebenso bei der globalen Ischämie bei Herzkreislaufstillstand. Führt die Hirnschwellung zu einer Herniation, kann es auf mesodienzephalem Niveau zur Diskonnektion von Afferenzen der Formatio reticularis kommen. Eine komplette Abkoppelung des Kortex ist aber auch bei Diskonnektion thalamokortikaler Projektionssysteme möglich. Dies ist der wesentlichste Schädigungsmechanismus beim traumatischen diffusen Axonschaden ("diffuse axonal injury"), einem traumatischen Zerreißen von Axonen im subkortikalen Marklager (Abb. 2).

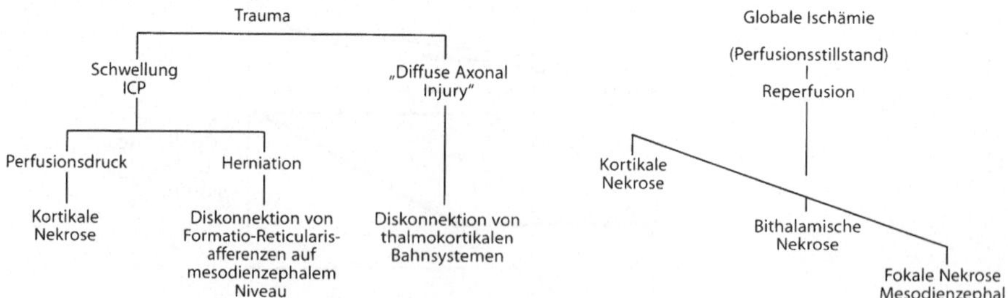


**Abb. 2.** Entstehung des apallischen Syndroms

## Klinisches Bild

Voraussetzung zur Beurteilung der kognitiven Funktionen und Reagibilität auf Außenreize ist die Wachheit. In wachem Zustand ist der Blick starr ins Leere gerichtet, die Augen machen konjugierte, spontane schwimmende Bewegungen, fixieren jedoch nicht. Entsprechend ist der auf Fixation begründete optokinetische Nystagmus nicht auslösbar. Angehörige interpretieren diese Augenbewegungen oft als „jetzt hat er mich angeschaut", was durch den Nachweis der fehlenden Fixation ausgeschlossen ist. Der vestibulookuläre Reflex hingegen ist als Ausdruck der intakten Hirnstammfunktion in der Regel erhalten. Es lassen sich auch weiter keine kognitiven Funktionen nachweisen. Die Patienten reagieren nicht auf akustische Reize, befolgen selbstverständlich keine Aufforderungen, sind mutistisch und nehmen in keiner Weise emotional an der Umwelt teil. Es kommt intermittierend zu Spontanbewegungen der Extremitäten, jedoch nie zu zielgerichteten Bewegungen. Meist treten orale Automatismen wie Schmatzen, Saugen, Lecken der Lippen, z.T. Zähneknirschen oder Kaubewegungen, auf. Oft sind der Palmomental- und der Greifreflex auslösbar. Letzteres führt bei Angehörigen oft zur Überzeugung, der Patient hätte ihren Händedruck erwidert. Auf Schmerzreize kann es zu Grimassieren kommen, selten zu unartikulierten Lauten. Der Schluckreflex ist meist erhalten, Speisen werden aber oft bis zu Stunden im Mund behalten. Der Schlaf-Wach-Rhythmus ist irregulär gestört.

Das EEG ist in der Akutphase meist schwer allgemeinverändert und abgeflacht, kann aber nach Tagen oder Wochen nur verlangsamt sein oder einen Alpharhythmus zeigen. Typischerweise führen aber weder visuelle, akustische noch Schmerzreize zu einer Reagibilität des EEG.

## Prognose

In Abhängigkeit von der auslösenden Noxe muß ein unterschiedlich langer Beobachtungszeitraum eingehalten werden, bis eine endgültige prognostische Einschätzung sinnvoll ist. Während ein Patient mit hypoxischer oder ischämischer Hirnschädigung bei einer initialen Komadauer von mehr als 48 h eine nur geringe Chance auf ein kommunikatives Leben im Sinne der Wiedererlangung höherer kortikaler Funktionen hat, ist die Situation beim Schädel-Hirn-Trauma anders. Ein komatöser Zustand von mehr als 1 Woche kann durchaus mit einer funktionellen guten Restitution einhergehen. Hier muß nach dem Erwachen aus dem Koma mindestens 4–6 (bis zu 12) Wochen der Verlauf abgewartet werden, bis eine verläßliche Beurteilung möglich ist. Auch nach einer Enzephalitis kann noch nach Monaten eine Wiedererlangung höherer kortikaler Funktionen möglich sein.

## Begriff des apallischen Durchgangssyndroms

Es trifft zwar zu, daß Patienten, v.a. nach schwerem Schädel-Hirn-Trauma, bei voller Wachheit einen Zustand fehlender kognitiver Funktionen als Durchgangsstadium durchlaufen; die Reversibilität des apallischen Syndroms kann allerdings erst retrospektiv erkannt werden, also in dem Moment, in dem der Patient per definitionem kein apallisches Syndrom mehr aufweist.

Unter dem Begriff „apallisches Durchgangssyndrom" wird ein Zustand subsumiert, in dem die Patienten wach sind, jedoch keine kognitiven Funktionen erkennen lassen, aber eine Rückbildung der kognitiven Störungen antezipiert wird. Die prognostische Annahme einer Rückbildung geht in die Definition des Ist-Zustands ein. Dieser Begriff erscheint unlogisch, da er voraussetzt, daß nach dem Erwachen aus dem Koma eine Rückbildung der kognitiven Störung tatsächlich voraussagbar ist. Für die Richtigkeit dieser Prämisse gibt es aber in der Literatur keine Daten.

Im angloamerikanischen Schrifttum wird der Zustand des apallischen Syndroms als "vegetative state" gefaßt. Dieser Begriff beschreibt den aktuellen Zustand und macht keine implizite Aussage zur Prognose. Wenn es im Verlauf zu keiner Rückbildung kommt, wird im Begriff des "persistant vegetative state" der Irreversibilität des Zustands Rechnung getragen. Korrekterweise müßte man analog im deutschen Sprachgebrauch – will man den von Kretschmar geprägten Begriff des apallischen Syndroms beibehalten – von apallischem Syndrom oder irreversiblem apallischem Syndrom sprechen. Der Begriff des apallischen Durchgangssyndroms sollte aber verlassen werden, da er suggeriert, daß der Zustand passager ist, ohne daß es prospektive Kriterien gibt, die es erlauben, die Reversibilität zu antezipieren.

## Akinetischer Mutismus

Beim akinetischen Mutismus sind die Patienten trotz erhaltener kognitiver Funktionen und Wachheit mutistisch und bewegungslos, ohne daß es Hinweise auf eine Läsion peripherer oder zentraler motorischer Systeme gibt. Das Syndrom repräsentiert eine schwerste Störung des psychomotorischen Antriebs.

Ursächlich ist in den meisten Fällen eine bilaterale mittelliniennahe Schädigung des Frontalhirns, beispielsweise durch Kontusionen oder bilaterale Anteriorinfarkte. Sehr häufig findet sich auch ein Hydrozephalus, der als aresorptiver Hydrozephalus Schädel-Hirn-Traumen komplizieren kann. Besonders bei Patienten, die sich initial besserten, dann aber zunehmend weniger Spontanmotorik oder Reaktionen zeigen, muß an die sekundäre Entwicklung eines Hydrozephalus gedacht werden. In der Literatur finden sich darüber hinaus Berichte über ursächliche bilaterale Läsionen des Corpus striatum, des Globus pallidum, des dorsomedialen oder ventrolateralen Thalamus sowie paramediane Läsionen der mesenzephalen Formatio reticularis, des posterioren Dienzephalon und des segmentalen Mittelhirns.

## Klinisches Bild

Leitsymptom ist das völlige Fehlen spontaner Bewegungen von Rumpf und Extremitäten, sowie fehlende Spontansprache oder verbale Äußerungen auf forcierte Aufforderung oder Schmerzreize. Die Patienten liegen unbeweglich im Bett, die Augen können zeitweise geschlossen sein, werden aber auf forcierte Reize hin geöffnet. Im Gegensatz zum apallischen Syndrom fixieren die Patienten mit akinetischem Mutismus; oft ist die erhaltene Fixation nur intermittierend nachweisbar, bei genauer Beobachtung des Patienten und wiederholter Untersuchung des optokinetischen Nystagmus mit der Optokinetiktrommel aber regelhaft vorhanden. Der Muskeltonus kann im Sinne von „Gegenhalten" deutlich erhöht sein. Wie die übrige Spontanmotorik unterliegt auch das Schlucken der tiefgreifenden motorischen Hemmung bei erhaltenem Würgreflex. Der akinetische Mutismus mit dem Kernsymptom der schwersten Antriebsstörung bei erhaltener Kognition erinnert an die Zustände bei der tiefen, stuporösen Depression. Nicht selten fluktuiert die Ausprägung des Syndroms, so daß die Patienten gelegentlich intermittierend berichten können, daß sie ohne Angst und Schmerzen seien. Bei anderen Patienten liegt später eine komplette Amnesie für die akinetische Periode vor.

## Prognose

Der Zustand des akinetischen Mutismus beruht auf einer schwersten funktionellen Hemmung des psychomotorischen Antriebs und ist häufig reversibel. Speziell auf dem Boden eines Hydrocephalus communicans kennen wir Patienten, die nach monatelangem akinetischem Mutismus nach Ableitung des Hydrozephalus im Laufe eines Jahres eine Restitutio ad integrum erlebten. Bei schwerer struktureller Läsion mittelliniennaher frontaler Strukturen (z. B. beidseitiger Anteriorinfarkt oder ausgedehnte Kontusionen mit Substanzdefekten) ist die prognostische Einschätzung allerdings weniger günstig.

Die Abgrenzung vom apallischen Syndrom ist von enormer Relevanz und kann Schwierigkeiten bereiten, wenn man nicht wiederholt und gezielt nach Zeichen der erhaltenen Kognition sucht. Der apallische Patient fixiert nicht, zeigt aber meist spontane Bewegung oder Fluchtreaktion auf Schmerzreize; der akinetisch mutistische Patient fixiert, zeigt aber keine motorische Aktivität. Kommt es zu intermittierender verbaler Äußerung, ist die Abgrenzung einfach. Der Zustand kann weiterhin Anlaß zur Verwechslung mit einer Katatonie oder einem depressiven Stupor geben.

## Prolongierte Hypersomnie

Das Syndrom der prolongierten Hypersomnie wird bei bilateralen, seltener unilateralen Läsionen im Thalamus und Hypothalamus beobachtet und beruht auf einer funktionellen Diskonnektion aszendierender thalomokortikaler aktivierender retikulärer Systeme, die für den Wachheitszustand entscheidend sind. Ursächlich kommen beim Schädel-Hirn-Trauma vorrangig Blutungen, seltener Ischämien in Betracht. Darüber hinaus findet sich das Syndrom bei Enzephalitiden oder Tumoren. Die prolongierte Hypersomnie ist im wesentlichen eine über den zu erwartenden Zeitraum persistierende Störung des quantitativen Bewußtseins.

## Klinisches Bild

Die Patienten sind in einem schlafähnlichen Zustand, aus dem sie kurzzeitig erweckt werden können. Sie erreichen aber dabei nicht das Wachheitsniveau eines Gesunden. Im Unterschied zum Koma zeigen Patienten mit Hypersomnie typische Merkmale des physiologischen Schlafes wie Gähnen, Seufzen, Sich-räkeln, Strecken und Einnahme wechselnder Schlafpositionen. Die kognitiven Funktionen sind in den kurzen Phasen der Erweckbarkeit nachweisbar, oft in Form kurzer verbaler Aussagen, können aber aufgrund der vorrangigen quantitativen Bewußtseinsstörung in der Regel nicht weiter beurteilt werden. Wenn sich die Hypersomnie aus einem komatösen

Zustand heraus entwickelt, kann das Syndrom erst erkannt werden, wenn die Phase der Somnolenz ungewöhnlich lange persistiert. Einfacher ist es, das Syndrom zu erkennen, wenn bereits initial keine schwere Vigilanzstörung vorgelegen hat. Wir erlebten Patienten, die mehr als 3 Wochen eine ausgeprägte Hypersomnie aufwiesen, ohne je einen schweren komatösen Zustand durchgemacht zu haben.

## Prognose

Die exzessive Schläfrigkeit kann über Wochen den Verlauf dominieren, bildet sich aber meist protrahiert ohne kognitive Defizite zurück, so daß die Gesamtprognose günstig zu sein scheint, wenn nicht zusätzlich weitere Schädigungen vorliegen.

## Locked-in-Syndrom

Der Begriff Locked-in-Syndrom meint den Zustand des „In sich eingeschlossen Seins" bei voll erhaltenem Bewußtsein und repräsentiert letztlich ein motorisches Querschnittssyndrom auf höchstem, pontinem Niveau. Das morphologische Substrat besteht in einer bilateralen Läsion der ventralen Brücke mit einer Unterbrechung der absteigenden kortikospinalen und kortikonukleären Bahnen, wobei die aszendierenden Fasersysteme des pontomesenzephalen Tegmentums typischerweise erhalten sind. Das Locked-in-Syndrom entspricht somit einer völligen Deefferentierung bei erhaltenen visuellen, akustischen, olfaktorischen und meist auch somatosensiblen Afferenzen sowie völlig erhaltenen kognitiven Funktionen.

Die häufigste Ursache (etwa 80 % der Fälle) ist eine Thrombose der A. basilaris. Diese kann sich selten auch bei Schädel-Hirn-Traumen auf dem Boden einer Vertebralisdissektion ausbilden. Ebenso können Hirnstammkontusion und pontine Blutung das Syndrom bewirken. Darüber hinaus kann ein Locked-in-Syndrom bei der zentralen pontinen Myelinolyse, nach Hirnstammenzephalitis und bei Ponstumoren vorkommen.

## Klinisches Bild

Die initiale Läsion geht in der Regel durch Affektion des aszendierenden retikulären aktivierenden Systems mit einer Vigilanzminderung bis hin zum Koma einher. Diese bildet sich bei ischämischer Ursache meist binnen Tagen, bei anderen Ursachen oft erst nach Wochen zurück. Im Gegensatz zu den anderen hier beschriebenen Defektzuständen erleben die Patienten mit einem Locked-in-Syndrom ihren äußerst hilflosen Zustand dann bei völlig wachem Bewußtsein.

Beim kompletten Locked-in-Syndrom bietet der Patient eine initial schlaffe, dann spastische Tetraplegie mit beidseitig positivem Babinski-Zeichen. Es treten Strecksynergismen mit Flexion und Außenrotation der Arme und Flexion der Füße auf, die bei Manipulationen verstärkt einschießen, Willkürbewegungen sind nicht möglich. Die Destruktion der kortikonukleären Bahnen bedingt eine Unfähigkeit zu schlukken, zu sprechen und die mimische Muskulatur zu innervieren. Der Kornealreflex ist erloschen, horizontale Augenbewegungen sind weder willkürlich noch reflektorisch (horizontaler okulozephaler Reflex) möglich. Hingegen ist der vertikale optokinetische Nystagmus und die willkürliche vertikale Blickversion erhalten und stellt meist die einzige Kommunikationsmöglichkeit des Patienten dar. Einige Patienten verfügen zudem über eine erhaltene Lidmotorik. Über vereinbarte vertikale Blickwendung nach oben oder unten ist mit dem Patienten eine Kommunikation mit Ja-Nein-Antworten möglich. Diese offenbart die voll erhaltenen kognitiven Funktionen und die Selbstwahrnehmung des tragischen Zustands. Es ist von allergrößter Bedeutung, bei pontomesenzephalen Läsionen im Verlauf wiederholt nach diesen Funktionen zu suchen und dem Patienten mitzuteilen, daß man um seine erhaltene Bewußtheit und Wahrnehmung weiß.

Die Sensibilität ist beim Locked-in-Syndrom häufig nicht gestört, der Atemantrieb ist erhalten; in Einzelfällen kann die Blasen-Mastdarm-Funktion erhalten sein. Der Schlaf-Wach-Rhythmus kann alteriert sein, ohne daß dies neurophysiologisch restlos geklärt ist. Das EEG zeigt in 80 % einen Alpharhythmus mit erhaltener Blockade beim Öffnen der Augen, gelegentlich auch eine leichte Allgemeinveränderung.

Neben dem oben dargestellten kompletten Locked-in-Syndrom gibt es inkomplette Zustände, wobei minimale Restfunktionen motorischer Äußerung erhalten sein können.

## Prognose

Bei komplettem Locked-in-Syndrom auf dem Boden einer Basilaristhrombose ist mit allergrößter Wahrscheinlichkeit nicht mehr von einer relevanten funktionellen Zustandsverbesserung auszugehen. Bei inkompletten Läsionen wie auch bei Kontusion und Blutung muß die prognostische Beurteilung zunächst mit Zurückhaltung erfolgen. Hat sich jedoch nach 6 Wochen bei wiederholter gründlicher neurologischer Untersuchung keine Zustandsänderung gezeigt, ist die Prognose bezüglich einer funktionellen Restitution sehr wahrscheinlich ungünstig.

## Zusammenfassung

Die posttraumatischen Defektsyndrome lassen sich als organische Psychosyndrome begreifen, deren Gemeinsamkeit nach außen hin eine gestörte oder fehlende Kommunikation mit der Umwelt darstellt. Die einzelnen Syndrome sind pathophysiologisch und morphologisch voneinander verschieden und lassen sich durch gezielte und sachkundige Untersuchung klinisch voneinander differenzieren. Prognose und zeitliche Dynamik einer möglichen Rückbildung hängen wesentlich von der Art der initialen Noxe ab. Die Kenntnis und Differenzierung der verschiedenen Syndrome ist bezüglich prognostischer Einschätzung, therapeutischer Optionen, besonderem Umgang mit dem Patienten und Beratung sowie Aufklärung von Angehörigen von essentieller Bedeutung.

## Literatur

Altshuler LL, Cummings JL, Mills MC et al (1986) Mutism: review, differential diagnosis and report of 22 cases. Am J Psychiatry 143: 1409 – 1414

American Academy of Neurology Statement (1988) Guidelines on the vegetative state.

Dalle Ore DG, Gerstenbrand F, Lücking CH, Peters G, Peters UH (1977) The apallic syndrome. Springer, Berlin Heidelberg New York

Einhäupl KM, Haberl R (1990) Neurologische Defektsyndrome (Pseudokomatöse Zustandsbilder). In: Stöhr M, Brandt T, Einhäupl KM (Hrsg) Neurologische Syndrome in der Intensivmedizin. Kohlhammer, Stuttgart Berlin Köln, S 105 – 113

Heidrich R, Schmeißer G, Siegmund R (1984) Zur Differentialdiagnose des akinetischen Mutismus. Psychiatr Neurol Med Psychol Leipzig 36: 458 – 463

Jennett WB, Plum F (1972) The persistant vegetative state: a syndrome in search of a name. Lancet 1: 734 – 737

Kotagal S, Archer CR, Walsh JK, Gomez C (1985) Hypersomnia, bithalamic lesions, and altered sleep architecture in Kearns-Sayre Syndrome. Neurology 35: 574 – 577

Kretschmer E (1940) Das Apallische Syndrom. Z Neurol Psychiatr 169: 576 – 579

Plum F, Posner JB (1988) The Diagnosis of stupor and coma. Davis, Philadelphia

Virgile RS (1984) Locked in syndrome. Clin Neurol Neurosurg 86: 275 – 279

# Strategien beim schweren Abdominaltrauma mit Massenblutung

T. RÜEDI

Chirurgische Klinik, Rätisches Kantons- und Regionalspital Chur, CH-7000 Chur

Dank Alarmierung über Natel und somit rascherer Bergung sowie kürzerer Transportzeiten durch Hubschrauber erreichen mehr Schwerstverletzte noch lebend unsere Notfallstationen – Patienten, die früher am Unfallort oder auf dem Weg ins Spital verstorben bzw. verblutet sind. Über die Rolle bzw. Pro und Contra des "advanced trauma live support" (ATLS) am Unfallplatz wurde bereits berichtet.

Während z. B. in den USA die penetrierenden Bauchverletzungen durch Schuß- und Stichwaffen im Vordergrund stehen und nicht selten die großen Gefäße der Zone 1 des zentralen Retroperitoneums betreffen, beobachten wir in unseren Breitengraden vorwiegend Verletzungen durch stumpfe Gewalteinwirkung, die in der Regel nicht isoliert Abdomen bzw. Becken, sondern in unterschiedlichem Maße Kopf, Thorax und Extremitäten betreffen, so daß es sich um eigentlich polytraumatisierte Patienten handelt.

Die Massenblutung beim schweren Abdominal- und Beckentrauma – letzteres muß m.E. beim stumpfen Trauma unbedingt miteinbezogen werden – hat immer noch eine sehr hohe Mortalität von 40 % und darüber (Nast-Kolb et al. 1993). Dieser hohe Prozentsatz betrifft das Abdominaltrauma nach stumpfer Gewalteinwirkung, während die penetrierenden Bauchverletzungen durch Stich- und Schußwaffen eine Mortalität von „lediglich" 5–10 % nach sich ziehen. Dies beruht wohl einerseits darauf, daß die penetrierende Verletzung sehr rasch als solche erkannt und entsprechend behandelt wird. Andererseits kommt es durch Stichverletzungen mehrheitlich zu einem „reinen" hämorrhagischen Schock durch Ausblutung, der sich ganz wesentlich vom viel schwerwiegenderen traumatisch-hämorrhagischen Schock mit zusätzlicher Gewebezerstörung unterscheidet, wie er eben beim stumpfen Trauma vorliegt.

Im Rahmen des heutigen Themas beschäftigt uns deshalb speziell das stumpfe Bauchtrauma. Dabei werden vorwiegend die parenchymatösen Organe des Oberbauchs – in absteigender Häufigkeit: Milz, Leber und Nieren, aber auch das Mesenterium, Pankreas und die Hohlorgane betroffen, sowie bei Mitbeteiligung des Beckens die blutgefäßreichen Strukturen des Retroperitoneums mit den Plexus praesacrales bzw. Plexus prostaticus; seltener werden Zwerchfellrupturen beobachtet.

Patienten mit abdomineller Blutung infolge stumpfer Gewalteinwirkung haben in der Regel alle klinischen Zeichen der Hypovolämie bzw. des traumatisch hämorrhagischen Schocks und sind dadurch in der Regel vital gefährdet, insbesondere auch in bezug auf Organversagen und Sekundärschäden. Kommen im Rahmen des Polytrau-

Hefte zu „Der Unfallchirurg", Heft 253
Nast-Kolb/Waydhas/Schweiberer (Hrsg.),
Posttraumatisches Multiorganversagen
© Springer-Verlag Berlin Heidelberg 1996

mas noch Verletzungen anderer Körperregionen und Organe hinzu, so wird diese Gefährdung mit steigendem "Injury Severity Score" (ISS) noch erhöht.

Das ABC der Wiederbelebung muß daher in jedem Fall unverzüglich, aggressiv und effektiv eingesetzt werden.

Nach Ertel u. Trentz (1995) können diese Schwerstverletzten 3 Schweregraden zugeordnet werden, wonach sich die diagnostischen und therapeutischen Strategien richten sollten:

- Patienten mit Herz-Kreislauf-Stillstand (Abb. 1),
- Patienten mit schwerstem hypovolämischem Schock und instabilen Vitalparametern (Abb. 2),
- Patienten mit noch kompensiertem Kreislauf und mehr oder weniger stabilen Vitalfunktionen.

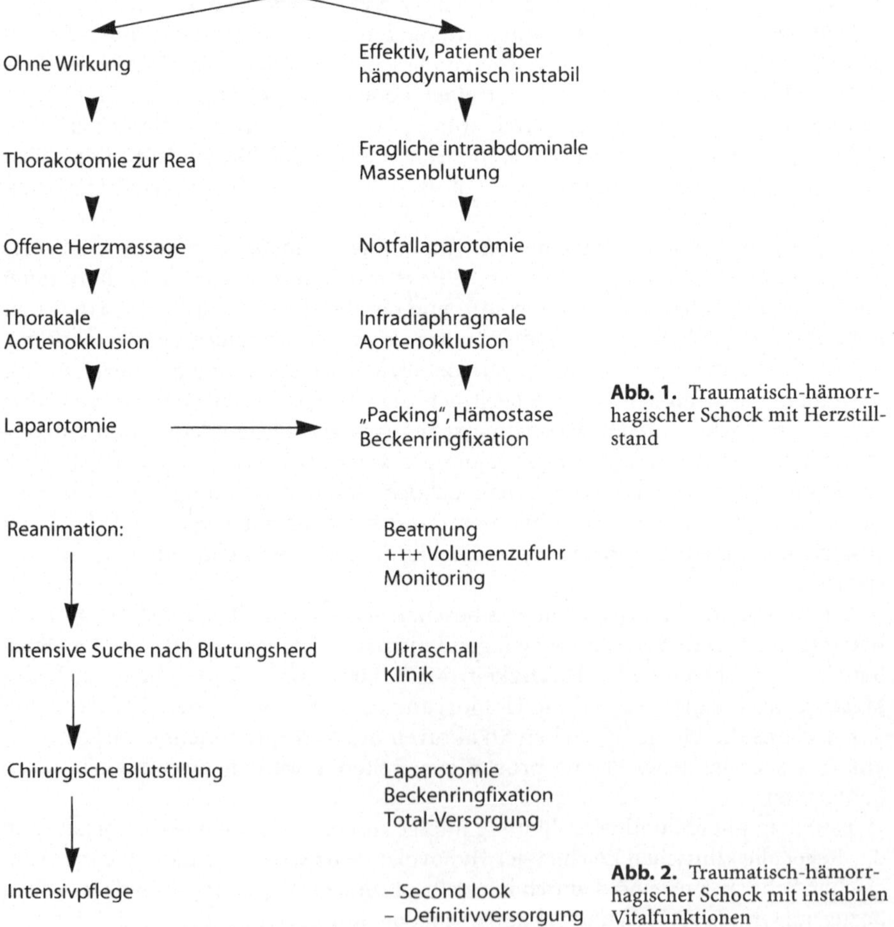


**Abb. 1.** Traumatisch-hämorrhagischer Schock mit Herzstillstand

**Abb. 2.** Traumatisch-hämorrhagischer Schock mit instabilen Vitalfunktionen

## Herz-Kreislauf-Stillstand

Kommt es beim jungen Schwerstverletzten trotz massiver Volumenzufuhr zum Herzstillstand, so muß unverzüglich evtl. noch auf der Notfallstation thorakotomiert werden, zur Entlastung einer möglichen Herztamponade, zur offenen Herzmassage und supradiaphragmalen Aortenokklusion. Als Alternative wird die intraluminäre Ballonblockade der Aorta über einen femoralen Zugang empfohlen; eine sehr elegant erscheinende Methode, die allerdings Übung und Erfahrung erfordert (Bühren 1989; Milikan 1984). Zeigt die eine oder andere dieser Maßnahmen zusammen mit der Volumenzufuhr Wirkung, so muß bei nur geringstem Verdacht auf eine intraabdominelle Blutung, wenn möglich unter Operationssaalbedingungen und unter Einsatz des Cellsavers, unverzüglich laparotomiert werden. Über eine mediane Schnittführung sind die 4 Quadranten zu explorieren bzw. mit Tüchern abzustopfen, dem sog. "packing", bis die Blutungsquelle gefunden und versorgt ist. In seltenen und besonders schweren Fällen mit diffuser Blutung und Gerinnungsstörung mag das Quadrantenpacking allein angezeigt sein, gefolgt vom raschen Bauchdeckenverschluß, um so den Tamponadeneffekt zu erhöhen. Nach einer Stabilisierungsphase auf der Intensivpflegestation kann, sofern diese erfolgreich ist, eine Second-look-Versorgung erfolgen. Nachteil eines allzu ausgeprägten Packings kann eine Behinderung des venösen Rückflusses sein – worauf daher zu achten ist! Die Überlebenschancen eines Patienten, der infolge Herz-Kreislauf-Stillstandes reanimiert werden muß, sind allerdings auch in großen, routinierten Zentren klein.

**Fallbeispiel:** Ein 27jähriger Programmierer rast auf seinen Skiern gegen einen Skiliftmast und bleibt schwerstverletzt und bewußtlos liegen. Rund 30 min später trifft der Rettungshelikopter mit Arzt ein. Der Patient ist verwirrt und agitiert (GCS 11). Bei angeblich kompensiertem Kreislauf wird eine periphere Leitung gelegt und 500 ml Ringer-Laktat infundiert. Rund 1 h nach dem Unfall trifft der Patient bei uns ein. Wenige Minuten nach Erreichen der Notfallstation kommt es zum Herz-Kreislauf-Stillstand. Der Patient wird intubiert und beatmet. Die geschlossene Herzmassage ist trotz instabilem Thorax wenig erfolgreich. Wir fahren unverzüglich in den nahen Operationssaal. Aus dem Bülau kommt Blut, während sich das Abdomen immer mehr vorwölbt. Nach rund 20 min wird laparotomiert. Wir finden viel Luft, reichlich Blut bei einem großen Loch im Zwerchfell, multiple Leberrisse und eine Nierenruptur. Über eine sofortige Sternotomie wird die offene Herzmassage durchgeführt und rechtsseitig bei tief eingerissenem, stark blutendem und kollabiertem Unterlappen der Lungenhilus abgeklemmt. Das Herz fühlt sich „leer" an, und trotz massivster Volumenzufuhr über mehrere periphere Leitungen bleiben unsere Bemühungen ohne Erfolg.

Bei dieser Dreihöhlenverletzung und einem ISS von über 50 war der junge Mann wohl allzu schwer verletzt und bereits bei Ankunft ausgeblutet, so daß wohl auch die primäre offene Herzmassage kaum rettend gewesen wäre.

## Schwerer hypovolämischer Schock bei instabilen Vitalparametern

Zeigen die Reanimationsmaßnahmen, wie massive Volumenzufuhr über großkalibrige periphere Leitungen, Intubation und Beatmung beim schwer schockierten Patienten eine stabilisierende Wirkung, so bleibt etwas Zeit für die dringlichste Diagnostik, wie z. B. eine exaktere klinische Untersuchung, Schädel, HWS seitlich, Thorax, Becken und evtl. Wirbelsäulenröntgen sowie die Ultraschalluntersuchung des Abdomens. Gleichzeitig muß ein Basismonitoring eingerichtet bzw. Bülau-Drainagen gelegt werden.

Beim geringsten Verdacht auf intraabdominale Verletzungen oder wenn der Blutverlust größer als die Zufuhr ist, müssen in der Regel auch diese Patienten möglichst rasch in den Operationssaal zur chirurgischen Blutstillung und zur umfassenden Primär- bzw. Totalversorgung gebracht werden.

Ist das Bauchtrauma mit einer Beckenringverletzung bzw. Beckeninstabilität kombiniert, so muß neben einer Blutung ins freie Abdomen auch ein retroperitonealer Blutverlust angenommen werden. Die Stabilisierung des Beckenrings hat in dieser Situation eine oft erstaunliche, blutstillende Wirkung und sollte jedenfalls vor einer zeitaufwendigen Abklärung bzw. Embolisation eingesetzt werden. Ob die Beckenringfixation vor oder nach der Laparotomie erfolgen soll, ist wohl eine Frage des Ermessens bzw. der persönlichen Erfahrung und hängt auch vom Ausmaß der Beckenringdislokation ab. Der Kanadier Mc Murtry hat dazu richtigerweise festgestellt: „Die Stabilisierung des Beckenrings muß als Notfallmaßnahme aufgewertet werden, mit ähnlicher Bedeutung wie die Blutstillung an Milz und Leber." Ein Vorteil der primären Beckenstabilisierung liegt darin, daß das "packing" des kleinen Beckens ein Widerlager findet und dadurch besser wirken kann.

**Fallbeispiel:** Eine 44jährige Patientin wird bei einem Verkehrsunfall von einem Pkw überrollt. Kurz danach Einweisung zu uns ohne meßbaren Blutdruck, knapp ansprechbar. Trotz massivster Volumenzufuhr steigt der Blutdruck nicht über 60. Bei gesicherter intraabdomineller Massenblutung und instabilem Beckenring wird zunächst laparotomiert und die Aorta subdiaphragmal abgeklemmt. Es entleeren sich 3 l Blut. Trotz Splenektomie, Pringle-Manöver und Tamponade der Leber steigt der Blutdruck nur etwas an, während das retroperitoneale Hämatom im kleinen Becken ständig größer wird. Erst nach rascher Stabilisierung des Beckenrings mit einfachstem Fixateur externe kommt es endlich zu meßbaren Druckwerten über 80 mmHg. Da nach 14 l Volumenzufuhr die Gerinnung nicht mehr optimal und die Patientin deutlich unterkühlt ist, wird die Versorgung der subtrochantären Fraktur um einige Stunden der Erholung und Stabilisierung auf der IPS verschoben, aber noch innerhalb 24 h nach Trauma durchgeführt. Die definitive Verplattung am vorderen Beckenring bzw. Verschraubung der SI-Gelenke sowie die Osteosynthese der Malleolarfraktur erfolgten 10 Tage später. Der weitere Verlauf war weitgehend komplikationslos.

Bei diesem Fall wäre die Beckenringfixation vor der Laparotomie vielleicht indiziert gewesen, doch konnte aufgrund der ersten Beckenübersichtsaufnahme nicht unbedingt das Ausmaß der Instabilität erkannt werden.

Es ist das Thema des nächsten Redners, wie die verschiedenen intraabdominellen Verletzungen im einzelnen zu versorgen sind, so daß ich hier nur erwähnen möchte, daß beim Mehrfachverletzten mit abdominaler Massenblutung z. B. die rasche Splenektomie der zeitaufwendigen Organerhaltung vorzuziehen ist, während bei der Leber das packing mit second look gegenüber der risikoreichen Teilresektion Vorrang haben sollte. Besonders gefürchtet und schwer zu verhindern bzw. zu beheben ist zudem die Verbrauchskoagulopathie, die nicht selten fast schicksalhaft den weiteren Verlauf bestimmt.

## Initial noch kompensierter Kreislauf und weitgehend stabile Vitalfunktionen

Hier spielt der Faktor Zeit eine ganz wesentliche Rolle in bezug auf die Prophylaxe des Organversagens.

Das Bereitstellen von genügend venösen Zugängen und eine entsprechende Volumenzufuhr sowie ein umfassendes Monitoring sind wiederum von zentraler Bedeutung. Für die Diagnostik bleibt etwas mehr Zeit, so kann die initiale Ultraschalluntersuchung allenfalls durch die Computertomographie ergänzt werden, wobei der Patient niemals ohne engmaschige Überwachung durch einen Arzt oder geübtes Überwachungspersonal dem Röntgeninstitut überlassen werden darf. Sofern eine, allerdings seltene, arterielle Blutungsquelle bei Beckenringfraktur angenommen wird, kann bei Verfügbarkeit eines in der Technik versierten Radiologen eine Embolisation der Blutungsquelle erwogen werden.

Das weitere Vorgehen bzw. die Prioritätensetzung für die Totalversorgung z. B. eines mehrfach-verletzten Patienten hängt in erster Linie vom Ist-Zustand ab und muß vom verantwortlichen Chirurgen oder Traumatologen gemeinsam mit den Anästhesisten, den Spezialisten und dem Vertreter der Intensivpflege besprochen werden. Ziel sollte wenn immer möglich die Totalversorgung des Verletzten sein, wobei Totalversorgung nicht mit Definitivversorgung identisch zu sein hat. So muß eine begleitende Femurfraktur zwar stabilisiert werden, z. B. mittels Fixateur externe, während die Definitivversorgung mit Marknagelung durchaus zu einem späteren Zeitpunkt erfolgen kann.

**Fallbeispiel:** Ein 30jähriger Assistenzarzt wird bei Einbruch der Dämmerung in der Nähe seines Arbeitsplatzes von einem Auto angefahren und direkt in das kleine Bezirkskrankenhaus gebracht.

Wegen Bewußtlosigkeit und GCS von 8 wird intubiert und über eine periphere Leitung Ringer-Lösung infundiert. Beide unteren Extremitäten sind völlig instabil, z.T. mit offenen Wunden. Der Patient wird daher verlegt, allerdings per Ambulanz, was einen rund 20minütigen Transport bedeutet.

Rund 80 min nach dem Unfall trifft der Patient bei uns ein, ohne meßbaren Blutdruck, Puls 135 mit gespanntem Abdomen. Es wird sofort über 2 weitere Leitungen mehr Volumen zugeführt, worauf der Blutdruck wieder meßbar wird. Gleichzeitig Einlegen einer Peritoneallavage – der Fall liegt einige Jahre zurück –, die reines Blut fördert. Nachdem noch die dringendsten Röntgenbilder von Schädel, HWS, Thorax, Becken und beider Beine gemacht sind, wird der Patient rund 1 h nach Eintreffen bei uns laparotomiert. Aus dem Bauch entleeren sich 3½ l Blut, und nach der Entlastung fällt der Druck entsprechend, weshalb eine Aortenokklusion vorgenommen wird. Als einzige Blutungsquelle findet sich ein großer Riß im Mesenterium des Dünndarms, was die relativ langsame, aber schließlich doch erhebliche Blutung erklären mag.

Nach erfolgter Blutstillung und Dünndarmresektion erholt sich der Kreislauf rasch, und am Ende der Laparotomie wird der Patient vom Anästhesisten in jeder Beziehung als „stabilisiert" bezeichnet und auch der Neurochirurg gibt grünes Licht, so daß die beiden Femurfrakturen verplattet und die offenen Tibiafrakturen mit Fixateur externe versorgt werden.

Bei weiterem günstigem Verlauf auf der Intensivpflegestation wird schließlich das Acetabulum angegangen und die beiden Tibiae in einer weiteren Sitzung auch noch verplattet, so daß der Patient bald im Gehbad mobilisierbar wird. Trotz schwerem Schädel-Hirn-Trauma kann der Kollege heute seinen Beruf wieder voll ausüben.

## Ergebnisse

Ohne auf die komplexen pathophysiologischen Vorgänge der Massenblutung einzugehen, habe ich versucht, anhand von 3 Fallbeispielen unsere Strategien darzulegen, wobei auch der beste Algorithmus nur ein Schema ist und jeder Fall individuell anzugehen ist. Immer gilt es allerdings, möglichst rasch durch "damage control" die Blutungsquelle wirksam zu stillen, das verlorengegangene Flüssigkeitsvolumen überschießend zu ersetzen und die Sauerstoffversorgung der Gewebe sicherzustellen, womit die Vitalfunktionen stabilisiert bzw. die Traumakaskaden gebremst werden. Vom Chirurgen wird in dieser Situation v.a. große Erfahrung gefordert, gezieltes Handeln und Entschlossenheit sowie ein breites Spektrum an Ausbildung.

Im Bestreben, den Erfolg unseres Handelns zu überprüfen, haben wir (Frutiger et al.) 1991 aus einer konsekutiven Serie von 461 polytraumatisierten Patienten der Jahre 80 – 83 die Gruppe der Schwerstverletzten (ISS >18) herausgesucht und im Durchschnitt 5 – 8 Jahre später persönlich nachuntersucht sowie anhand des GOS (Glasgow Outcome Scale) das weitere Schicksal in bezug auf Lebensqualität, Arbeitsfähigkeit etc. überprüft.

Das so erfaßte Patientengut bestand aus 233 Patienten mit einem durchschnittlichen ISS von 29. Unfallursache war in 52 % der Fälle der Straßenverkehr, 25 % waren Arbeitsunfälle und immerhin 19 % waren dem Alpinsport, vorwiegend Skifahren, zuzuschreiben.

43 Patienten (18,4 %) sind während der Ersthospitalisation auf der Intensivstation oder danach verstorben. In über 90 % dieser Unfallopfer (39 Patienten) war das schwere Schädel-Hirn-Trauma (AIS 4 – 5) die Haupttodesursache. Je 1 Patient starb früh an einer schweren Herz-Thorax-Verletzung bzw. einer Beckenringzerreißung, während nur je einer einem ARDS bzw. MOV erlag.

Von den 190 primär Überlebenden sind im Laufe der folgenden 5 Jahre nach dem Unfall noch 13 Patienten (5 %) verstorben, wobei auch hier die Folgen des Schädel-Hirn-Traumas in 8 Fällen Haupttodesursache war.

Von den 233 primär erfaßten Patienten konnten schließlich 167 persönlich nachuntersucht und evaluiert werden, während wir von lediglich 10 Patienten keine Nachricht haben, was alles in allem eine Erfassungsrate von 95,7 % entspricht.

Aufgrund des GOS und der persönlichen Befragung bezeichneten rund 2/3 (65 %) der ehemals Schwerstverletzten ihre wiedererlangte Lebensqualität als „gut" bzw.

„normal". 19% beklagten eine leichte, 10 eine deutliche Behinderung, während 6% als apallisch zu bezeichnen sind. Über die Hälfte der Klagen 5–8 Jahre nach dem Unfall betreffen Folgezustände der oft schweren Kopfverletzung, in rund 30% sind dagegen die Extremitäten betroffen.

Aufgrund dieser „Spätergebnisse", die sich v. a. auf die Lebensqualität beziehen, darf festgestellt werden, daß sich für 80% unserer polytraumatisierten Patienten der enorme Einsatz und Aufwand gelohnt haben, insbesondere auch da es sich doch mehrheitlich um jüngere Menschen im Alter zwischen 20–50 Jahren handelt, die noch im produktiven Leben stehen.

## Literatur

Bühren V, Trentz O (1989) Intraluminäre Ballonblockade der Aorta bei traumatischer Massivblutung. Unfallchirurg 92: 309–313
Ertel W, Trentz O (1995) Causes of shock in the severely traumatized patient: Emergency treatment. In: Goris RJA, Trentz O (eds) The integrated approach to trauma care, the first 24 hours. Springer, Berlin Heidelberg New York Tokyo (Update in Intensive Care and Emergency Medicine, vol 22, pp 78–87)
Frutiger A, Ryf C, Bilat C et al. (1991) Five years' follow-up of severely injured ICU patients. J Trauma 9: 1216–1226
Millikan JS, Moore EE (1984) Outcome of resuscitative thoracotomy and descending aortic occlusion performed in the operating room. J Trauma 24: 387
Nast-Kolb C, Waydhas S, Kastl K-H, Duswald, Schweiberer L (1993) Stellenwert der Abdominalverletzung für den Verlauf des Polytraumatisierten. Chirurg 64: 552–559

# Indikation zur konservativen, organerhaltenden oder resezierenden Therapie von abdominellen Verletzungen beim Polytrauma

F.W. SCHILDBERG, A. ZIMMERMANN und W.H. HARTL

Chirurgische Klinik und Poliklinik, Ludwig-Maximilians-Universität München, Klinikum Großhadern, Marchioninistr. 15, D-81377 München

## Einleitung

Nach eigenen Erfahrungen an knapp 1100 polytraumatisierten Patienten findet sich in etwa 2/3 der Fälle eine Beteiligung intraabdomineller Organe. Hauptverletzungsursache ist dabei das stumpfe Bauchtrauma. Betroffen sind an erster Stelle Leber und Milz, gefolgt von Niere, Darm und zentralem Retroperitoneum (also Pankreas und Duodenum).

Bei der Behandlung von Patienten mit Bauchtrauma und vermuteter Verletzung parenchymatöser Organe ist noch im Schockraum zwischen 2 Möglichkeiten zu entscheiden: Ist vorerst eine abwartende, beobachtende Haltung gerechtfertigt, oder muß aufgrund des Abdominaltraumas primär laparotomiert werden? Entschließt man sich zur Operation, so ist intraoperativ zu entscheiden, inwieweit organerhaltend vorgegangen werden kann, oder ob Organteile oder u.U. das ganze Organ reseziert werden müssen. Das weitere Vorgehen ist dann vom stationären Verlauf abhängig. Treten Komplikationen auf, so ist erneut zu entscheiden, ob konservativ, operativ, oder – entsprechend den modernen Möglichkeiten – auch interventionell vorzugehen ist.

Die Entscheidung, bei abdominellen Organverletzungen primär bzw. auch sekundär zu operieren oder zuzuwarten, ist oft schwierig und kann dramatische Konsequenzen nach sich ziehen. Besonders gefürchtet ist der Übergang einer abdominellen Organverletzung in ein Organversagen bzw. Multiorganversagen. Diese Problematik soll an einem Fallbeispiel erläutert werden.

## Fallbeispiel

Eine 31jährige Frau erhielt einen Pferdehuftritt in den Oberbauch. Nach Aufnahme in die erstversorgende Klinik erfolgte wegen Kreislaufinstabilität die Notfallaparotomie. Das dabei festgestellte ausgeprägte Organtrauma (großer Einriß im rechten Leberlappen) war nur sehr schwierig (perioperativer Hb-Abfall auf 2,8 g%) durch grobe Umstechungen mit Hilfe von Kollagenbändern zu versorgen. Bei postoperativ dann stabilen Kreislaufverhältnissen wurde die Patientin zur weiteren Behandlung in die Chirurgische Klinik im Klinikum Großhadern verlegt. Bei Aufnahme fand sich im Kontrastmittel-CT ein großes, zentrales Hämatom im rechten Leberlappen (Abb. 1). Wir entschieden uns zunächst für ein konservatives Vorgehen. Unter intensivmedizinischer Überwachung kam es jedoch im weiteren Verlauf zu einem 2fachen Organversagen (respiratorische Partialinsuffizienz mit $O_2$-Gabe über Maske, partielle Leberinsuffizienz mit Bilirubinanstieg auf 4,5 mg/dl). Daraufhin wurde am 5. Tag nach

Hefte zu „Der Unfallchirurg", Heft 253
Nast-Kolb/Waydhas/Schweiberer (Hrsg.),
Posttraumatisches Multiorganversagen
© Springer-Verlag Berlin Heidelberg 1996

**Abb. 1.** Abdominelles Kontrastmittel-CT einer 31jährigen Frau, die einen Pferdehuftritt in den Oberbauch erhalten hatte. Bei der Notfallaparotomie auswärts in der erstversorgenden Klinik wurde das ausgeprägte Organtrauma (großer Einriß im rechten Leberlappen) durch grobe Umstechungen mit Hilfe von Kollagenbändern versorgt. Bei postoperativ dann stabilen Kreislaufverhältnissen wurde die Patientin zur weiteren Behandlung zuverlegt. Bei Aufnahme fand sich das dargestellte, große und zentrale Hämatom im rechten Leberlappen

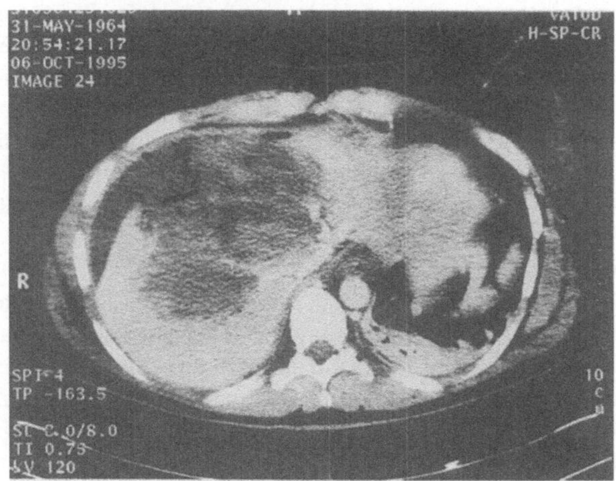

**Abb. 2.** ERCP der gleichen Patientin wie in Abb. 1. Am 5. Tag nach Trauma wurde eine Relaparotomie erforderlich, bei der das Leberhämatom ausgeräumt wurde. Am 8. Tag nach Trauma zeigte sich eine Gallefistel mit Keimnachweis, gleichzeitig verschlechterte sich der Abdominalbefund der Patientin. Die dargestellte, umgehend durchgeführter ERCP zeigt eine Durchtrennung mehrerer Gallengänge in zentraler Position

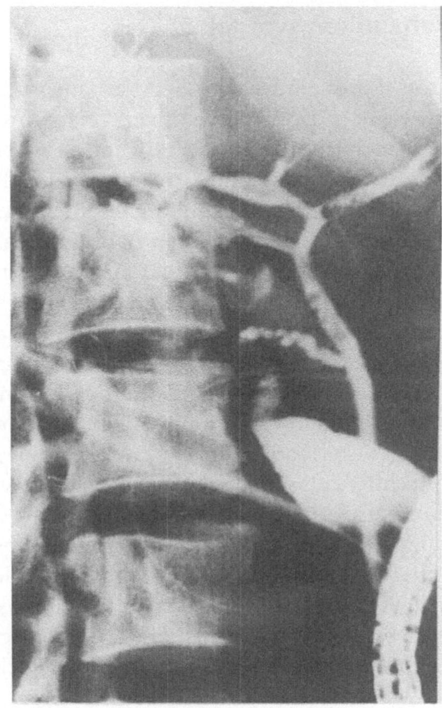

Trauma eine Relaparotomie erforderlich, bei der das Leberhämatom ausgeräumt wurde und nach partieller Nekrosektomie verbleibende Blutungen durch gezielte Umstechungsligaturen versorgt wurden. Postoperativ besserte sich das Organversagen jedoch nicht.

Am 8. Tag nach Trauma zeigte sich eine Gallefistel mit Keimnachweis, gleichzeitig

verschlechterte sich der Abdominalbefund der Patientin. Nach umgehend durchgeführter ERCP, die eine Durchtrennung mehrerer Gallengänge in relativ zentraler Position ergab (Abb. 2), wurde noch am gleichen Tag eine erneute Revision durchgeführt. Dabei erfolgte die Resektion des abgesprengten lateralen Teils der Leber (Segmente VI, VII und teilweise VIII) und eine gezielte Versorgung der zentralen Gallelecks. Im Anschluß daran erholte sich die Patientin langsam, und sie konnte nach insgesamt weiteren 3 Wochen und nach einer zusätzlichen Revision bei Verdacht auf ein infiziertes Hämatom in gutem Allgemein- und Erscheinungszustand nach Hause entlassen werden.

Dieser Fall zeigt deutlich, wie sich unter sekundär konservativer Therapie nach abdominellem Organtrauma ein Mehrfachorganversagen entwickeln kann. Dessen katastrophale Konsequenzen konnten nur aufgehalten werden, weil infolge der intensiven Überwachung operative Maßnahmen jeweils frühzeitig eingesetzt wurden. Im vorliegenden Fall waren bis zur endgültigen Sanierung letztlich mehrere Eingriffe einschließlich einer Leberteilresektion erforderlich.

## Behandlungsvorgehen

Trotz dieses eindrucksvollen Verlaufs ist heute akzeptiert, daß nicht alle Komplikationen nach primär operativer Versorgung eines Lebertraumas operativ behandelt werden müssen [1, 2]. So sind klinisch asymptomatische kutane Gallefisteln oder Biliome oft einer ausschließlich konservativen Therapie zugänglich. Die Fortschritte der interventionellen Behandlung erlauben es heute auch, umschriebene infizierte Biliome oder Abszesse perkutan zu drainieren, sekundäre Pseudoaneurysmen zu embolisieren, oder kurzstreckige Läsionen der großen, intrahepatischen Gallengänge durch einen passageren Stent mittels ERC zu überbrücken. Nur sekundäre infizierte Parenchymnekrosen, Bilhämie oder, wie in unserem Fall, infizierte intraabdominelle Gallefisteln benötigen weiterhin eine operative Therapie.

Im Gegensatz zur Behandlung der Komplikationen ist das Vorgehen bei der Primärbehandlung des stumpfen Bauchtraumas z.Z. wieder umstritten. Dabei handelt es sich insbesondere um die Frage, ob eine primär konservativ-abwartende Therapie gerechtfertigt ist oder ob sofort operiert werden muß. Erst wenn man sich zur Operation entschlossen hat, kann entschieden werden, inwieweit organerhaltend vorgegangen werden kann oder ob Organteile reseziert oder u.U. sogar das gesamte Organ entfernt werden müssen. Im Mittelpunkt der Diskussion steht z.Z. die Indikation zur primären Beobachtung von parenchymatösen, abdominellen Organverletzungen, die insbesondere im Rahmen eines Polytraumas vorliegen. Diese Diskussion – um es vorauszuschicken – ist bisher nicht entschieden.

Daß einfache Verletzungen parenchymatöser Organe unter bestimmten Umständen primär nicht operiert werden müssen, wurde schon von Billroth u. Pringle vorgeschlagen. Ebenfalls bekannt und heute akzeptiert ist die Tatsache, daß ein sehr hoher Prozentsatz an abdominellen Organverletzungen im Kindesalter erfolgreich konservativ behandelt werden kann. Erklärung dafür ist u.a. die kompakte Anatomie und Konsistenz kindlichen Gewebes [3]. Verschärft wird die Diskussion um ein konservatives Vorgehen noch dadurch, daß bei der operativen Behandlung insbesondere von Lebertraumata in der Regel zahlreiche Blutbestandteile in größeren Mengen substituiert werden müssen. Dabei besteht trotz aller Vorsichtsmaßnahmen auch heute noch ein zwar geringes, aber dennoch nicht völlig zu vernachlässigendes Risiko einer viralen Kontamination (Hepatitis, HIV). Ein weiterer wichtiger Aspekt in der Diskussion um eine primär konservative Behandlungsstrategie beruht auf der Entwicklung der bildgebenden, diagnostischen Verfahren. Kontrastgestützte Computertomographie und hochauflösende Sonographie erlauben heute eine zuverlässige initiale Diagose und leicht durchzuführende Verlaufsbeobachtung des traumabedingten Organschadens und seines Ausmaßes [4]. Die Verfügbarkeit speziell dieser diagnostischen Möglichkeiten führte bereits in einigen großen Zentren zu einer drastischen Abnahme ($-80\%$) der Laparotomiefrequenz nach stumpfem Abdominaltrauma mit Verletzung parenchymatöser Organe [5]. Daher kann in Kenntnis des Verletzungsausmaßes und bei Beobachtung des Blutverlustes unter definierten Umständen ein konservatives Vorgehen gerechtfertigt sein.

Somit ist nicht erstaunlich, daß seit Beginn der 8oer Jahre vermehrt zuverlässige Berichte über eine erfolgreiche, konservative Therapie von stumpfen, abdominellen Organverletzungen auch beim Erwachsenen vorliegen. Das Maximum eines solchen, primär beobachtenden Konzepts wird in einer kürzlich publizierten Arbeit von Croce et al. erreicht [6]. Die Autoren folgern auf der Basis einer prospektiven Studie, daß nach Abdominaltrauma und bei Kreislaufstabilität auch Leberverletzungen V. Grades (also mit Beteiligung der großen Lebervenen!) primär mit hohem Erfolg beobachtet werden können. Dabei sind Polytraumapatienten einschließlich solcher mit Schädel-Hirn-Trauma nicht ausgenommen.

Im Krankengut der Autoren wurden von 136 Patienten mit stumpfen Leberverletzungen nur 24 (18 %) primär operiert, und zwar 10mal wegen hämodynamischer Instabilität und 14mal wegen anderweitiger abdomineller Läsionen. Bei 112 Patienten (82 %) war der Kreislauf stabil, so daß eine abwartende Haltung gerechtfertigt schien. Von diesen 112 Patienten mußten schließlich 12 sekundär operiert werden, und zwar 5mal wegen Leberverletzung und 7mal wegen anderer intraabdomineller Verletzungen. Bei 100 Patienten wurde die konservative Behandlung weiter erfolgreich fortgeführt. 30 % dieser Patienten wiesen geringere Leberverletzungen (Grad I – II) auf, 70 % hatten ein größeres Lebertrauma (Grad II – V). Die Letalität in der primär beobachteten Patientengruppe ($n=112$) betrug 8 %, bei den sofort Operierten lag sie bei ca. 40 %. Aufgrund der unterschiedlichen Verletzungsschwere bestand jedoch keine Vergleichbarkeit zwischen diesen beiden Gruppen.

Die Auswertung der primär beobachteten Patienten ($n=112$) ergab, daß weder der CT- noch der Sonographiebefund die Notwendigkeit einer postprimären Operation genau voraussagen konnte. Es fanden sich alle Grade der Leberverletzungen und minimale bis große Mengen Blut im Abdomen (dabei bestand eine Abhängigkeit vom Schweregrad des Lebertraumas). Ausschlaggebend für die Indikation zur postprimären Operation war die Hämodynamik und der Bedarf an Erythrozytenkonzentraten. Die Hämodynamik wurde überwacht durch Messung des Blutdruckes, der Herzfrequenz, des Serumlaktats und des Basenexzesses. Zur Abschätzung des Blutbedarfs bei Mehrfachverletzungen wurde die Notwendigkeit gewisser Transfusionsmengen für Begleitverletzungen unterstellt und dementsprechend vom Gesamttransfusionsbedarf in Abzug gebracht. Indikation zur Operation war die Kreislaufinstabilität und/ oder der Bedarf von mehr als 2 Erythrozytenkonzentraten bezogen auf die Leberverletzung.

Die 100 erfolgreich konservativ behandelten Patienten wurden einer Kohorte von 84 vergleichbaren Patienten mit Lebertrauma gegenübergestellt, die ebenfalls kreislaufstabil waren, die jedoch alle aufgrund einer positiven Peritoneallavage laparotomiert und entsprechend chirurgisch versorgt wurden. Es zeigte sich, daß die konservativ behandelten Patienten signifikant weniger Bluttransfusionen benötigten und eine geringere Rate an abdominellen Komplikationen aufwiesen.

Im Vergleich zur Literatur wird deutlich, daß Croce et al. [6] mit nur 30 % kleineren Verletzungen in ihrem Krankengut gegenwärtig noch einen extremen Standpunkt vertreten. Dennoch sind seine Angaben sehr interessant und verdienen Beachtung und Überprüfung, auch wenn man sein Konzept derzeit noch nicht allgemein empfehlen möchte. Dies schließt keineswegs aus, daß ein primär beobachtendes Vorgehen bei Abdominalverletzungen unter gewissen, genau definierten Umständen dennoch gerechtfertigt sein könnte.

Um eine beobachtende Haltung in einer solchen Situation einnehmen zu können, sind einige wichtige Voraussetzungen zu erfüllen. Selbstverständlich sind nur Kandidaten mit stumpfem Trauma für eine Beobachtung auszuwählen. Besonders betont werden soll, daß ein solches Vorgehen nur in einem operativen Zentrum praktiziert werden kann, das neben der Möglichkeit zur präzisen posttraumatischen Diagnostik eine Operationsbereitschaft rund um die Uhr und eine intensivmedizinische Überwachung vorhält – und in dem eine breite, organbezogene Erfahrung in der chirurgischen Versorgung solcher Verletzungen besteht. Sind diese Vorausetzungen erfüllt, so scheinen sich einige besondere Vorteile (natürlich neben dem Vermeiden einer Operation) für das primär beobachtende Therapiekonzept zu ergeben. Die wenigen vorliegenden, überwiegend retrospektiven Studien suggerieren in der Summe (Übersicht bei [6]) eine geringere Morbidität einschließlich septischer und galliger Komplikationen, eine niedrigere Frequenz von Bluttransfusionen und eine kürzere Krankenhausverweildauer.

## Diskussion

Nach dem gegenwärtigen Erkenntnisstand scheint ein eingeschränktes, beobachtendes Therapiekonzept vertretbar, wenn die zuvor geschilderten Voraussetzungen erfüllt sind. Für Leberverletzungen bedeutet das, daß abgewartet werden kann, wenn der Patient sicher kreislaufstabil ist und – das ist die wichtigste Forderung – wenn nicht mehr als insgesamt 2 Erythrozytenkonzentrate zur Aufrechterhaltung der Hb-Konzentration transfundiert werden müssen und wenn initial im CT die Verletzung den Grad II nicht übersteigt. Darunter fallen das nicht-rupturierte, auch größere subkapsuläre oder intraparenchymatöse Hämatom, oder kleinere Parenchymeinrisse, die sich auf den Parenchymmantel der Leber beschränken. Alles, was darüber hinaus geht, muß heute noch als experimentell gelten und sollte überwiegend nur innerhalb von Studien durchgeführt werden. Uneingeschränkt zu befürworten ist der beobachtende Standpunkt eigentlich eher beim isolierten Bauchtrauma, höchstens noch in Kombination mit leichten Begleitverletzungen. Beim schweren Polytrauma wird die Situation sehr schnell unübersichtlich, da die Quelle eines eventuellen Hb-Verlustes oder einer Kreislaufinstabilität dann schwer zu definieren ist.

Bei all dem momentanen Enthusiasmus über das beobachtende Therapiekonzept muß man darauf hinweisen, daß es bisher keiner Klinik gelungen ist, sekundäre Notfalleparotomien – teilweise unter dramatischen Umständen – völlig zu vermeiden. Sekundäre Notfalleingriffe sind bei etwa 10 – 20 % der beobachteten Leberverletzungen erforderlich. Indikation dafür sind logischerweise Kreislauf- und Hb-Instabilität, ferner eine Progredienz des radiologischen Befundes während der Überwachung, aber auch die Entwicklung eines akuten Abdomens. Von Nachteil ist zusätzlich, daß bei beobachteten Leberverletzungen keine Möglichkeit für das Monitoring von Gallengangsverletzungen besteht, und eine nicht erfolgte Laparotomie bzw. Exploration führt unweigerlich in einem gewissen Prozentsatz der Fälle zum Übersehen von u.U. signifikanten Begleitverletzungen. Nicht zuletzt ist festzuhalten, daß bisher kein diagnostisches Verfahren existiert, welches im Einzelfall eine sichere Prognose hinsichtlich des sekundären Blutungsrisikos erlaubt.

Berücksichtigt man die zuvor dargestellten Kriterien, so wird man sich bei der Mehrzahl der Patienten mit Abdominaltrauma für ein primär operatives Vorgehen entscheiden. Die technischen und taktischen Konzepte zur chirurgischen Therapie von Verletzungen parenchymatöser Organe sind heute weitgehend standardisiert und zielen alle – unabhängig vom betroffenen Organ – darauf ab, initial so viel Parenchym wie möglich zu erhalten [7]. Primäreingriffe mit ausgedehnten anatomischen Resektionen müssen sehr kritisch indiziert werden. Bei der Versorgung leichter oder mittelgradiger Leberverletzungen genügen oft lokale Maßnahmen wie Fibrinkleber oder Infrarotkoagulator, um eine Hämostase zu erzielen. Bei höhergradigen Verletzungen mit starker Blutung wird allgemein die temporäre Kompression mit Bauchtüchern empfohlen. Auch zentrale Läsionen sollten initial möglichst nicht durch Resektion, sondern zuerst durch Kompression behandelt werden. Doch noch nötige Resektionen können damit später nach Stabilisierung des Patienten und nach weiterer Abklärung der Situation unter günstigeren Bedingungen durchgeführt werden. Die Hepatektomie kommt nur sehr selten bei Abriß der gesamten Leber oder bei äußerster Zerstörung des Organs in Frage, wobei bis zur dann notwendigen Transplantation nur wenige Tage vergehen dürfen.

Auch bei den Verletzungen der Milz ist in den vergangenen Jahren die Operationsindikation zunehmend zurückgenommen worden. Insbesondere bei Kindern werden erfolgreiche konservative Behandlungen in über 90 % der Fälle beschrieben, bei Erwachsenen liegen diese Zahlen um 10 – 20 % niedriger [8, 9]. Allerdings ist bei letzteren Zahlen eine gewisse Zurückhaltung angebracht, da die publizierten Kollektive durchwegs eine sehr kleine Patientenzahl aufweisen und somit eine gewisse Selektion vermuten lassen.

Das konservative Konzept zur Behandlung von Milzläsionen gewinnt z.Z. besondere Bedeutung durch die Tatsache, daß die gefürchtetste Komplikation nach Milzverlust, nämlich die sog. "Overwhelming post-splenectomy infection" (OPSI), auch im Erwachsenenalter eine gewisse Relevanz besitzt [8, 9]. Bei Kindern ist OPSI in 1,0 – 1,5 % der Fälle nach Splenektomie zu beobachten, wobei der dabei häufig kausale Pneumokokkeninfekt überwiegend in den ersten 2 Jahren nach Milzverlust auftritt und eine Letalität von bis zu 50 % aufweist. Beim Erwachsenen ist die Inzidenz nach Splenektomie zwar um den Faktor 10 erniedrigt, aber immer noch signifikant häufiger als beim Gesunden. Gleichzeitig verdoppelt sich die Wahrscheinlichkeit, an einem Infekt jedweder Genese zu versterben. Somit erscheint ein konservativer Therapieversuch auch im Erwachsenenalter gerechtfertigt.

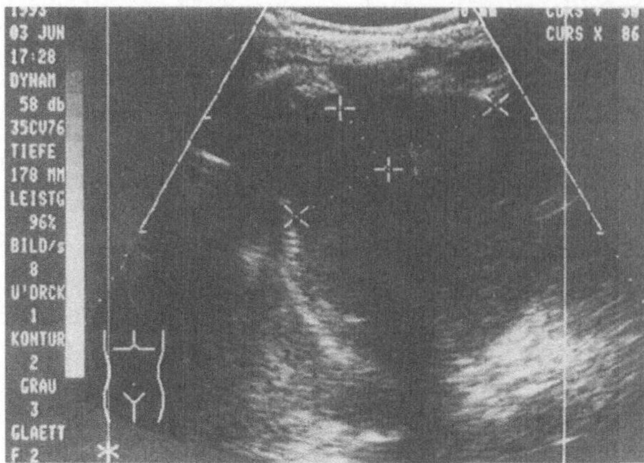

**Abb. 3.** Sonographie der Milz bei einem 66jährigen Patienten nach isoliertem stumpfem Bauchtrauma. Es fand sich das dargestellte subkapsuläre Hämatom, das erfolgreich konservativ ausbehandelt werden konnte

Die zugrundeliegenden Kriterien, Voraussetzungen und Einschränkungen der konservativen Therapie von Milzverletzungen entsprechen im wesentlichen denen, die bereits zuvor im Rahmen der konservativen Therapie von Leberverletzungen dargestellt wurden und beschränken sich somit allerhöchstens auf Verletzungen vom Grad I und II. Abb. 3 zeigt den Milzbefund bei einem 66jährigen Patienten nach isoliertem stumpfem Bauchtrauma. Das diagnostizierte subkapsuläre Hämatom konnte erfolgreich konservativ ausbehandelt werden.

Läßt sich die operative Behandlung nicht umgehen, so sollte man versuchen, so parenchymsparend wie möglich eine Blutstillung zu erreichen. Dazu existieren verschiedene bewährte Techniken, wie Klebung, Koagulation und evtl. auch Naht bei Verletzungen Grad II und III. Bei fokal starker Zerstörung empfiehlt sich die Teilresektion nach Ligatur der das verletzte Segment versorgenden Gefäße im Hilusbereich. Die Splenektomie muß heute als Ultima ratio bezeichnet werden und kommt nur dann zur Anwendung, wenn ein massives Milztrauma vorliegt, oder wenn die Begleitumstände (z.B. lebensbedrohliche Verletzungen anderer Organsysteme) ein zeitsparendes Vorgehen dringlich erforderlich machen. Hierbei ist zu berücksichtigen, daß die postoperativ empfohlene Pneumokokkenimpfung bzw. eine Antibiotika-Prophylaxe keinen absolut sicheren Infektionsschutz bieten. Diesen kann nach allen heute vorliegenden Informationen auch nicht die intraoperative Autotransplantation der Milz gewährleisten. Dieses Verfahren ist zusätzlich selbst mit einer signifikanten Komplikationsrate (Abszesse, Ileus) behaftet.

Das therapeutische Konzept zur Behandlung von stumpfen Pankreasverletzungen steht im deutlichen Gegensatz zu den zuvor dargestellten Strategien zur Versorgung von Leber- und Milzverletzungen. Bei Pankreastraumata ist ein initial beobachtender Standpunkt strikt abzulehnen, im Mittelpunkt steht die verletzungsgerechte chirurgische Versorgung. Wann immer sich der Verdacht auf eine traumatische Pankreasläsion ergibt, sollte unverzüglich laparatomiert werden. Problematisch ist jedoch die nichtinvasive Diagnostik bei isolierten Organverletzungen, die bis heute unabhängig von der Methode häufig falsch-negative, aber auch falsch-positive Ergebnisse liefert [10]. Glücklicherweise treten Pankreasverletzungen überwiegend in Zusammenhang mit Verletzungen anderer Abdominalorgane auf, die initial meistens wegen einer

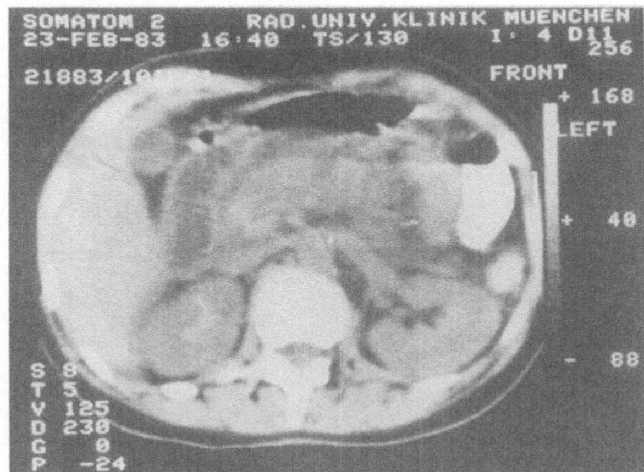


**Abb. 4.** Abdominelles Kontrastmittel-CT eines 26jährigen Polytraumapatienten bei Aufnahme. Zu erkennen ist ein ventraler Einriß im mittleren Pankreasdrittel mit peripankreatischer Flüssigkeit

Blutungskomplikation zur Laparotomie zwingen. Die Diagnose einer Pankreasverletzung erfolgt dann erst intraoperativ, wobei jedoch eine sorgfältige Exploration unerläßlich ist. Im eigenen Krankengut wurden insgesamt 77 % der Pankreasläsionen auf diese Weise diagnostiziert. Nur selten finden sich eindrucksvolle Befunde in der präoperativen Diagnostik, die eindeutig auf eine Pankreasverletzung hinweisen (Abb. 4).

Pankreasverletzungen, die durch ein stumpfes Bauchtrauma entstehen, besitzen überwiegend ein geringes Ausmaß. Am häufigsten sind oberflächliche Kontusionen und Einrisse ohne Gangbeteiligung (Grad I nach Moore [11]) oder distale Pankreasdurchtrennungen bzw. Parenchymverletzungen mit Gangbeteiligung (Grad II). Zweimal seltener sind proximale Rupturen oder Parenchymverletzungen mit Gangbeteiligung (Grad III) bzw. Kombinationsverletzungen von Pankreaskopf, Duodenum und Gallengängen (Grad IV). Im eigenen Krankengut wiesen 47 von 1098 Polytraumapatienten ein Pankreastrauma auf. Davon hatten 77 % Verletzungen vom Grad I und II, 23 % vom Grad III oder IV erlitten. Trotz des deutlichen Überwiegens leichterer Verletzungen fand sich eine Gesamtletalität von 21 %. Diese relativ hohe Quote war nur in Ausnahmefällen dem Pankreastrauma anzulasten, sondern ließ sich auf die ausgeprägten Begleitverletzungen zurückführen. So lag der Gesamtverletzungsschweregrad, klassifiziert nach dem Polytraumaschlüssel, bei den Patienten mit Pankreastrauma bei 41,0 ± 4,5 Punkten und somit deutlich über dem des Gesamtkollektivs (32,0 ± 3,8 Punkte). Analoge Beobachtungen werden auch von anderen Autoren wie Jones [11] mit großen Serien von über 450 Patienten mit Pankreasverletzungen mitgeteilt.

Bei der Therapie der stumpfen Pankreasverletzung herrscht weitgehend Übereinstimmung darüber, daß einem nicht-resezierenden Vorgehen der Vorzug zu geben ist, solange der Ductus pancreaticus und das Duodenum unverletzt sind. Selbst beim gefährdeten Mehrfachverletzten, bei dem aufgrund des Lokalbefunds eine Pankreasteilresektion angebracht sein könnte, kann es unter bewußter Inkaufnahme der Risiken pankreatogener Komplikationen einmal sinnvoll sein, ein aggressives operatives Vorgehen zunächst zurückzustellen. Voraussetzung ist allerdings eine adäquate Drai-

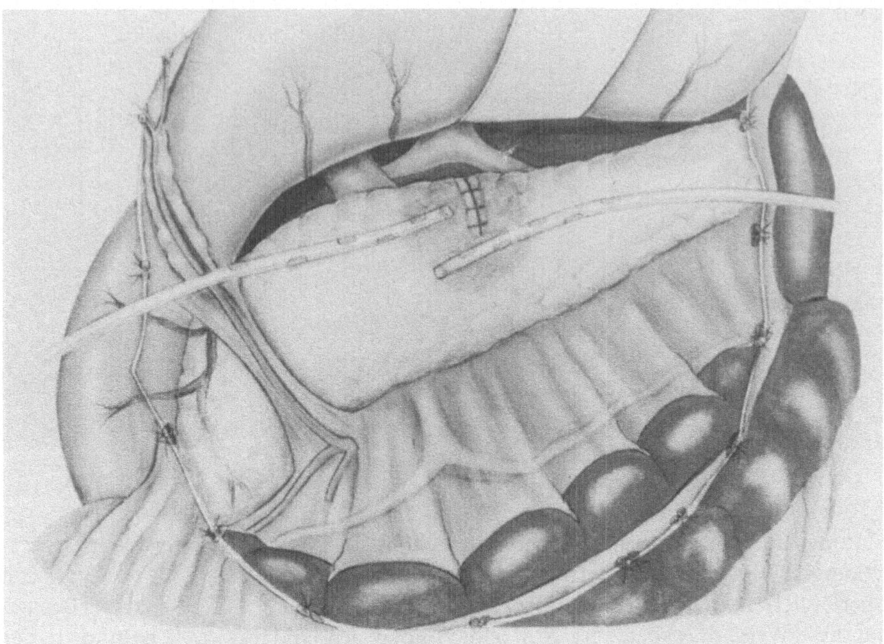

**Abb. 5.** Korrekte Drainage der Pankreasloge mit weichen Silikondrainagen nach oberflächlichem Parenchymeinriß ohne Gangbeteiligung. (Modifiziert nach Farthmann u. Kirchner [13])

nage der Pankreasloge mit weichen Silikondrainagen (Abb. 5). Entscheidend ist die exakte Exploration der Pankreasloge nach Eröffnen der Bursa omentalis und Mobilisierung des Duodenums nach Kocher, insbesondere wenn Hämatome in der Bursa omentalis, im kleinen Netz, im Lig. gastrocolicum oder im Mesocolon transversum Hinweise auf eine mögliche Läsion des Pankreas geben.

Eine ausgiebige Destruktion der Drüse links der Mesenterialgefäße um mehr als die Hälfte des Drüsendurchmessers mit Gangbeteiligung macht eine Linksresektion erforderlich, die auch bei Bedarf über die Pfortader hinaus nach rechts erweitert werden kann (Abb. 6). Eine Resektion bis zu 80% des Drüsenvolumens kann ohne permanenten Funktionsverlust vorgenommen werden. Entsprechende Techniken zum Milzerhalt bei Linksresektion sind beschrieben worden.

In ausgewählten Fällen kann eine Querruptur des Pankreas (Abb. 7) durch die Resektion des verletzten Drüsenabschnitts, fischmaulförmigem Verschluß des Pankreaskopfes wie bei der Linksresektion, und End-zu-End-Anastomose mit einer Roux-Y-Schlinge in Teleskoptechnik unter Erhaltung der intakten Pankreasschwanzregion und der Milz versorgt werden (Abb. 8). Alternative Verfahren wie Doppelpankreatikojejunostomie sind beschrieben.

Problematisch bleiben die Kombinationsverletzungen von Pankreas, Duodenum und Gallenwegen. Komplexe Verletzungen mit Zertrümmerung des Pankreaskopfes, Devaskularisation des Duodenums und Ausriß des Ductus pancreaticus können auch einmal eine Pankreatektomie erforderlich machen. Der „Notfall-Whipple"

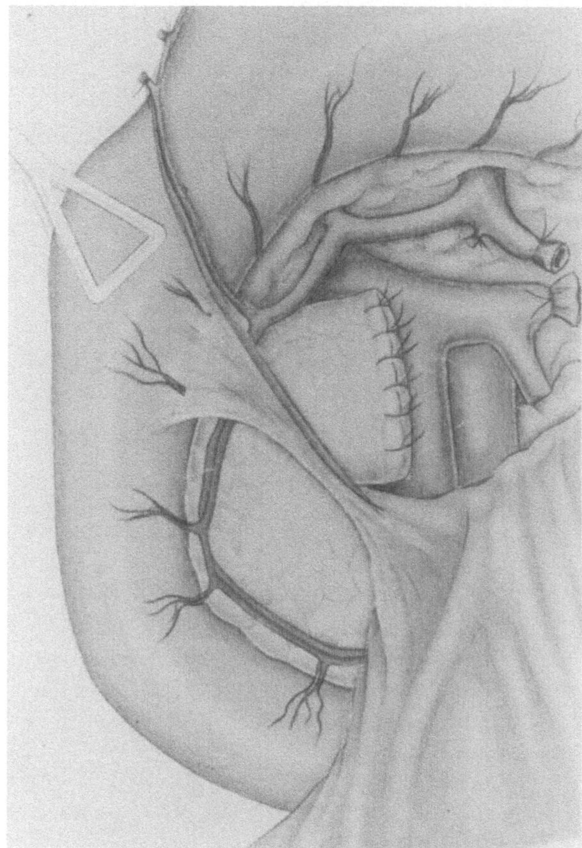

**Abb. 6.** Eine ausgiebige Destruktion der Drüse links der Mesenterialgefäße um mehr als die Hälfte des Drüsendurchmessers mit Gangbeteiligung macht eine Linksresektion erforderlich, die auch bei Bedarf über die Pfortader hinaus nach rechts erweitert werden kann. Dabei erfolgt zum Pankreaskopf hin der fischmaulförmige Verschluß des Pankreasparenchyms. (Modifiziert nach Farthmann u. Kirchner [13])

sollte jedoch wegen seiner hohen Morbidität und Letalität die absolute Ausnahme bleiben.

Die organspezifische Letalität der Pankreasverletzungen ist, abgesehen von den höchstgradigen Verletzungstypen, als relativ gering anzusetzen. Andererseits findet sich, trotz optimaler chirurgischer Versorgung, eine hohe Morbidität: beinahe jeder 2. Patient in unserem Kollektiv (45 %) bot im weiteren Verlauf organspezifische Komplikationen wie eine postkontusionelle Pankreatitis und in geringerer Zahl weiter lokale Probleme wie Abszeß-, Fistel- oder Pseudozystenbildung. Die Rate des Ein- oder Mehrfachorganversagens lag bei über 50 %. Wird eine Pankreas- oder Duodenalverletzung initial übersehen, ist mit einem weiteren Anstieg der Morbidität, aber auch einem signifikanten Anstieg der Letalität zu rechnen: bei der um 24 h verzögerten Behandlung der Duodenalruptur steigt die Letalität z. B. von 5 auf 65 %.

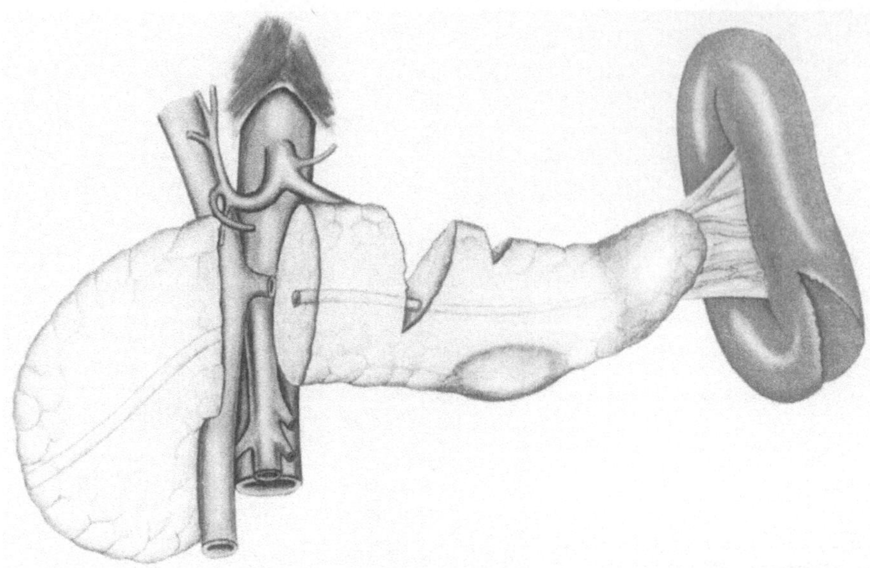

**Abb. 7.** Die Schemazeichnung illustriert eine Pankreasquerruptur in Höhe der oberen Mesenterialgefäße mit geringeren Läsionen im Pankreasschwanzbereich. (Modifiziert nach Farthmann u. Kirchner [13])

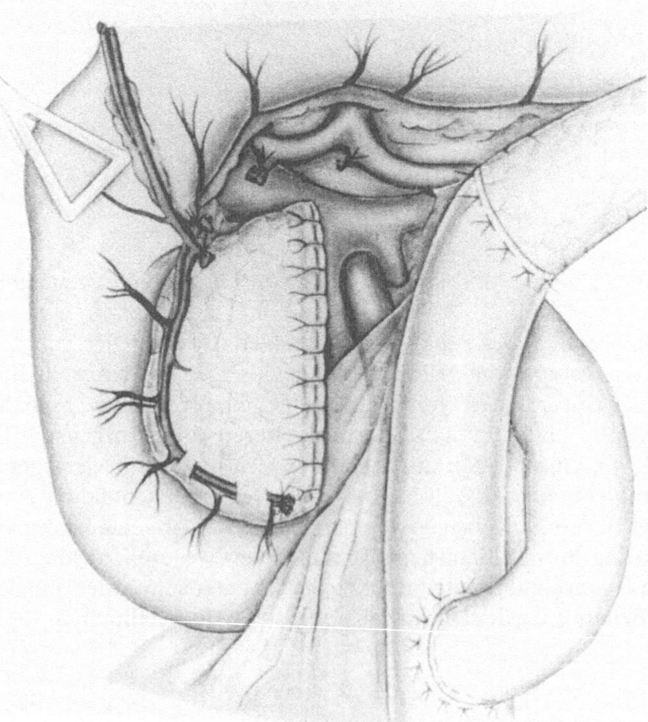

**Abb. 8.** Schemazeichnung der chirurgischen Versorgung der Verletzung von Abb. 7. Die Versorgung besteht in der Resektion des verletzten Drüsenabschnitts, im fischmaulförmigen Verschluß des Pankreaskopfes wie bei der Linksresektion, und in einer End-zu-End-Anastomose mit einer Roux-Y-Schlinge in Teleskoptechnik unter Erhaltung der weitgehend intakten Pankreasschwanzregion und der Milz. (Modifiziert nach Farthmann u. Kirchner [13])

## Zusammenfassung

Das Behandlungskonzept des stumpfen Bauchtraumas befindet sich im Wandel. Im Gegensatz zu früher wird jetzt dem Parenchymerhalt eine große Bedeutung bei der Therapie von Organverletzungen des Abdomens beigemessen. Diesem Postulat wird am ehesten die primär konservative Behandlung gerecht, falls Situation und Schwere des Krankheitsbildes dies zulassen. Die konservative Behandlung ist allerdings an gewisse Voraussetzungen gebunden, die das frühzeitige Erkennen einer Verschlechterung der Gesamtsituation beinhalten. Auf die engmaschige Überwachung ist besonderer Wert zu legen, denn das posttraumatische Organversagen kann nur durch sofortige Intervention zu Beginn der Veränderungen aufgehalten werden. Die primär konservative Einstellung schließt Sekundäroperationen nicht aus, reduziert diese jedoch in ihrer Häufigkeit und verschiebt sie in ein Stadium mit besserer Übersicht und günstigerer Gesamtprognose.

## Literatur

1. Becker H, Markus PM (1994) Gallenwegsläsionen bei Lebertrauma. Chirurg 65: 766-774
2. Sherlock DJ, Bismuth H (1991) Secondary surgery for liver trauma. Br J Surg 78: 1313–1317
3. Amroch D, Schiavon G, Carmignola G (1992) Isolated blunt liver trauma: is nonoperative treatment justified? J Pediatr Surg 27: 466–468
4. Raptopoulos V (1994) Abdominal trauma. Emphasis on computed tomography. Radiol Clin North Am 32: 969–987
5. McCort JJ (1987) Caring for the major trauma victim: the role for radiology. Radiology 163: 1–9
6. Croce MA, Fabian TC, Menke PG et al. (1995) Nonoperative management of blunt hepatic trauma is the treatment of choice for hemodynamically stable patients. Ann Surg 6: 744–755
7. Ochsner MG, Jaffin JH, Golocovsky M, Jones RC (1993) Major hepatic trauma. Surg Clin North Am 73: 337–352
8. Lucas CE (1991) Splenic trauma. Ann Surg 213: 98–112
9. Treutner KH, Bertram P, Schumpelick V (1993) Prinzipien der Milzerhaltung beim stumpfen Bauchtrauma. Chirurg 64: 860–868
10. Jurkovich GJ, Carrico CJ (1990) Pancreatic trauma. Surg Clin North Am 70: 575–595
11. Moore EE, Cogbill TH, Malangoni MA et al. (1990) Organ injury scaling II: pancreas, duodenum, small bowel, colon and rectum. J Trauma 30: 1427–1429
12. Jones RC (1985) Management of pancreatic trauma. Am J Surg 150: 698–704
13. Farthmann EH, Kirchner R (1985) Gallenwegs- und Pankreasverletzungen. Chirurg 56: 688–694

# Die Problematik abdomineller Hohlorgan-verletzungen: Diagnostische und therapeutische Strategien

L. Schweiberer, A. Trupka und D. Nast-Kolb

Chirurgische Klinik und Poliklinik, Klinikum Innenstadt, Ludwig-Maximilians-Universität, Nußbaumstr. 20, D-80336 München

## Einleitung

*"One of the leading causes of preventable trauma deaths is missed or delayed diagnosis of abdominal injuries"*                                        *Enderson 1991 [1])*

Dieses Zitat unterstreicht die Problematik einer exakten Diagnostik intraabdomineller Verletzungen in der primären Versorgungsphase polytraumatisierter Patienten; nach stumpfem Abdominaltrauma sind insbesondere nicht oder verzögert diagnostizierte Hohlorganverletzungen mit einer deutlich erhöhten Morbidität und Letalität verbunden [1, 11].

Da die nach stumpfem Abdominaltrauma mit 3–15% eher selten beobachteten Hohlorganverletzungen in nahezu der Hälfte der Fälle mit intraabdominellen Zusatzverletzungen kombiniert sind, erfolgt die Diagnose häufig im Rahmen einer aufgrund der Zusatzverletzungen indizierten primären Laparotomie. Wird jedoch bei Verletzungen parenchymatöser Organe der Entschluß zum primär konservativen Vorgehen gewählt oder handelt es sich um eine nach stumpfem Trauma sehr seltene, isolierte Hohlorganverletzung, besteht die große Gefahr, diese initial nicht zu erkennen [10, 13]. Vor diesem Hintergrund gewinnt die exakte Abdominaldiagnostik in der Primärphase enorm an Bedeutung.

## Diagnostische Strategien

Die klinische Untersuchung des Abdomens weist beim polytraumatisierten Patienten falsch-negative sowie falsch-positive Befunde in bis zu 50% der Fälle auf, da einerseits durch Schädel-Hirn-Trauma, Alkoholeinfluß, sowie Analgosedierung und Intubation eine ausreichend sichere Beurteilung nicht möglich ist, andererseits bei Hohlorganverletzungen initial ein unauffälliger Abdominalbefund vorliegen kann.

Die *diagnostische Peritoneallavage* (DPL) ist auch bei Bestimmung von Lavageenzymen (Amylase, alkalische Phosphatase), Bilirubin und mikroskopischem Nachweis von Bakterien bzw. Stuhlpartikeln in den ersten Stunden nach dem Trauma mit bis zu 40% falsch-negativen Ergebnissen behaftet [5, 13].

Auf der *Röntgenübersichtsaufnahme in Linksseitenlage* ist, falls sie beim polytraumatisierten Patienten überhaupt durchführbar ist, initial in 40–60% keine freie Luft nachweisbar, so daß wir auf diese Untersuchung beim Polytraumatisierten gänzlich verzichten [3].

Hefte zu „Der Unfallchirurg", Heft 253
Nast-Kolb/Waydhas/Schweiberer (Hrsg.),
Posttraumatisches Multiorganversagen
© Springer-Verlag Berlin Heidelberg 1996

Im eigenen Vorgehen stellt die *Sonographie das Standardverfahren* zur Primär-diagnostik beim Abdominaltrauma dar und hat damit die DPL, die bis Mitte der 80er Jahre unumstritten diagnostischer Standard war, abgelöst [6, 11, Literaturübersicht bei 12]. Lediglich in speziellen Situationen, z.B. nicht aussagekräftiger Sonographie wegen massiver Adipositas oder Darmgasüberlagerung, bzw. falls ein in der Sono-graphie ausreichend erfahrener Untersucher nicht zur Verfügung steht, hat die DPL weiterhin ihre Berechtigung. Als Hinweise für eine Verletzung von Hohlorganverlet-zungen gelten freie intraabdominelle Flüssigkeit, insbesondere wenn eine Läsion parenchymatöser Organe nicht nachgewiesen werden kann. In seltenen Fällen kön-nen retroperitoneale Flüssigkeits- bzw. Luftansammlungen oder eine verdickte Darmwand (Hämatom) beobachtet werden.

Aufgrund der Unspezifität der sonographischen Befunde sollte beim kreislaufsta-bilen Patienten jegliche unklare Situation mittels *abdomineller Computertomogra-phie* weiter abgeklärt werden. Die Untersuchung muß mit oraler (bzw. via Magen-sonde), sowie i.v.-Kontrastmittelapplikation durchgeführt werden: Freie intraabdo-minelle Luft oder KM-Extravasate gelten als Beweis für eine Hohlorganverletzung und stellen eine absolute Operationsindikation dar. Retroperitoneale Luft oder Kon-trastmittelansammlungen müssen als Hinweis für eine Duodenal- oder Kolonruptur gewertet werden. Der Nachweis intraabdomineller Flüssigkeit geringerer Dichte als Blut, zusammen mit einer Darmwandverdickung wird ebenso wie der Nachweis grö-ßerer Mengen freier Flüssigkeit ohne sichtbare Verletzung parenchymatöser Organe als Indikation zur Laparotomie unter dem Verdacht einer Hohlorganverletzung ange-sehen [9].

Um eine rasche und prioritätenorientierte Diagnostik und Therapie des polytrau-matisierten Patienten zu gewährleisten und auch den weniger erfahrenen Ärzten ein hilfreiches Instrument in die Hand zu geben, wurde an unserer Klinik ein das gesamte Schockraummanagement erfassender Algorithmus entwickelt, in dem der Ablauf der Abdominaldiagnostik sowohl zeitlich als auch bezüglich der Befundfolge genau definiert ist. Die sofort durchzuführende und kurzfristig zu wiederholende Sonographie stellt dabei die obligate Basisdiagnostik bei jedem polytraumatisierten Patienten dar. Jede auch noch so geringe nachweisbare Menge freier Flüssigkeit muß als Hinweis auf eine intraabdominelle Verletzung gewertet werden und bedeutet beim kreislaufinstabilen Patienten eine primäre Indikation zur Laparotomie. Bei kreislaufstabilen bzw. stabilisierbaren Patienten erfolgt dann die weitere Abklärung mittels CT des Abdomens und stellt die Entscheidungsgrundlage für ein weiteres operatives oder konservatives Vorgehen dar [7].

Inwieweit die *Laparoskopie* beim stumpfen Abdominaltrauma die primäre Dia-gnostik verbessern kann, ist derzeit noch unklar. Neben einem hohen Zeitaufwand und der Gefahr des Spannungspneumothorax bei gleichzeitiger Zwerchfellruptur sind die bisher veröffentlichten Studien noch mit sehr hohen Quoten übersehener Hohlorganverletzungen behaftet. Möglicherweise kann die Technik in den nächsten Jahren durch Verwendung neuer Winkeloptiken und Darmklemmen verbessert wer-den [4, 8].

## Therapeutische Strategien

Den Standardzugang nach stumpfem Abdominaltrauma stellt die mediane Laparotomie dar; nach primärer Kontrolle größerer Blutungen sollten eröffnete Kolonabschnitte provisorisch übernäht oder ausgeklemmt werden, um eine weitere Kontamination der Bauchhöhle zu vermeiden. Nach Revision der Mesenterialwurzel muß dann präliminär die Rekonstruktion verletzter zentraler Mesenterialgefäße erfolgen; erst dann kann nach Kontrolle der Vaskularität über das Ausmaß der zu resezierenden Darmabschnitte entschieden werden. Erfolgte die Indikation zur Laparotomie aufgrund einer Kreislaufinstabilität oder nachgewiesenen größeren intraabdominellen Blutung, ist zum Ausschluß begleitender Hohlorganverletzungen immer die exakte Revision aller 4 Quadranten durchzuführen und die Brusa omentalis zu eröffnen, um Pankreas und Magenhinterwand inspizieren zu können.

Bei der Versorgung von *Magenverletzungen* kann in der Regel nach Débridement der perforierten Magenwandanteile eine Übernähung durchgeführt werden; ein resezierendes Verfahren ist hier nur in Ausnahmefällen indiziert. Es sei hier nochmals auf die Eröffnung der Bursa omentalis und Inspektion der Magenhinterwand hingewiesen. Der Eingriff wird mit der Spülung des Abdomens und Einlage einer Magensonde beendet.

Bei der Versorgung der seltenen *Duodenalverletzungen* stellen das ausführliche Kocher-Manöver sowie die Mobilisation der Flexura duodenojejunalis und Eröffnung der Bursa omentalis wesentliche Voraussetzungen für spannungsfreie Anastomosenverhältnisse dar. Sind weniger als 75 % der Zirkumferenz des Duodenums verletzt, wird die Läsion nach lokalem Débridement mit einer direkten extramukösen Naht versorgt. Ausgedehntere Verletzungen erfordern eine Duodenumsegmentresektion, die Kontinuität kann durch eine End-zu-End-Anastomose oder als Roux-Y-Duodenojejunostomie wiederhergestellt werden. Als Alternative bietet sich in verschiedenen Situationen der duodenale Patch mit einer nach Roux-Y angelegten Duodenojejunostomie an, wobei das Duodenum nicht durchtrennt wird. Für die Versorgung der seltenen, jedoch schwerwiegenden Kombinationsverletzungen von Duodenum mit Ductus choledochus, Ductus pancreaticus bzw. Pankreas, sei auf die spezielle Literatur [2] verwiesen.

Kleinere *Dünndarmläsionen* können nach Débridement durch eine Direktnaht versorgt werden. Bei Verletzungen, die mehr als 50 % der Zirkumferenz umfassen, multiplen Perforationen in kurzen Segmenten, sowie devaskularisierten Segmenten bei begleitenden Mesenterialverletzungen, werden diese reseziert und die Kontinuität durch eine primäre Anastomose wiederhergestellt. Beim polytraumatisierten oder schockierten Patienten sollten mäßig durchblutete Dünndarmabschnitte eher großzügig reseziert werden, da die Morbidität bei ischämischer Nekrose deutlich ansteigt.

Bei *Verletzungen des Dickdarms* nimmt die Tendenz zur primären Kolonnaht ebenfalls zu. Die Resultate mit dieser Technik sind durchaus überzeugend. Beim Low-risk-Patienten (keine Peritonitis, kurzes diagnostisches Intervall) kann bei Verletzungen, die weniger als 50 % der Zirkumferenz erfassen, nach lokalem Débridement ebenfalls eine Direktnaht durchgeführt werden. Bei ausgedehnteren Verletzungen muß, abhängig vom Gesamtzustand des Patienten (Schock?, Peritonitis?, rechtes oder linkes Colon?) darüber entschieden werden, ob nach primärer Resektion des verletz-

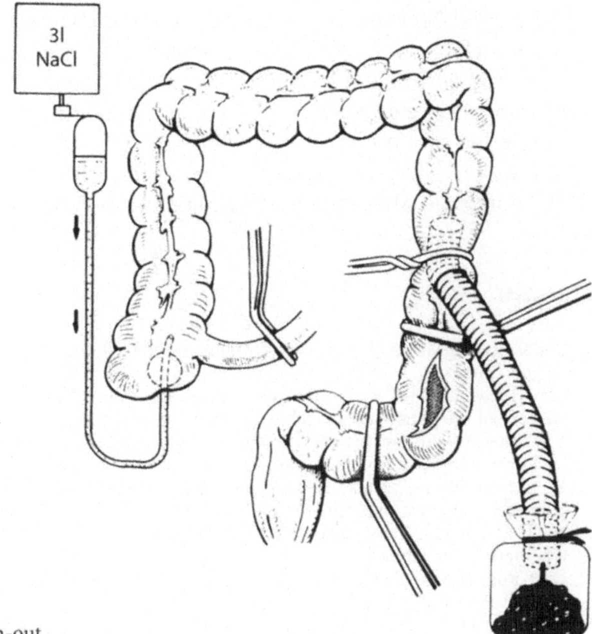



**Abb. 1.** Schema zum Kolon-wash-out

ten Darmabschnitts eine primäre Anastomose möglich ist oder eine Kolostomie das Verfahren der Wahl darstellt. Die primäre Rekonstruktion wird v. a. im Bereich des Colon ascendens favorisiert, weniger im linken Kolonabschnitt. Hier ist nur in ausgewählten Situationen eine primäre Anastomose anzuraten, ansonsten stellt die Kolostomie mit Anlage eines Hartmann-Stumpfes das Verfahren der Wahl dar. Entschließt man sich zur Anlage einer primären Anastomose, hat sich das Ausspülen des gesamten Dickdarms (wash out) mit einem über den Appendixstumpf eingeführten Foley-Katheter sehr bewährt (Abb. 1). Der Eingriff wird durch eine ausgiebige Spülung (vorzugsweise mit der Jetlavage) aller 4 Quadranten und Einlage einer Drainage beendet. Bei schwieriger Beurteilung der Kolondurchblutung sollte ein "second look" durchgeführt werden.

Intraperitoneale Rektumverletzungen können durch Direktnaht verschlossen werden, das Rektum sollte in der Technik nach Hartmann ausgeschaltet bzw. über einen doppelläufigen Sigmaanuspraeter entlastet werden. Bei extraperitonealen Rektumverletzungen erfolgt, neben der Anlage eines Sigmaanus, ein "wash out" des Rektumstumpfes sowie eine suffiziente Drainage der extraperitonealen Wundhöhle.

## Zusammenfassung

Die seltenen Hohlorganverletzungen nach stumpfem Abdominaltrauma stellen in der Phase der Primärversorgung insbesondere beim polytraumatisierten Patienten ein diagnostisches Problem dar; neben einem "high index of suspicion" ist ein standardisiertes diagnostisches Vorgehen mit engmaschigen Kontrollen erforderlich, denn eine Verzögerung der Diagnosestellung gastrointestinaler Verletzungen ist mit einer deutlich erhöhten Komplikationsrate (Peritonitis, Sepsis, Multiorganversagen) und Letalität verbunden [1, 5, 7, 11]. Wird andererseits der erhöhte Blutverlust beim Bauchtrauma durch rasche und adäquate Schocktherapie ausgeglichen und werden sämtliche intraabdominellen Verletzungen schnell und sicher erkannt, therapiert und im weiteren Verlauf lückenlos überwacht, wird die Prognose des Polytraumatisierten durch die Abdominalverletzung nicht beeinflußt [6].

## Literatur


1. Enderson BL, Maull KI (1991) Missed injuries: the trauma surgeon's nemesis. Surg Clin North Am 71: 399–418
2. Frey CF, Wendell JW (1993) Injuries to the pancreas and duodenum. In: Trede M, Carter DC (Hrsg) Surgery of the pancreas. Churchill Livingstone, Edinburgh, pp 579–589
3. Kirschner P, Brünner H (1974) Die Verletzungen des Dünndarms im Rahmen stumpfer abdomineller Kombinationstraumen. Therapiewoche 24: 4268–4273
4. Klotter HJ, Nies C, Zielke A, Sitter H, Rothmund M (1993) Diagnostische Verfahrenswahl beim stumpfen Bauchtrauma. Chirurg 64: 841–848
5. Nagel M, Saeger HD, Massoun H, Buschulte J (1991) Verletzungen von Dünn- und Dickdarm beim traumatisierten Abdomen. Unfallchirurg 94: 105–109
6. Nast-Kolb D, Waydhas C, Schweiberer L (1993) Stellenwert der Abdominalverletzung für den Verlauf des Polytraumatisierten. Chirurg 64: 552–559
7. Nast-Kolb D, Waydhas C, Kanz KG, Schweiberer L (1994) Algorithmus für das Schockraummanagement beim Polytrauma. Unfallchirurg 97: 292–302
8. Rossi P, Mullins D, Thal E (1993) Role of laparoscopy in the evaluation of abdominal trauma. Am J Surg 166: 707–710
9. Schmidt U, Maull KI, Gould H, Frame S (1994) Die Wertigkeit der Computertomographie in der Diagnostik von Dünndarmverletzungen nach stumpfem Bauchtrauma. Unfallchirurg 97: 54–56
10. Talton DS, Craig MH, Hauser CJ, Poole GV (1995) Major gastroenteric injuries from blunt trauma. Am Surg 61: 69–73
11. Trupka A, Nast-Kolb D, Waydhas C, Schweiberer L (1996) Die Problematik primär nicht diagnostizierter Verletzungen nach stumpfem Abdominaltrauma. ACA 28 (1): 37–41
12. Waydhas C, Nast-Kolb D, Blahs U, Pfeifer KJ, Schweiberer L (1991) Abdominelle Sonographie versus Peritoneallavage in der Schockraumdiagnostik beim Polytrauma. Chirurg 62: 789–793
13. Wisner H, Yong Chun, Blaisdell FW (1990) Blunt intestinal injury. Arch Surg 125: 1319–1323

# Posttraumatische Cholezystitis

H. Waldner[1], H. Baumann[2] und K. Hallfeld[2]

[1] Abteilung für Allgemeine und Viszeralchirurgie, Städtisches Krankenhaus München Schwabing, Kölner Platz 1, D-80804 München
[2] Chirurgische Klinik und Poliklinik, Klinikum Innenstadt der Ludwig-Maximilians-Universität, Nußbaumstr. 20, D-80336 München

## Einleitung

Das Auftreten einer steinlosen Cholezystitis nach einem schweren Trauma, einem Unfall oder einer großen Operation ist eine bekannte Tatsache. Die Erstbeschreibung erfolgte bereits 1844 durch Duncan. Er beschrieb das Auftreten einer gangränösen Cholezystitis nach Operation einer Schenkelhernie, einem zum damaligen Zeitpunkt großen Eingriff. Weite Beachtung fand das Krankheitsbild aber erst durch die Arbeit von Lindberg et al. 1970, die über das Auftreten einer steinlosen Cholezystitis im posttraumatischen Verlauf bei 12 schwerverletzten Patienten berichteten.

Insgesamt ist die posttraumatische Cholezystitis ein seltenes Ereignis. Bis zum Jahre 1979 waren 170 Fälle in der Weltliteratur publiziert (Glenn 1979). Erst die Einführung der Sonographie führte zu einer häufigeren Diagnose. So wurde von Raunest (1992) bereits über 500 publizierte Fälle berichtet. (Die Häufigkeitsangaben der posttraumatischen Cholezystitis beziehen sich in erster Linie auf die klinische Diagnose.) In einer Sammelstatistik von Raunest (1992) liegt die Häufigkeit bei Polytrauma zwischen 0,5 und 4,1 %.

Im eigenen Krankengut fanden wir bei 144 Patienten mit einem Polytrauma zwischen 1984 und 1986 7 Patienten mit posttraumatischer Cholezystitis (Waydhas et al. 1988). Durch die Sonographie kann die Diagnose häufiger gestellt werden. Hier gab Raunest (1992) einen Prozentsatz von 18 an. Die häufigsten Ursachen für die posttraumatische steinlose Cholezystitis sind ein Polytrauma oder ein großer operativer Eingriff bei polymorbiden Patienten. Die Häufigkeit dieser beiden Ursachen im Krankengut bestimmt auch die epidemiologischen Daten, wie das Verhältnis von Männern zu Frauen und den Altersgipfel. So überwiegen bei Studien mit polytraumatisierten Patienten deutlich die Männer (Herlin et al. 1982; Raunest et al. 1992; Waydhas et al. 1988). Auch die Angaben für den Altersgipfel schwanken. Bei Studien mit überwiegend posttraumatischer Cholezystitis liegt der Altersgipfel zwischen 20 und 33 Jahren (Lindberg et al. 1970; Raunest et al. 1992; Waydhas et al. 1988). Die Koinzidenz mit einer Cholezystolithiasis ist in diesem Krankengut gering, sie liegt unter 10 %.

## Pathophysiologie und Pathogenese

Die steinlose Cholezystitis tritt in der Regel nach einem schweren Unfall oder einer großen Operation bei polymorbiden Patienten auf. Als pathogenetische Ursachen werden die Erhöhungen des Sphinktertonus, Änderungen in der Zusammensetzung

Hefte zu „Der Unfallchirurg", Heft 253
Nast-Kolb/Waydhas/Schweiberer (Hrsg.),
Posttraumatisches Multiorganversagen
© Springer-Verlag Berlin Heidelberg 1996

der Galle, das Freisetzen von Schockmediatoren oder die Ischämie der Gallenblasenwand angesehen.

Durch die postoperative Anwendung von Opiaten kommt es zu einer Erhöhung des Sphinktertonus. Dieser verhindert langfristig ein Abfließen der Galle in den Dünndarm. Durch Druckerhöhung kann es zur Schädigung der Gallenblase kommen (Flancbaum et al. 1985).

Posttraumatisch oder postoperativ kommt es bei diesen Patienten zu einer Änderung der Galle. Dies ist einerseits bedingt durch die parenterale Ernährung, zum anderen durch die Hämolyse besonders nach Massentransfusionen und die Dehydratation.

Ein Polytrauma oder eine schwere Operation führen zur Freisetzung von Schockmediatioren. So konnte gezeigt werden, daß durch Faktor XII oder die i.v.-Gabe von Kininen beim Hund eine steinlose Cholezystitis ausgelöst werden kann.

Als wesentlicher Faktor wird immer die Ischämie der Gallenblase angegeben. Als Indikator für die Ischämie gilt die Dauer des primären Schocks, d. h. ein Blutdruck unter 90, der Bedarf an Erythrozytenkonzentraten, um den Blutverlust auszugleichen, das Auftreten eines akuten Nierenversagens und/oder das Auftreten einer Gerinnungsstörung. Indirekte Parameter für die Durchblutungsstörung der Gallenblase sind die Dauer der Beatmung sowie der verwendete maximale Druck bei einer PEEP-Beatmung. In Tabelle 1 sind die verschiedenen Indikatoren für eine Ischämie der Gallenblase in einigen Studien gegenübergestellt. Es zeigt sich dabei, daß bei Patienten mit steinloser Cholezystitis häufig ein Schock bei der Aufnahme sowie eine Massentransfusion vorlagen. Die Dauer der Beatmung und die Dauer der Häufigkeit einer parenteralen Ernährung sind weniger sicher mit dem Auftreten einer steinlosen Cholezystitis verbunden.

Zusammenfassend läßt sich sagen, daß wohl eine Ischämie der Gallenblasenwand ein wesentlicher ätiologischer Faktor für das Auftreten der steinlosen Cholezystitis ist. Eine Erhöhung des intraluminalen Druckes wirkt sich außerdem ungünstig für die Durchblutung der Gallenblase aus. Inwieweit zusätzliche Faktoren wie Schockmediatoren oder Änderungen in der Zusammensetzung der Galle beteiligt sind, läßt sich heute nicht sicher beurteilen.

**Tabelle 1.** Ätiologie

| | Flancbaum | Raunest | | Waydhas | Eigene |
|---|---|---|---|---|---|
| | | mit | ohne | (n=6) | (n=8) |
| Schock bei Aufnahme [%] | | | | | |
|   (RR <90 mmHg) | 100 | | | 50 | 83 |
| Massentransfusionen (>20) | 100 | | | | |
| Anzahl Erythrozytenkonzentrate | | 25 | 9 | 19 | 30 |
| Mechanische Beatmung [%] | 89 | | | 100 | 100 |
| Beatmungstage | | 2,6 | 2,2 | 24 | 44 |
| Parenterale Ernährung (>72 h) | 44 | | | 100 | 100 |

## Symptome

Die Symptomatik der steinlosen Cholezystitis ist uncharakteristisch. Dies ist zum einen dadurch bedingt, daß die Symptome der Cholezystitis durch die Grunderkrankung überlagert werden, zum anderen dadurch, daß die Symptome selbst unterschiedlich sein können. Als häufigste Symptome werden Spontanschmerzen im rechten Oberbauch, ein Druckschmerz im rechten Oberbauch bei Palpation sowie Entzündungszeichen wie Fieber angegeben. Johnson (1987) fand bei 25 % der Patienten eine Temperaturerhöhung als erstes Symptom. In Tabelle 2 sind die Symptome aus verschiedenen Studien angegeben. Es zeigt sich, daß die Diagnose aufgrund der klinischen Symptomatik unsicher ist. So konnte in der Studie von Herlin (Herlin et al. 1982) nur in 2 von 11 Fällen die Diagnose aufgrund der klinischen Symptomatik richtig gestellt werden. Andererseits ist aber die frühzeitige Diagnose einer steinlosen Cholezystitis wichtig. Bei später Diagnose ist die Komplikationsrate wesentlich erhöht. So zeigen die Publikationen aus den 70er Jahren bei klinischer Diagnose eine fortgeschrittene Erkrankung mit Gangrän der Gallenblase oder Perforation in einer Häufigkeit von 40 – 100 % (Glenn 1979). Der frühzeitigen klinischen Verdachtsdiagnose, die weitere Untersuchungen initiiert, kommt deshalb besondere Bedeutung zu.

**Tabelle 2.** Symptome

|  | Flancbaum (1985) | Schirren (1990) | Waydhas (1988) | Eigene (1995) |
|---|---|---|---|---|
| Fieber [%] | 100 | 100 | 66 | 87 |
| Schmerzen [%] | 61 | 72 | 83 | 57 |

## Diagnostik

An Laboruntersuchungen, die zur Diagnose der steinlosen Cholezystitis beitragen können, werden Entzündungsparameter wie die Leukozyten, und Cholestaseparameter, wie die Enzyme γ-GT und alkalische Phosphatase oder Bilirubin, angegeben. Diese Laborparameter haben aber eine geringe Sensitivität und Spezifität (Tabelle 3). Laborparameter eignen sich deshalb nur unzureichend zum Nachweis oder Ausschluß einer steinlosen Cholezystitis.

**Tabelle 3.** Labor

|  | Flancbaum (n=18) [%] | Waydhas (n=6) [%] | Eigene Diagnosen (n=8) [%] |
|---|---|---|---|
| Leukozytose |  |  |  |
| >10 000/mm$^3$ | 89 | 50 | 100 |
| >15 000/mm$^3$ | 78 |  |  |
| Bilirubin |  |  |  |
| >2 mg/dl | 49 | 50 | 87 |
| >6 mg/dl | 38 |  |  |
| Alk. Phosphatase |  |  |  |
| >150 U/l | 22 | 50 | 87 |

## Sonographie

Die Ultraschalluntersuchung hat heute den höchsten Stellenwert in der Diagnose der steinlosen Cholezystitis. Deitch konnte 1981 zeigen, daß die wesentlichen Kriterien für eine Cholezystitis die Wandverdickung, das Dreischichtenphänomen sowie der Hydrops der Gallenblase sind. Als weitere Kriterien können das Auftreten von Sludge sowie eine pericholezystitische Flüssigkeitsansammlung gelten. Den höchsten Stellenwert hat wohl die Beurteilung der Wanddicke. So kann die Diagnose „Cholezystitis" bei einer Wanddicke von 3 mm als Kriterium mit einer Sensitivität von 100 % und einer Spezifität von 93 % gestellt werden. Bei 3,5 mm Wanddicke als Kriterium sinkt die Sensitivität auf 94,5 %, die Spezifität steigt aber auf 99 % an (Deitch 1981). Den Stellenwert der Sonographie konnte auch Imhof (Imhof et al. 1982) in einer prospektiven Untersuchung belegen. Im Zeitraum von Januar 1989 bis Juni 1990 wurden insgesamt 45 Patienten prospektiv untersucht. Der Schweregrad bei diesen polytraumatisierten Patienten lag bei einem mittleren ISS von 27. Bei 8 Patienten fand sich ein positiver Sonographiebefund, bei 1 Patienten wurde aufgrund des progredienten klinischen Bildes die Indikation zur Operation gestellt.

Die sicherste Methode zum Nachweis oder Ausschluß einer Cholezystitis ist heute die Laparoskopie. Ein Nachteil ist aber die Invasivität des Verfahrens. Wir haben die Laparoskopie im eigenen Krankengut in den letzten Jahren bei 2 Patienten angewandt. Bei einem Patienten wurde die Laparoskopie im Anschluß an die Implantation eines intrakraniellen Druckabnehmers. Im anderen Fall führten wir die Laparoskopie zum Ausschluß einer Cholezystitis auf der Intensivstation durch. In beiden Fällen kam es zu keiner Komplikation durch die Laparoskopie. Die Cholezystitis konnte ausgeschlossen werden, was andernfalls nur durch eine Probelaparotomie möglich gewesen wäre.

## Therapie

Die konservative Therapie einer posttraumatischen Cholezystitis ist nur in seltenen Fällen möglich. Sie ist ungeeignet bei Vorliegen deutlicher klinischer Symptome, wie Untersuchungen aus den 70er Jahren mit hoher Letalität zeigen. Die frühzeitige sonographische Diagnose mit der Möglichkeit einer Verlaufskontrolle ermöglicht aber heute in frühen Fällen einen konservativen Therapieversuch. Die konservative Therapie besteht in der parenteralen Gabe von Antibiotika, parenteraler Ernährung und Entlastung des oberen Verdauungstraktes durch eine Magensonde. Im eigenen Krankengut haben wir dies in 2 von 7 Fällen ohne Letalität angewandt (Waydhas et al. 1988).

Bei der perkutanen Drainage wird die Gallenblase perkutan transhepatisch punktiert und drainiert. Es kann dadurch eine temporäre Dekompression erreicht werden. Viehbahn (Viehbahn et al. 1993) wandte dieses Verfahren bei einem initial inoperablen Patienten an. Nach 26 Tagen konnte die Cholezystektomie zur definitiven Therapie angeschlossen werden.

Die Cholezystektomie ist die Standardtherapie der posttraumatischen Cholezystitis. Die Indikation zur Operation besteht beim Vorliegen sonographischer Zeichen und einem progredienten klinischen Bild oder einer progredienten Sepsis. Sie kann offen oder laparoskopisch durchgeführt werden. Im Krankengut der eigenen Klinik wurde im Zeitraum 1984–1986 bei 5 von 7 diagnostizierten Cholezystitiden eine Cholezystektomie durchgeführt. Im Zeitraum von 1990–1994 bei 6 von 8 Patienten. In den beiden Zeiträumen verstarb kein Patient an den Folgen der Cholezystektomie.

## Zusammenfassung

Die posttraumatische Cholezystitis ist eine klar umschriebenes seltenes Krankheitsbild nach Polytrauma oder nach schweren Eingriffen bei in der Regel polymorbiden Patienten. Die Ätiologie ist noch weitgehend unklar, eine Ischämie der Gallenblasenwand scheint jedoch wahrscheinlich. Die Diagnose der posttraumatischen Cholezystitis ist schwierig, da die Symptome uncharakteristisch sind und durch die Beschwerden der Grundkrankheit häufig überlagert werden. Die Diagnose läßt sich heute am sichersten durch eine Kombination aus klinischem Bild und Ultraschallbefund stellen. Bei einem positiven Ultraschallbefund und einem progredienten klinischen Bild ist die sicherste Therapie die Cholezystektomie, die mit einer minimalen eigenständigen Letalität bei diesen schwerkranken Patienten durchgeführt werden kann.

## Literatur

Deitch EA, EngelJM (1981) Acute acalculous cholecystitis. Am J Surg 142: 290–292
Flancbaum L, Majerus T, Cox E (1985) Acute posttraumatic acalculous cholecystiits. Am J Surg 150: 252–256
Glenn F (1979) Acute acalculous cholecystitis. Ann Surg 189: 458–465
Herlin P, Ericsson M, Holmin T, Jönsson PE (1982) Acute acalculous cholecystitis following trauma. Br J Surg 69: 475–476
Imhof M, Raunest J, Ohmann C, Rohrer HD (1992) Acute acalculous cholecystitis complicating trauma: a prospective sonographic study. World J Surg 16: 1160-1165
Johnson LB (1987) The importance of early diagnosis of acute acalculous cholecystitits. Surg Gynecol Obst 164: 197–203
Lindberg E, Grinnan G, Smith L (1970) Acalculous cholecystitis in vietnam casalties. Ann Surg 171: 152–157
Raunest J, Imhof M, Rauen U, Ohmann C, Thom KP, Burrig KF (1992) Acute cholecystitis: a complication in severely injured intensive care patients. J Trauma 32: 433–440
Viehbahn R, Maurer F, Weise K (1993) Akute Cholezystitis im traumatologischen Krankengut. Aktuel Traumatol 23: 32–35
Waydhas C, Sepp-Lukas L, Nast-Kolb D, Pfeifer KJ, Schweiberer L (1988) Cholezystitis nach Polytrauma. Unfallchirurg 91: 10–15

# Teil IV.  Prophylaxe des Organversagens durch Versorgung von Frakturen

# Postoperative Entzündungsreaktion nach Becken- und Oberschenkelosteosynthese

C. Waydhas

Chirurgische Klinik und Poliklinik, Klinikum Innenstadt, Ludwig-Maximilians-Universität, Nußbaumstr. 20, D-80336 München

## Einleitung

Die Körperhomöostase nach Unfallverletzungen wird als Folge von raschem Blutverlust, Gewebsminderperfusion, massivem Zellschaden, Schmerzen, der Unterbrechung der Ernährung und der Beeinträchtigung von wichtigen Organfunktionen gestört (Wilmore 1991). Das Ausmaß der posttraumatischen Veränderungen korreliert dabei mit der Schwere der Unfallverletzung bzw. mit der Prognose. Dieser Zusammenhang konnte u.a. für die Größe der Stickstoffproduktion (Oppenheim et al. 1980), die Depression der Immunreaktion (Christou et al. 1980), den Abfall der posttraumatischen Antithrombin III-Hemmaktivitäten (Nast-Kolb et al. 1992; Risberg 1986) oder die Höhe des Laktatspiegels (Oppenheim 1980; Nast-Kolb et al. 1992; Siegel et al. 1990; Waydhas et al. 1992) belegt werden. Nicht zuletzt korreliert das Ausmaß der Ganzkörperentzündung, die durch das Unfalltrauma initiiert wird sehr gut mit der Verletzungsschwere bzw. der Prognose, wie anhand einer Reihe von Indikatoren und Mediatoren der Entzündungsreaktion, beispielsweise PMN-Elastase, C-reaktives Protein, Zytokine, Arachidonsäuremetabolite etc. nachgewiesen werden konnte (Goris et al. 1985; Nast-Kolb et al. 1992; Nuytinck et al. 1986; Redl u. Schlag 1989; Rivkind et al. 1989; Waydhas et al. 1992). Nach dem operativen Trauma des chirurgischen Eingriffs kommt es ähnlich der Unfallverletzung zur Entfernung oder Durchtrennung von Gewebe mit Blutverlust und Zellschädigung sowie zu Schmerzen und einer Unterbrechung der normalen Nahrungs- und Flüßigkeitsaufnahme (Wilmore 1991). Die postoperativen Anstiege der axillären Temperatur, der Herzfrequenz, des Sauerstoffverbrauchs und der Stickstoffausscheidung sind seit den richtungsweisenden Untersuchungen von Cuthbertson bekannt (Cuthbertson 1932). Es konnte in der Folge für allgemein- und gefäßchirurgische Eingriffe gezeigt werden, daß es zu – von der Größe der Operation abhängigen – Alterationen der Hormonausschüttung (Chernow et al. 1987), der Immunantwort (Christou et al. 1982; Lennard et al. 1985; McLoughlin et al. 1979) oder der Blutspiegel von C-reaktivem Protein und Zytokinen (Cruickshank et al. 1990) kommt.

## Entzündungsreaktion nach Unfall- und Operationstrauma

Die oben angegebene Parallelität zwischen Operations- und Unfalltrauma bezüglich der dadurch verursachten Homöostasestörung soll anhand eigener Untersuchungen näher beleuchtet werden; 133 Patienten, welche die folgend aufgeführten Kriterien erfüllen mußten, wurden in die Studie aufgenommen: 1. Zeitintervall zwischen Unfall

Hefte zu „Der Unfallchirurg", Heft 253
Nast-Kolb/Waydhas/Schweiberer (Hrsg.),
Posttraumatisches Multiorganversagen
© Springer-Verlag Berlin Heidelberg 1996

und Klinikaufnahme <6 h; 2. Alter zwischen 16 und 70 Jahren; 3. wertige Verletzungen von mindestens 2 der 4 Körperregionen (Kopf, Thorax, Abdomen, Bewegungsapparat) oder mindestens 3-wertige Verletzungen der Region Bewegungsapparat. Der mittlere "Injury Severity Score" (ISS) betrug 40,6 Punkte. In Abb. 1 und 2 sind die Verläufe einer Reihe von klinisch-physiologischen, laborchemischen und biochemischen Parametern während der ersten 48 h nach dem Unfallereignis in Abhängigkeit von der Verletzungsschwere exemplarisch dargestellt. Dabei bestanden bei allen

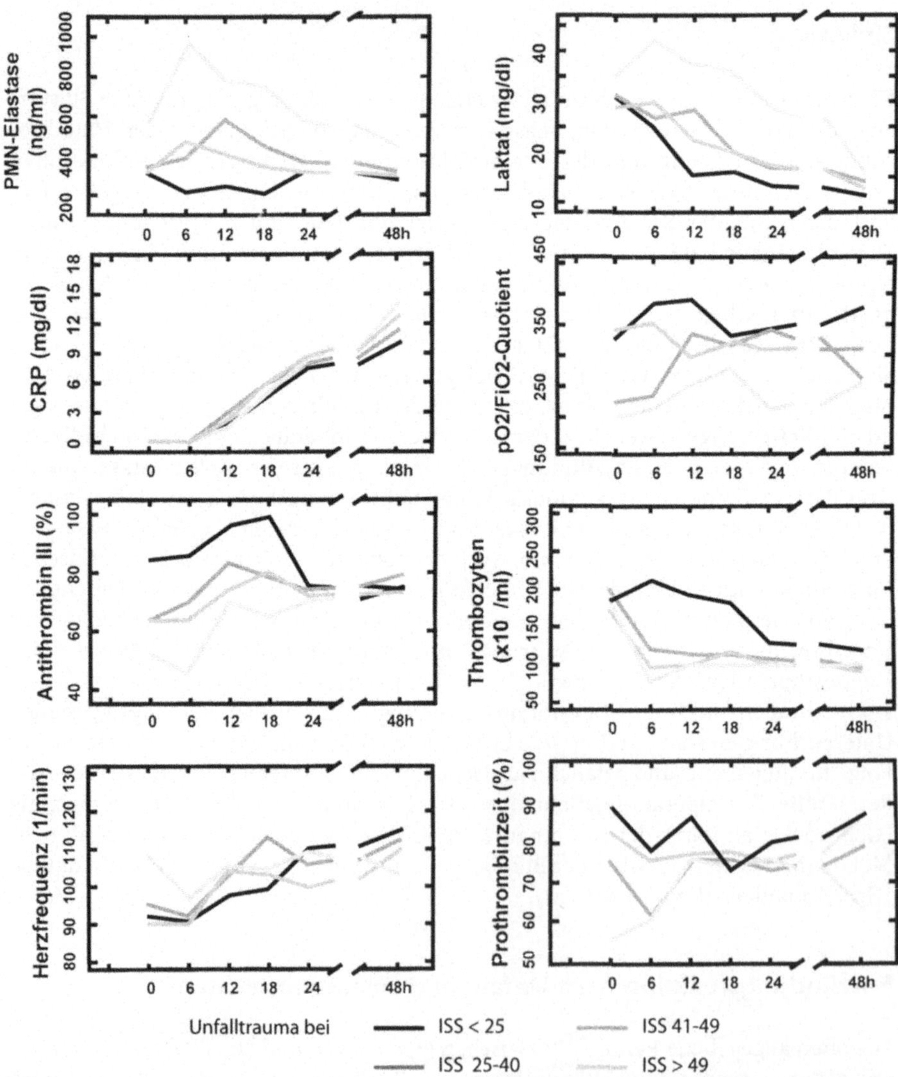


**Abb. 1.** Posttraumatischer Verlauf von 8 Parametern der Körperhomöostase und der Entzündungsreaktion ab Klinikaufnahme bis 48 h nach dem Unfall. Die Patienten wurden unterteilt nach ISS 1–24 (*n*=11), ISS 25–40 (*n*=76), ISS 41–49 (*n*=20) und ISS 50–75 (*n*=26).

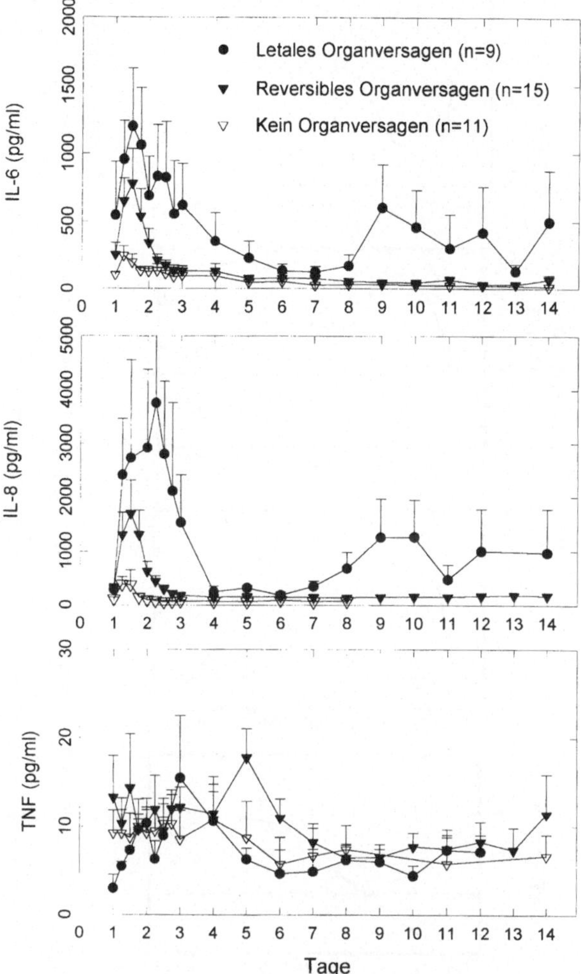



**Abb. 2.** Posttraumatischer Verlauf von Interleukin-6, Interleukin-8 und Tumornekrosefaktor bei Patienten mit letalem Verlauf, postraumatischem (Multi) Organversagen und komplikationslosem Verlauf

abgebildeten Meßgrößen im Verlauf der ersten 48 h signifikante Unterschiede in Abhängigkeit von der Verletzungsschwere. Außerdem fand sich für die Mehrzahl der Parameter ein typisches Verlaufsmuster mit einer maximalen Ausprägung der Störung innerhalb der ersten 24 h ab Klinikaufnahme und einer sich anschließenden Normalisierungs- bzw. Erhohlungsphase.

In ähnlicher Weise wurden die perioperativen Verläufe nach Osteosynthesen des Becken ($n=11$) und des Oberschenkels ($n=28$), nach Rekonstruktionen am Gesichtsschädel und der Frontobasis ($n=13$) sowie nach anderen Operationen untersucht (Waydhas et al. 1995). Die Ergebnisse sind in den Abb. 3 und 4 dargestellt. Nach Osteosynthesen kam es beim Laktatspiegel, dem $pO_2/FiO_2$-Quotienten, der Antithrombin-III-Hemmaktivität, der Prothrombinzeit sowie dem C-reaktiven Protein zu signifikanten postoperativen Änderungen in Relation zum präoperativen Ausgangswert. Darüber hinaus fanden sich signifikante postoperative Anstiege des Serumkre-

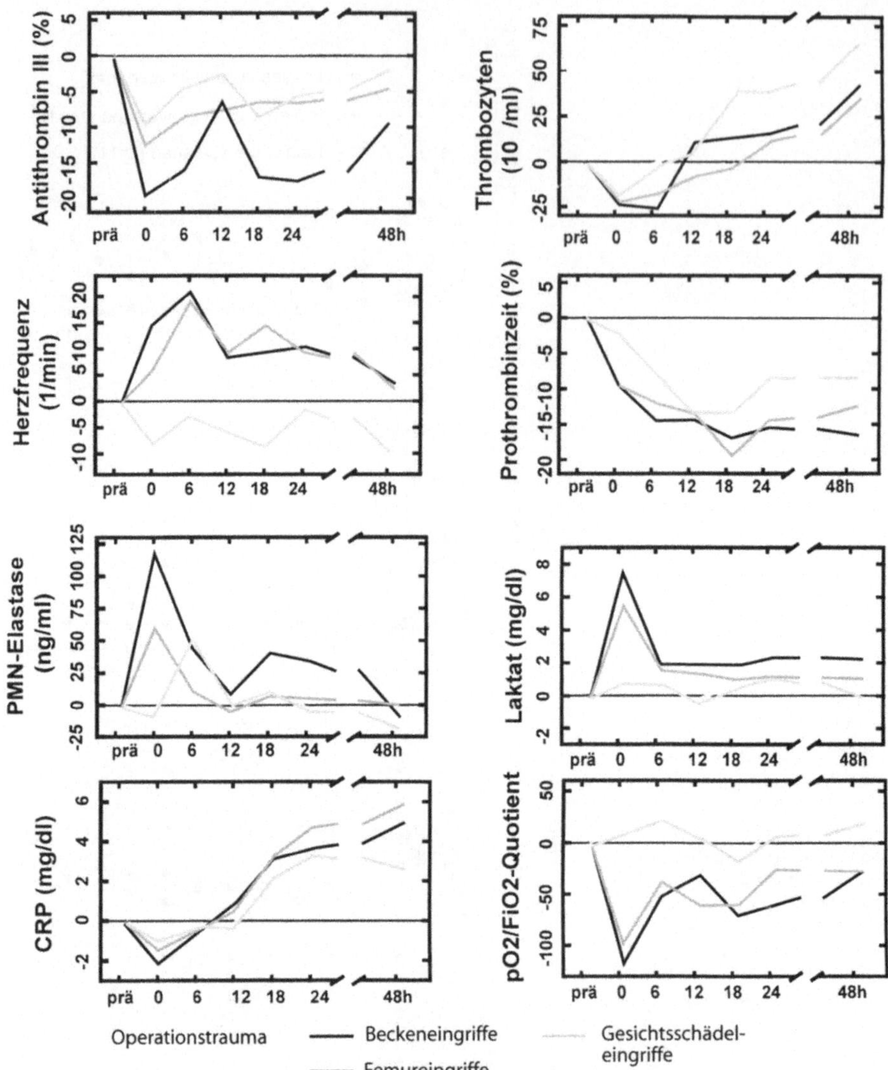



**Abb. 3.** Postoperativer Verlauf von 8 Parametern der Körperhomöostase und der Entzündungsreaktion beginnend präoperativ bis 48 h postoperativ bei Osteosynthesen des Becken ($n$=11) und des Oberschenkels ($n$=28) sowie nach Rekonstruktionen am Gesichtsschädel ($n$=13)

atinins (0,9 vs. 1,1 mg/dl) und des Bilirubins (2,5 vs. 5,2 mg/dl) sowie ein Abfall des systolischen Blutdruckes (145 vs. 130 mmHg) und des pH-Werts (7,44 vs. 7,38). Die renale Harnstoff-N-Ausscheidung stieg postoperativ um 6,0 g/24 h signifikant an. In der Gruppe der Femurosteosynthesen kam es bei allen dargestellten Parametern der Entzündungsreaktion, der Gerinnung und der Organfunktionen zu signifikanten postoperativen Veränderungen. Außerdem wurde eine signifikante Zunahme der Kreatinin- (0,8 vs. 0,9 mg/dl) und Bilirubinspiegel (1,9 vs. 2,4 mg/dl), sowie renalen

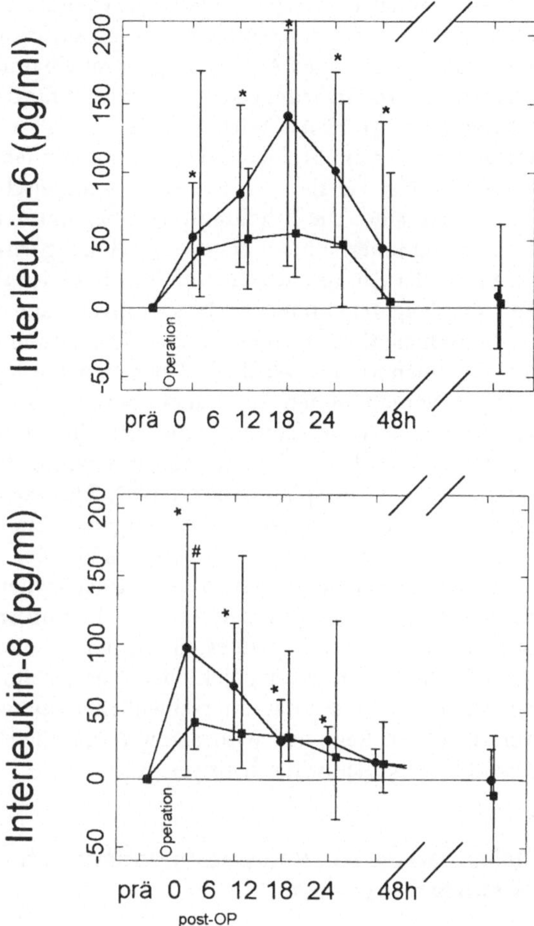



**Abb. 4.** Postoperativer Verlauf von Interleukin-6 und Interleukin-8 beginnend präoperativ bis 48 h postoperativ bei Osteosynthesen des Becken und des Oberschenkels versus Rekonstruktionen am Gesichtsschädel und kleinen Osteosynthesen

Harnstoff-N-Ausscheidung um 3,2 g/24 h beobachtet. Der pH-Wert nahm postoperativ signifikant ab (7,43 vs. 7,37). Die Eingriffe am Gesichtsschädel und der Frontobasis führten zu insgesamt geringen postoperativen Störungen. Für Interleukin-6 und Interleukin-8 fand sich bei den größeren Operationen unmittelbar postoperativ bis 18 h danach ein signifikanter Anstieg im Vergleich zum präoperativen Ausgangswert. Nach den kleineren Operationen fand sich lediglich bei den Interleukin-8 Spiegeln unmittelbar postoperativ ein signifikanter Anstieg. Das Maximum der postoperativen Konzentrationen trat beim Interleukin-6 12 h nach dem Operationsende auf, während die Spitzenspiegel von Interleukin-8 schon unmittelbar nach Beendigung des Eingriffs zu beobachten waren.

Die Differenzen zwischen den verschiedenen Operationsarten waren bezüglich der Laktatspiegel, des $pO_2/FiO_2$-Quotienten und der Herzfrequenz sowie der postoperativen Zunahme der renalen Harnstoff-N-Ausscheidung signifikant verschieden ($p < 0,05$, Varianzanalyse mit Kruskal-Wallis-Test).

Beim Vergleich zwischen Unfall- und Operationstrauma fällt auf, daß das zeitliche Muster der Veränderungen für die gezeigten Parameter sehr ähnlich ist, mit einer sehr frühen maximalen Aktivierung unmittelbar nach dem Einwirken der Noxe. Das Ausmaß der Veränderungen spiegelt sowohl für das Unfall- wie für des Operationstrauma eine Art „Dosis-Wirkungs-Beziehung" wider. Die stark traumatisierenden Osteosynthesen am Becken und am Femur können dabei zu Alterationen der Homöostase führen, wie sie nach leichten bis mittelschweren Polytraumatisierungen zu beobachten sind. Die Erholungsphase beginnt dann, je nach Schwere der initialen Schädigung innerhalb der ersten 24–48 h. Sie tritt postoperativ in der Regel früher und schneller ein, als nach den unfallbedingten Verletzungen. Aufgrund der Ähnlichkeit der Folgereaktionen nach operativem und akzidentellem Trauma kann ein gemeinsamer Mechanismus für die Aktivierung der inflammatorischen Reaktion angenommen werden. Wird eine Operation unmittelbar nach einem schweren Unfallereignis vorgenommen, kann die Hypothese formuliert werden, daß diese zusätzliche Traumatisierung additiv auf die schon bestehenden posttraumatischen Veränderungen der biochemischen Homöostase wirkt. Werden dabei destruktiv wirkende Substanzen (wie beispielsweise die PMN-Elastase) freigesetzt, so ist eine zusätzliche Schädigung der Lunge und anderer Organsysteme zu befürchten.

Damit wird gerade bei akut vorgeschädigten, mehrfach verletzten Patienten die (an sich selbstverständliche) Forderung nach einem möglichst wenig invasiven Operationsverfahren besonders wichtig. Die hier untersuchten, ebenso wie eine Vielzahl anderer Parameter erlauben es, die pathophysiologische Auswirkung verschiedener Eingriffe und Traumen zu objektivieren und in ein Dosis-Wirkungs-Kontinuum einzuordnen. Die Invasivität unterschiedlicher Operationsverfahren in einer oder auch verschiedenen Regionen wird somit vergleichbar, auch wenn eine noch genauere Quantifizierbarkeit wünschenswert wäre.

## Belastbarkeit von Polytraumapatienten für Becken- und Femurosteosynthesen

Ein weiterer wesentlicher Aspekt bezüglich der Auswirkungen eines operativen Eingriffs am knöchernen Becken oder Femur stellt neben dem operativen Trauma per se insbesondere auch die Belastbarkeit und Kompensationsfähigkeit des Patienten für die Belastung dar. Bei Patienten mit multiplen Verletzungen erfordert deshalb die Planung von Operationen, die sekundär durchgeführt werden oder sekundär durchgeführt werden müssen, besondere Umsicht. Klassische Parameter der präoperativen Risikoabschätzung wie Alter (Goldman et al. 1977; Christou et al. 1989), kardiale Risikofaktoren (Goldman et al. 1977; Jewell u. Persson 1985) oder eingeschränkte Lungenfunktion (Jewell u. Persson 1985; Vodinh et al. 1989) sind hier zur Beurteilung des postoperativen Risikos nur bedingt geeignet, da die Prävalenz der genannten Indikatoren bei dem meist geringen Durchschnittsalter dieser Population niedrig ist. Eine Risikobeurteilung durch die Klassifikation der American Society of Anesthesiologists (ASA) (Vacanti et al. 1970) zeigt nur das generelle, nicht aber das individuelle Risiko der Patientengruppe nach schwerem Trauma an. Für diesen Zweck möglicherweise besser geeignet sind der APACHE-II-Score (Gagner 1991) oder der Prognoseindex von Shoemaker (Shoemaker et al. 1982). Neuerdings wurde vorgeschlagen, Parameter, welche die posttraumatische

Ganzkörperentzündung beschreiben, in die Planung des Operationszeitpunkts einzubeziehen (Christou et al. 1989; Nast-Kolb et al. 1990; Nast-Kolb et al. 1992).

An dem oben genannten Patientenkollektiv wurden die perioperativen Verläufe von 106 sekundären operativen Eingriffen (ab dem 4. Tag nach Trauma) während des intensivmedizinischen Verlaufs untersucht (Waydhas et al. 1994, 1996); 40 dieser Patienten entwickelten ein postoperatives Organversagen, oder es kam zu einer signifikanten Verschlechterung vorbestehender leichter Organfunktionsstörungen, einer Inzidenz von 0,38 entsprechend. Zwischen den beiden Gruppen mit und ohne postoperatives Organversagen bestand hinsichtlich Alter, ISS und der Geschlechtsverteilung jeweils kein Unterschied. Ein postoperatives Organversagen war sowohl nach Oberschenkel- und Beckenosteosynthesen (in 17 von 35 Fällen), als auch nach sonstigen Operationsarten (in 23 von 71 Fällen) zu beobachten. Die präoperativen Ausgangswerte dieser Patienten mit und ohne konsekutives Organversagen sind in Tabelle 1 dargestellt. Von den 4 Parametern, welche zwischen beiden Gruppen hochsignifikant unterschieden (C-reaktives Protein, Thrombozytenzahl, PMN-Elastase, $pO_2$/$FiO_2$-Quotient), wurde eine ROC-Analyse durchgeführt, um den günstigsten Diskriminanzwert zu ermitteln. Dieser lag für das CRP bei 11,0 mg/dl, die Elastase bei 85 ng/ml, die Thrombozytenzahl bei 180.000/µl und den $pO_2$/$FiO_2$-Quotienten bei 280. Die Vorhersagegenauigkeit (Effizienz) für eine postoperative Organfunktionsstörung lag beim CRP am höchsten (75 %), gefolgt von der Thrombozytenzahl (71 %) und der Elastase (70 %). Der $pO_2$/$FiO_2$-Quotient (68 %) schnitt am wenigsten günstig ab und wurde für die weitere Analyse nicht verwendet. Bei Kombination der 3 geeignetsten Parameter (CRP, Thrombozytenzahl, Elastase) bestand die beste Vorhersagegenauigkeit, wenn man das Vorliegen von mindestens 2 pathologischen Werten (der 3 Parameter) als Entscheidungskriterium zugrundelegte. Es ergab sich damit eine Genauigkeit der Vorhersage von 79 % bei einer Sensitivität von 73 % und einer Spezifität von

**Tabelle 1.** Präoperative Ausgangswerte (Median mit oberer und unterer Quartile) bei Patienten mit postoperativem Organversagen (Gruppe 1; $n=40$) und ohne postoperatives Organversagen (Gruppe 2; $n=66$) und, welche ab dem 4. Tag nach Trauma operiert wurden (ns nicht signifikant)

|  | Gruppe 1 | Gruppe 2 | p-Wert |
|---|---|---|---|
| C-reaktives Protein [mg/dl] | 12,4 (9,6 – 17,6) | 7,6 (4,4 – 10,8) | <0,001 |
| Laktat [mmol/l] | 1,4 (1,2 – 1,8) | 1,2 (1,0 – 1,5) | ns |
| Neopterin [nmol/l] | 20,0 (13,5 – 32,0) | 16,1 (9,6 – 22,2) | ns |
| Cathepsin B [U/ml] | 87,5 (69,1 – 108,9) | 93,5 (67,1 – 116,8) | ns |
| Interleukin-6 [pg/ml] | 49 (18 – 160) | 26 (14 – 42) | ns |
| PMN-Elastase [ng/ml] | 92,2 (68,5 – 132,7) | 61,3 (46,3 – 86,7) | <0,001 |
| Antithrombin III [ % of normal] | 83 (68,5 – 94) | 96,5 (84 – 112) | ns |
| Thrombozytenzahl [1000/µl] | 118 (92,5 – 186,5) | 236,5 (162 – 374) | <0,001 |
| $pO_2$/$FiO_2$-Quotient | 305,5 (263,5 – 357,5) | 351 (316 – 409) | <0,001 |
| Kreatinin [mmol/l] | 70,7 (61,9 – 97,2) | 70,7 (61,9 – 88,4) | ns |
| Bilirubin [mmol/l] | 46,9 (30,8 – 85,5) | 25,6 (18,8 – 56,4) | ns |
| Leukozytenzahl [1000/µl] | 12 (9 – 17) | 14,5 (10 – 19) | ns |
| Systolischer Blutdruck [Torr] | 140 (130 – 150) | 130 (120 – 140) | ns |
| Zentralvenöser Druck [Torr] | 10 (5 – 13) | 7 (4 – 12) | ns |
| Partiellle Thromboplastin Zeit [s] | 33 (30 – 37) | 31 (29 – 35) | ns |
| Prothrombin Zeit [ % der Norm] | 89 (81 – 95) | 88,5 (81 – 97) | ns |
| pH | 7,43 (7,39 – 7,45) | 7,43 (7,41 – 7,45) | ns |
| Herzfrequenz [l/min] | 119,5 (105 – 123,5) | 105 (90 – 122) | ns |
| Diurese [ml/24 h] | 3100 (2200 – 4420) | 2800 (2250 – 3200) | ns |

83 %. Ein pathologisches präoperatives Testresultat (d. h. das Vorliegen von 2 pathologischen Werten) erhöhte die Wahrscheinlichkeit für ein postoperatives Organversagen von 38 % (= Inzidenz) auf 73 % (positiv prädiktiver Wert), wogegen im Falle eines negativen Testergebnisses mit 83 % Wahrscheinlichkeit ein komplikationsloser Verlauf zu erwarten war (negativ prädiktiver Wert).

Trotz der Genauigkeit in der Risikoabschätzung von fast 80 % wurde eine Reihe von Patienten falsch eingeschätzt. Deshalb führten wir eine Analyse dieser Individuen durch. Die zugrundeliegende Hypothese war, daß bei einer geringen präoperativen Entzündungsreaktion (Ausgangswert auf der normalen Seite des Diskriminanzwerts) eine stärkere postoperative inflammatorische Reaktion (d. h. eine größere Operation) notwendig ist, um ein Organversagen auszulösen, als wenn schon präoperativ ein pathologisches Niveau der Entzündungsindikatoren besteht. In der Tat zeigte sich, daß die postoperativen Veränderungen bei denjenigen Patienten, welche ein normales Ausgangsniveau hatten, aber trotzdem nach der Operation ein Organversagen entwickelten (falsch-negative) einen größeren Anteil schwerer Operationen (79 % Becken- und Femureingriffe) aufwiesen. Ein Überwiegen kleinerer Operationen (nur 29 % der Eingriffe betrafen Becken oder Oberschenkel) waren bei den Patienten mit komplikationslosem Verlauf trotz pathologischer präoperativer Entzündungsindikatoren (falsch-positive) zu beobachten.


## Zusammenfassung und Ausblick

Für eine breite Verwendung der oben genannten Parameter ist die Kenntnis und Beachtung der Selektionskriterien unseres Patientenkollektivs wichtig. Es handelte sich um schwer polytraumatisierte Patienten mit einem mittleren PTS von 38,4 Punkten. Somit muß geklärt werden, ob unsere Ergebnisse auch für leichter verletzte Patienten anwendbar sind. Außerdem waren die hier untersuchten sekundären Operationen geplant, und alle Patienten befanden sich in einem Zustand, der von den behandelnden Ärzten – unter Zuhilfenahme „klassischer" Parameter – als „operabel" angesehen wurde. Patienten mit klinisch erkennbaren schweren akuten Funktionsstörungen waren von vornherein nicht dem Elektiveingriff zugeführt worden.

Das Auftreten postoperativer Komplikationen wird jedoch nicht nur durch die Kompensations- und Belastungsfähigkeit des Patienten zum Zeitpunkt des Eingriffs determiniert, sondern auch durch das Ausmaß der Operation selbst und der mit ihr verbundenen Störung der Homöostase bestimmt (Chernow et al. 1987; Vodinh et al. 1989; Gagner 1991; Waydhas et al. 1995). In diese Wechselwirkung von vorbestehender und neu hinzukommender Schädigung nehmen die Mediatoren der posttraumatischen Ganzkörperentzündung möglicherweise eine zentrale Rolle ein. Unter der Annahme, daß das Operationstrauma zu einer zusätzlichen Entzündungsreaktion führt (Waydhas et al. 1995), welche sich auf die vorbestehende Störung addiert, muß auch die Art und Größe des geplanten Eingriffs in Betracht gezogen werden. Demnach wäre zu erwarten, daß eine große Operation (z. B. Beckenosteosynthese) schon bei einer vorbestehenden mäßigen Entzündungsreaktion postoperativ zu Komplikationen führt, während bei kleinen Eingriffen (z. B. Gesichtsschädeloperationen) auch trotz einer Ausgangssituation mit hohem Entzündungsniveau kein postoperatives Organversagen auftritt. Ein Hinweis für die Richtigkeit dieser Vermutung ergibt die

Analyse der falsch beurteilten Patienten. Hier bestätigte sich, daß die falsch-negativ bewerteten Patienten, also jene mit niedrigen Entzündungsindikatoren, aber postoperativen Komplikationen, einen relativ hohen Anteil an großen Operationen aufwiesen. Entsprechend dieser Hypothese war die Situation bei den falsch-positiv beurteilten Patienten genau umgekehrt.

Das Konzept der postoperativen und posttraumatischen Ganzkörperentzündungsreaktion erscheint es zu ermöglichen, durch Messung der entsprechenden Indikatoren sowohl das individuelle Risiko des Patienten präoperativ als auch die additive Noxe der Operation zueinander in Beziehung zu setzen und somit 2 der wichtigsten Faktoren der Operationsrisikobeurteilung in ihrer gegenseitigen Abhängigkeit darzustellen.

## Literatur


Chernow B, Alexander HR, Smallridge RC et al. (1987) Hormonal responses to graded surgical stress. Arch Intern Med 147: 1273–1278

Christou NV, McLean APH, Meakins JL (1980) Host defense in blunt trauma: interrelationships of kinetics of anergy and depressed neutrophil function, nutritional status, and sepsis. J Trauma 20: 833–839

Christou NV, Superina R, Broadhead M, Meakins JL (1982) Postoperative depression of host resistance: determinants and effect of peripheral protein-sparing therapy. Surgery 92: 786–792

Christou NV, Tellado-Rodriguez J, Chartrand L et al. (1989) Estimating mortality risk in preoperative patients using immunologic, nutritional, and acute-phase response variables. Ann Surg 210: 69–77

Cruickshank AM, Fraser WD, Burns HJG, VanDamme JV, Shenkin A (1990) Response of serum interleukin-6 in patients undergoing elective surgery of varying severity. Clin Science 79: 161–165

Cuthbertson DP (1932) Observations on the disturbance of metabolism produced by injury to the limbs. Quarterly J Med 25: 233–246

Gagner M (1991) Value of preoperative physiologic assessment in outcome of patients undergoing major surgical procedures. Surg Clin N Am 71: 1141–1150

Goldman L, Caldera DL, Nussbaum SR et al. (1977) Multifactorial index of cardiac risk in noncardiac surgical procedures. N Engl J Med 297: 845–850

Goris RJA, te Boekhorst TPA, Nuytinck JKS, Gimbrere JSF (1985) Multiple-organ failure. Generalized autodestructive inflammation? Arch Surg 120: 1109–1115

Jewell ER, Persson AV (1985) Preoperative evaluation of the high-risk patient. Surg Clin N Am 65: 3–19

Lennard TWJ, Shenton BK, Borzotta A et al. (1985) The influence of surgical operations on components of the human immune system. Br J Surg 72: 771–776

McLoughlin GA, Wu AV, Saporoschetz I, Nimberg R, Mannick JA (1979) Correlation between anergy and a circulating immunosuppressive factor following major surgical trauma. Ann Surg 190: 297–303

Nast-Kolb D, Waydhas Ch, Jochum M, Spannagl M, Duswald KH, Schweiberer L (1990) Günstigster Operationszeitpunkt für die Versorgung von Femurschaftfrakturen beim Polytrauma. Chirurg 61: 259–265

Nast-Kolb D, Waydhas C, Jochum M, Duswald K-H, Machleidt W, Fritz H, Schweiberer L (1992) Biochemische Faktoren als objektive Parameter zur Prognoseabschätzung beim Polytrauma. Unfallchirurg 95: 59–66

Nuytinck JKS, Goris RJA, Redl H, Schlag G, van Munster PJJ (1986) Posttraumatic complications and inflammatory mediators. Arch Surg 121: 886–890

Oppenheim WL, Williamson DH, Smith R (1980) Early biochemical changes and severity of injury in man. J Trauma, 20: 135–140

Pacher R, Redl H, Frass M, Petzl DH, Schuster E, Woloszczuk W (1989) Relationship between neopterin and granulocyte elastase plasma levels and the severity of multiple organ failure. Crit Care Med 17: 221–226

Redl H, Schlag G (1989) Biochemical analysis in posttraumatic and postoperative organ failure. Prog Clin Biol Res 308: 649–672

Risberg B, Medegard A, Heideman M, Gyzander E, Bundsen P, Oden M, Teger-Nilsson AC (1986) Early activation of humoral proteolytic systems in patients with multiple trauma. Crit Care Med 14: 917–925

Rivkind AI, Siegel JH, Guadalupi P, Littleton M (1989) Sequential patterns of eicosanoid, platelet, and neutrophil interactions in the evolution of the fulminant post-traumatic adult respiratory distress syndrome. Ann Surg 210: 355–372

Shoemaker WC, Appel PL, Bland R, Hopkins JA, Chang P (1982) Clinical trial of an algorithm for outcome prediction in acute circulatory failure. Crit Care Med 10: 390–397

Siegel JH, Rivkind AI, Dalal S, Goodarzi S (1990) Early physiologic predictors of injury severity and death in blunt multiple trauma. Arch Surg 125: 498–508

Vacanti CJ, VanHouten RJ, Hill RC (1970) A statistical analysis of the relationship of physical status to postoperative mortality in 68,388 cases. Anesth Analg 49: 564–566

Vodinh J, Bonnet F, Touboul C, Lefloch JP, Becquemin JP, Harf A (1989) Risk factors of postoperative pulmonary complications after vascular surgery. Surgery 105: 360–365

Waydhas C, Nast-Kolb D, Jochum M et al. (1992) Inflammatory mediators, infection, sepsis, and multiorgan failure after severe trauma. Arch Surg 127: 460–467

Waydhas C, Nast-Kolb D, Kick M et al. (1994) Operationsplanung von sekundären Eingriffen nach Polytrauma. Unfallchirurg 97: 244–249

Waydhas C, Nast-Kolb D, Kick M et al. (1995) Postoperative Homöostasestörung nach unterschiedlich großen unfallchirurgischen Eingriffen nach Polytrauma. Unfallchirurg 98: 455–463

Waydhas C, Nast-Kolb D, Kick M et al. (1996) Posttraumatic inflammatory response, secondary operations, and late multiple organ failure. J Trauma 40: 624–630

Wilmore DW (1991) Homeostasis. Bodily changes in trauma and surgery. In: Sabiston DC (ed) Textbook of surgery. Saunders, Philadelphia, pp 19–33

# Operationstrauma des unaufgebohrten Oberschenkelmarknagels aus experimenteller und klinischer Sicht

H.-C. PAPE

Unfallchirurgische Klinik, Medizinische Hochschule, Konstanty-Gutschow-Str. 8, D-30625 Hannover

## Einleitung

In den letzten Jahren hat die Bedeutung der operationsinduzierten Systembelastung im Rahmen der Versorgung schwerverletzter Patienten zunehmend Beachtung gefunden. Dies hat dazu geführt, daß das Dogma des "early total care" mehr und mehr reflektiert wird. Obgleich unbestritten ist, daß der Traumapatient prinzipiell von einer frühen Frakturversorgung profitiert, zeichnen sich mittlerweile Grenzen dieser Therapiestrategie ab. Mit der Entwicklung differenzierterer Meßverfahren, welche die Aktivierung posttraumatischer humoraler und zellulärer Kaskadensysteme quantifizierbar machen, ist eine genauere Einschätzung der zu erwartenden Belastung – z. B. durch eine standardisierte Operationsmethode – möglich geworden.

Die Versorgung der Frakturen langer Röhrenknochen und insbesondere die der Oberschenkelschaftfrakturen wurde in diesem Zusammenhang diskutiert. Dies hat verschiedene Ursachen: Zum einen sind die Frakturen der langen Röhrenknochen häufig, zum anderen wurden besonders bei dem Standardverfahren zur Stabilisierung von Schaftfrakturen – der intramedullären Versorgung – gehäuft pulmonale Komplikationen beobachtet. Diese wurden mit der Aufbohrung des Femurschafts in Verbindung gebracht. Die Vermeidung der Aufbohrung durch Wahl eines soliden Implantats dünneren Durchmessers, wie es seit kurzem klinisch anwendbar ist, scheint eine Alternative darzustellen. Es sind in den letzten Jahren eine Reihe experimenteller und klinischer Studien durchgeführt worden, welche eine geringere Systembelastung durch das unaufgebohrte Verfahren wahrscheinlich machen. Die vorliegende Arbeit stellt eine Synopsis des aktuellen Standes der Forschung auf diesem Gebiet dar.

## Auswirkungen aufgebohrter und unaufgebohrter Marknagelung

### Experimentelle Studien

Die Auswirkungen eines intramedullären Verfahrens können in lokal-mechanische und systemische Kaskadenmechanismen unterschieden werden. Hinsichtlich beider Effekte existieren sowohl experimentelle als auch klinische Untersuchungen.

Negative lokale Auswirkungen durch Aufbohrung des Femurschafts im Sinne einer Destruktion des intramedullären Gefäßsystems sind hinreichend bewiesen. Trueta fand im Kaninchen, daß nach Markraumbohrung eine A. nutritia radiographisch nicht mehr nachweisbar ist und wies histologisch eine Nekrose des inneren Anteils der Kortikalis nach (Trueta 1955). Histologische Arbeiten zeigten eine Verle-

Hefte zu „Der Unfallchirurg", Heft 253
Nast-Kolb/Waydhas/Schweiberer (Hrsg.),
Posttraumatisches Multiorganversagen
© Springer-Verlag Berlin Heidelberg 1996

gung der Haver-Kanäle mit Fettpartikeln bis zum Periost, sowie der A. nutritia mit Bohrmaterial (Stürmer u. Schuchardt 1980b).

Pfister konnte ebenfalls in vivo (Schafstibia) einen nicht durchbluteten von einem durchbluteten Kortikalisbereich deutlich unterscheiden. Sowohl der durch den Aufbohrvorgang erzeugte mechanische Schaden, als auch die Verlegung der Blutversorgung wurden als mögliche Ursachen diskutiert (Pfister et al. 1979). Kessler u. Perren untersuchten Einwirkungen der Markraumbohrung auf die ossäre Blutversorgung und wiesen eine Nekrose von 50–70% des Kortex nach, bei unaufgebohrter Nagelung wurde lediglich eine Beeinträchtigung von 30% festgestellt (Kessler et al. 1986). Runkel et al. (1994) führten entsprechende Untersuchungen zur Knochenheilung durch. Es zeigte sich, korrespondierend zu denoben genannten Ergebnissen eine bessere Knochenheilung nach ungebohrter Tibianagelung im Schaf.

Weitere lokale Mechanismen, wie z. B. die Temperaturentwicklung im Rahmen des Bohrvorgangs, können lokale, aber auch systemische Auswirkungen haben: Der Grenzwert zur Erzeugung thermischer Nekrosen wird in der Literatur mit Werten zwischen 44 °C und 56 °C beurteilt (Müller 1993c). Entscheidend für die Entstehung einer Nekrose sind die beiden Faktoren „absolute Temperaturhöhe" und „Einwirkzeit": Henry et al. (1987) fanden *in vitro* im Mittel 51 °C. Eitenmüller et al. (1978) diskutieren, daß bei über 60 °C und höher eine deutlich stärkere Umbautätigkeit vorhanden war. Stürmer (1980b) zeigte als einer der ersten verläßliche Daten der Temperaturentwicklung *in vivo*. Er maß Temperaturmaxima bis 50 °C in der Schafstibia bei Verwendung des AO-Universalsystems. Ähnliche Untersuchungen zur ungebohrten Marknagelung sind bisher nicht unternommen worden.

Bezüglich systemischer Mechanismen wurde in bisherigen Studien im wesentlichen auf die Lunge als relevantes Zielorgan fokussiert. So zeigte sich in eigenen tierexperimentellen Untersuchungen im Schaf eine geringere pulmonale Fetteinschwemmung bei Wahl des unaufgebohrten Femurnagels. Diese war verbunden mit einer signifikant geringeren pulmonalen Permeabilitätsstörung sowie geringeren pulmonalarteriellen Druckwerten (Pape et al. 1992). Ähnliche Untersuchungen wurden an anderen Tiermodellen vorgenommen. Jain et al. (1995) induzierten eine Fettembolie im Hund und verglichen im Verlauf die pulmonalen Auswirkungen von aufgebohrter, unaufgebohrter Marknagelung des Femur und einer Plattenosteosynthese. Nach aufgebohrter Nagelung fanden sich signifikant schlechtere Werte der alveoloarteriellen Sauerstoffifferenz als bei Plattenosteosynthese. Eine unaufgebohrte Nagelung war mit keiner signifikanten $AaDo_2$-Veränderung vergesellschaftet. In einer weiteren Studie im Schaf fanden Duwelius et al. (1995) statistisch signifikante Anstiege des pulmonalvaskulären Widerstands nach aufgebohrter Femurnagelung. Das unaufgebohrte Verfahren zeigte keine vergleichbare Reaktion.

Im Hinblick auf die relevanten Pathomechanismen, welche die pulmonale Schädigung induzieren, gibt es verschiedene Theorien: Es erscheint denkbar, daß die bei Aufbohrung nachgewiesene Temperatursteigerung lokal eine Aktivierung im Knochenmark befindlichen Thromboplastins bewirkt. Wenda (1988a) fand bis zu 3 cm lange, von Thrombozyten umgebene Fettpfropfen in der V. cava. Er diskutiert, daß sich diese Thromben erst auf dem Weg aus der V. femoralis durch Gerinnungsaktivierung entwickeln. In neueren Untersuchungen fanden Heim et al. (1995) im Kaninchenmodell keine statistisch relevanten Druckunterschiede zwischen den beiden Verfahren, allerdings zeigten sich signifikante Unterschiede der Plättchenaktivierung bei Aufbohrung. Es erscheint deshalb plausibel, eine Differenzierung zwischen allein druckbedingter Einschwemmung von relativ „inertem" Markraumfett einerseits und andererseits durch die Bohrung mechanisch „aktivierter" Bestandteile durchzuführen. Dies betrifft die Aktivierung der Gerinnungskaskade (extrinsisches System) und möglicherweise auch neutrophile Granulozyten, sowie die Einschwemmung auch partiklulärer Substanzen (Spongiosa). In eigenen Untersuchungen fanden wir tierexperimentell deutliche Unterschiede in dem Aktivitätszustand polymorphkerniger Granulozyten. Bei unaufgebohrter Marknagelung erschien die Reaktionsfähigkeit von PMNL erhalten, während sie nach einer Aufbohrung des Femurschafts erschöpft war (Pape et al. 1992). Zur Klärung der letztlich für die hier gemessenen Unterschiede verantwortlichen Pathomechanismen erscheinen weitere experimentelle und auch klinische Studien notwendig.

## Klinische Studien

Strecker (1993) verglich die Auswirkungen nach aufgebohrter, unaufgebohrter Marknagelung und Fixateur externe der Tibia. Der intramedulläre Druck betrug bei aufgebohrter Nagelung bis zu 950 mmHg, bei unaufgebohrter Marknagelung bis zu 120 mmHg und bei Applikation eines Fixateur externe 30 mmHg. Parallel hierzu fanden die Autoren eine deutlich geringere Thromboxanfreisetzung (Nachweis im Femoralvenenblut) bei unaufgebohrtem Verfahren. Klinische Untersuchungen bei Oberschenkelschaftfrakturen beschreiben Wenda et al. (1993). Die intramedullären Druckmessungen bei unaufgebohrt eingebrachtem AO-Universalsystem ergaben Werte zwischen 40 und 70 mmHg, während bei konventioneller Aufbohrung wesentlich höhere Meßwerte (zwischen 420 und 1510 mmHg) auftraten. Weitergehende intraoperative echokardiographische Untersuchungen wiesen eine deutlich geringere Embolierate bei Patienten mit unaufgebohrter Femurnagelung nach. Diese positiven Resultate werden durch eine klinische Studie von Kröpfl et al. (1995) bestätigt: In einer Serie von 88 Patienten mit 96 Oberschenkelfrakturen erzeugte die unaufgebohrte Marknagelung im Mittel einen intramedullären Druckanstieg auf lediglich $86 \pm 11$ mmHg (Basiswert $26 \pm 7$ mmHg) und lag somit „deutlich unter den Werten einer Marknagelung mit Markraumbohrung".

Als Ursache dieser Unterschiede mögen operationstechnische Gründe eine Rolle spielen. So ist der Zeitfaktor im Hinblick auf die Druckentwicklung zu diskutieren, dieser spricht zugunsten des unaufgebohrten Verfahrens. Obgleich randomisierte klinische Studien nicht vorliegen, so scheinen aus der Erfahrung mit dem unaufgebohrten Verfahren folgende Prinzipien Gültigkeit zu haben: Nach Einführung des Implantats in den proximalen Markraum kann die Reposition der Fraktur mit Hilfe des liegenden Implantats erfolgen. Dies erfordert eine gewisse Zeit, in der sich ein hier evtl. entstehendes Druckmaximum leicht verteilen kann. Ein schnelles Passieren des distalen Markraumsegments mit dem Markraumbohrer – wie nach erfolgter „Auffädelung" durch den Führungsdorn bei einer Markraumbohrung – ist bei dem ungebohrten Nagelverfahren nicht möglich. Somit zeigen sich hier deutliche Unterschiede zwischen der klinischen Praxis und der experimentellen (insbesondere *in vitro*) Situation (Krettek et al. 1994).

Wenda et al. (1995) entwickelten aufgrund klinischer Untersuchungen das Konzept des „kumulativen Effekts" der aufgebohrten Marknagelung. Zunächst ist davon auszugehen, daß der Volumeneffekt für einen Markraumbohrer in etwa vergleichbar wie für einen unaufgebohrten Solidnagel ist. Der Unterschied im Druckverhalten ergibt sich dadurch, daß nach erfolgter Markraumbohrung und intramedullärer Gefäßeröffnung sich dieser während des Bohrerwechsels wieder mit Blut, Spongiosa und mobilisiertem Fett füllen kann, so daß eine erneute Verdrängung mit einem im nächsten Schritt größeren Bohrer erfolgt. Dies führt zur Entwicklung des sog. kumulativen Effekts, welcher nach Wenda deutlich höher ist als bei einmaliger Einführung eines Markraumbohrers.

Korrespondierend hierzu fanden wir in klinischen Untersuchungen nur bei Patienten mit Aufbohrung des Femurschafts Hinweise für eine deutliche Einschwemmung im Sinne einer pulmonalarteriellen Drucksteigerung und eine hiermit vergesellschaftete transiente Störung der perioperativen Oxygenierung (Pape et al. 1993). Die bisher einzigen klinischen Ergebnisse hinsichtlich der Entwicklung pulmonaler Komplikationen bei Polytrauma in der Risikogruppe der Patienten mit begleitendem Thoraxtrauma sind von Kröpfl et al. (1996) publiziert; 36 % der Gruppe der Schwerverletzten wiesen ein Thoraxtrauma mit AIS $>2$ Punkte. Von diesen Patienten entwickelte ein Patient (1,1 %) ein ARDS im postoperativen Verlauf und verstarb; Todesursache war nicht das pulmonale Versagen, sondern eine abdominelle Komplikation. Die Autoren schlußfolgern, daß „aufgrund der eigenen klinischen Erfahrungen eine auffallend geringe Inzidenz von pulmonalen Komplikationen ... speziell in der Polytraumagruppe unseres Patientengutes" nach unaufgebohrter Femurnagelung vorhanden war.

## Aktuelles Behandlungskonzept

Im Hinblick auf das operative Trauma einer unaufgebohrten Femurnagelung ist letztlich festzustellen, daß auch trotz Durchführung dieses schonenderen Verfahrens mittels minimal-invasiver Technik (geringstmöglicher Zugang) dieses nicht zu vernachlässigen ist. Obgleich insgesamt geringere Drucksteigerungen, eine geringere Embolierate und eine verminderte Freisetzung humoraler Mediatoren im Vergleich zum aufgebohrten Verfahren vorhanden sind, besteht noch ein Volumeneffekt des Nagels selbst. Wenn auch eine deutliche pulmonale Belastung in den vorliegenden Studien nicht meßbar war, so ist dennoch insbesondere bei vorgeschädigter Lungenfunktion und Vorliegen einer Schwerstverletzung jedes weitere Risiko einer pulmonalen Belastung nicht nur zu reduzieren, sondern vollständig zu vermeiden. Nach wie vor ist eine umfassende Beurteilung des Operationstraumas einer unaufgebohrten Oberschenkelmarknagelung im Einzelfall schwierig, insbesondere bei denjenigen Patienten, bei denen eine drohende Verschlechterung anhand konventioneller klinischer Daten und Laborparameter eingeschränkt meßbar ist ("Borderlinepatient").

Ziel der Behandlung der Oberschenkelschaftfrakturen muß es deshalb sein, das schonendste Verfahren, adaptiert an die jeweilige klinische Situation des Patienten, zu wählen. Diejenige Patientengruppe mit einem extrem hohen Risiko der Entwicklung pulmonaler Komplikationen sollte unserer Meinung nach ebenfalls nicht einer intramedullären Stabilisierung unterzogen werden – auch mit dem unaufgebohrten Verfahren. Es wurde deshalb ein abgestuftes Behandlungskonzept für die Patienten mit Polytrauma und Femurfraktur entwickelt und 3 Therapiegruppen unterschieden (Tabelle 1):

**Tabelle 1.** Abgestuftes Behandlungskonzept für Patienten mit Polytrauma und Femurfraktur

| Therapiegruppen | Behandlungskonzept |
| --- | --- |
| Gruppe I: Patienten mit isolierter Oberschenkelschaftfraktur Polytrauma ohne Thoraxtrauma ($AIS^{Th}$ <2 Punkte) | Unaufgebohrte Femurnagelung (UFN) |
| Gruppe II: Polytrauma mit Thoraxtrauma ($AIS^{Th}$ 2–4 Punkte) Polytrauma: Borderlinepatient | UFN mit Monitoring intraoperativ (Swan-Ganz-Katheter) |
| Gruppe III: Polytrauma mit Thoraxtrauma ($AIS^{Th}$ >4 Punkte) Polytrauma in kritischem Zustand | Fixateur externe |

- Gruppe 1: isolierte Femurfraktur oder Polytrauma ohne pulmonale Vorschädigung (Lungenkontusion). Bei diesen Patienten kann grundsätzlich im Hinblick auf die Systembelastung jedes Verfahren Verwendung finden.
- Gruppe 2: Polytrauma mit begleitendem Thoraxtrauma oder erhöhtem Risiko der Verschlechterung: In diesen Fällen wird ein unaufgebohrtes Verfahren mit zusätzlichem Monitoring durchgeführt, um eine eventuelle intraoperative pulmonale Auswirkung erfassen zu können. Eine Aufbohrung des Femurschafts sehen wir in diesen Fällen als zu risikoreich an.
- Gruppe 3: Patienten mit schwerstem Thoraxtrauma sowie diejenigen in kritischem Gesamtzustand sollten keiner intramedullären Stabilisierung unterzogen werden. Da die Operabilität in Frage zu stellen ist, sollte lediglich zur temporären Stabilisierung ein Fixateur externe angelegt werden; dies kann u.U. auch auf der Intensivstation und mit den hier besseren Möglichkeiten der Beatmungstherapie erfolgen. Ist der Patient in kritischem Zustand operationspflichtig zur Durchführung einer anderen lebensrettenden Sofortoperation, so kann auch ein AO-Distraktor angelegt werden, welcher bis zur definitiven Versorgung belassen werden kann.

## Literatur

Danckwardt-Liljestrom G (1969) Reaming of the medullary canal and its effect on diaphyseal bone. Acta Orthop Scand [Suppl] 128

Duwelius P, Mullins R, Woll S, Huckfeldt R et al. (1996) The effects of femoral intramedullary reaming on pulmonary function in a sheep lung model. Orthoped Trauma Assoc (in press)

Eitenmüller J, Eisen E, Reichmann W (1978) Temperaturbedingte Veränderungen und Reaktionen des Knochens beim Anlegen von Bohrlöchern zur Durchführung von Osteosynthesen. J Wissensch Tech 7: 4

Heim D (1993) Intramedullary pressure in reamed and unreamed nailing procedures of the femur and tibia. Injury 243: 56–63

Heim D, Regazzoni P, Tsakiris D et al. (1995) Intramedullary nailing and pulmonary embolism: does unreamed nailing prevent embolization? An in vivo study in rabbits. J Trauma 386: 899–907

Henry SL, Adcock RA, von Frauenhofer JA, Seligson D (1987) Heat of intramedullary reaming. South Med J 80: 2–11

Jain R, Turchin DC, Anderson G et al. (1996) The effect of timing of fracture fixation on pulmonary dysfunction in a canine model of fat embolism. Orthop Trauma Assoc (in press)

Kessler SB, Hallfeldt KKJ, Perren SM, Schweiberer L (1986) The effects of reaming and intamedullary nailing on fracture healing. Clin Orthop Relat Res 212: 18–25

Krettek C, Schulte-Eistrup S, Schandelmaier P, Rudolf J, Tscherne H (1994) Osteosynthese von Femurschaftfrakturen mit dem unaufgebohrten AO-Femurnagel (UFN). Unfallchirurg 97: 549–567

Kröpfl A, Naglik H, Primavesi C, Hertz H (1996) Unaufgebohrte Obverschenkelmarknagelung – ein neues Behandlungskonzept. Hefte Unfallheilkd (im Druck)

Müller C (1993a) Intramedullary pressure, strain on the diaphysis and increase in cortical temperature when reaming the femoral medullary cavity. Injury 243: 22–30

Neudeck F, Obertacke U, Wozasek G, Thurnher M, Schmidt Neuerburg KP, Schlag G (1996) Experimentelle Untersuchungen zur intramedullären Druckentwicklung und Fettembolisation bei der ungebohrten und gebohrten Marknagelung versus Plattenosteosynthese am Schafsfemur. Hefte Unfallchirurg (im Druck)

Olerud S (1987) The effects of intramedullary reaming. In: The science and practic of intramedullary nailing. Lea & Fibinger, Philadelphia, pp 54–91

Pape H-C, Dwenger A, Regel G et al. (1992) Pulmonary damage after intramedullary femoral nailing in traumatized sheep – is there an effect of different nailing methods? J Trauma 334: 574–581

Pape H-C, Regel G, Dwenger A, et al. (1993) Influences of different methods of intramedullary femoral nailing on lung function in patients with multiple trauma. J Trauma 355: 709–715

Pfister U, Rahn BA, Perren SM, Weller S (1979) Vaskularität und Knochenumbau nach Marknagelung langer Röhrenknochen – Experimentelle Untersuchungen an der Schafstibia. Akt Traumatol 9: 191–195

Runkel M, Wenda K, Ritter G, Rahn B, Perren SM (1994) Knochenheilung nach unaufgebohrter Marknagelung. Unfallchirurg 97: 1–7

Strecker W (1993) Thromboxane: Cofactor of pulmonary disturbance in intramedullary nailing. Injury 243: 68–72

Stürmer KM, Schuchardt W (1980b) Neue Aspekte der gedeckten Marknagelung und des Aufbohrens im Tierexperiment – II. Der intramedulläre Druck beim Aufbohren der Markhöhle. Unfallheilkunde 83: 346–352

Trueta J (1955) Vascular changes caused by the Küntscher type of nailing. J Bone Joint Surg [Br] 373: 492–505

Wenda K (1988) Untersuchungen zur Genese und Prophylaxe von Kreislaufkomplikationen bei Operationen im Bereich der Markhöhle der Oberschenkels. Habilitationsschrift, Johannes Gutenberg Universität Mainz

Wenda K, Runkel M, Degreif J, Ritter G (1993a) Pathogenesis and clinical relevance of bone marrow embolism in medullary nailing – demonstrated by intraoperative echocardiography. Injury 243: 73–81

Wenda K, Runkel M, Rudig D, Degreif J (1995) Influence of bone marrow embolization on the choice of procedure in the stabilization of femur fractures. Orthopäde 242: 151–60

# Frakturstabilisierung und Thoraxtrauma

J.A. Sturm[1] und H.-C. Pape[2]

[1]Unfallchirurgische Klinik, Klinikum Lippe-Detmold, Röntgenstr. 18, D-32756 Detmold
[2]Unfallchirurgische Klinik, Medizinische Hochschule Hannover, Konstanty-Gutschow-Str. 8, D-30625 Hannover

Blutverlust mit länger andauernder oder rezidivierender Zentralisation, und Übertritt von zerstörtem Gewebe (Debris) oder sogar Knochenmarkfett aus frakturierten Röhrenknochen in den Kreislauf führen zu einer maximalen Stimulation aller humoralern und zellulären Systeme des Körpers. Deren Fehlregulation und Entgleisung sind die bekannten Ursachen für die Entwicklung der sog. „Schockfolgeerkrankungen" nach Polytrauma, wie ARDS oder Multiorganversagen (MOV). Folgerichtig sollte die klinische Praxis mit früher Osteosynthese von Frakturen über den Weg der Blutstillung und Reduktion der weiteren Gewebezerstörung (Fragmentbewegung!) das Risiko von Schockfolgeerkrankungen reduzieren.

Eine Frühosteosynthese reduziert außerdem den Schmerz, von dem man annimmt, daß er ebenfalls eine pathogenetische Bedeutung bei der Entwicklung eines späteren MOV hat. Eine bessere Mobilisierbarkeit des Patienten mindert pulmonale Komplikationen, wie z.B. Pneumonien. Bei längerer Intensivtherapie kann durch die durchgeführte operative Versorgung eine vereinfachte Lagerung und damit z.B. die Durchführung der kinetischen Therapie im sog. Drehbett oder auch in Bauchlage erfolgen.

Die Frakturen der großen Röhrenknochen, z.B. des Femurs, stehen bei diesen Überlegungen im Mittelpunkt. Bei der frühen Versorgung dieser Fraktur bei Schwerverletzten erlebte in den 80er Jahren die Marknagelung nach den Prinzipien der AO, vorwiegend aus biomechanischen Gründen, eine Renaissance. Allerdings wiesen immer wieder einzelne Autoren darauf hin, daß eine frühe Marknagelung bei Schwerverletzten *negative Auswirkungen* v.a. auf die Lungenfunktion haben könne. Es gab auch die Beobachtung, daß dies v.a. für die Verletzungskombinationen Polytrauma mit Thoraxtrauma und Femurfraktur mit Osteosynthese gelte (Sturm et al. 1984). In diesem Zusammenhang wurde in den späten 80er Jahren vermehrt eine sekundäre Nagelung bzw. die primäre Anwendung anderer Osteosyntheseverfahren, wie Plattenosteosynthese oder Fixateur externe, empfohlen. Um diesen klinischen Eindruck und die weitgehenden therapeutischen Konsequenzen zu überprüfen, führten wir an der Medizinischen Hochschule Hannover 1992 eine retrospektive Untersuchung durch, bei der folgende Fragen im Mittelpunkt standen:

1. Gibt es einen Zusammenhang zwischen dem Zeitpunkt der Osteosynthese langer Röhrenknochen und der Entwicklung postoperativer pulmonaler Komplikationen bei Polytraumatisierten?

Hefte zu „Der Unfallchirurg", Heft 253
Nast-Kolb/Waydhas/Schweiberer (Hrsg.),
Posttraumatisches Multiorganversagen
© Springer-Verlag Berlin Heidelberg 1996

2. Hat eine Osteosynthese wie die Marknagelung des Femurs bei Polytrauma mit Thoraxverletzung eine höhere ARDS-Inzidenz und weitere intensivmedizinische Komplikationen zur Folge?

## Material und Methode

Die Krankenakten aller polytraumatisierten Patienten, die an der MHH/Unfallchirurgie zwischen 1982 und 1991 behandelt wurden, wurden ausgewertet. Es wurden keine sekundär verlegten Patienten in die Untersuchung aufgenommen, es sei denn, die Zulieferung erfolgte innerhalb von 8 h nach Verletzung, und sowohl die operative als auch die postoperative Versorgung wurden an der MHH durchgeführt. Um die Variationen möglichst gering zu halten, wurden folgende Einschlußkriterien aufgestellt:

1. Alter >15 Jahre,
2. Femurschaftfraktur im mittleren 2/3, Marknagelung nach Aufbohrung,
3. ISS >18 Punkte,
4. kein Tod durch Schädel-Hirn-Trauma,
5. kein Tod durch hämorrhagischen Schock.

Da die Femurfraktur mit Osteosynthese untersucht werden sollte, wurden Patienten ohne diese Verletzung ebenfalls ausgeschlossen. Es wurden die Intensivtherapiedauer (IT), die Zeit der mechanischen Beatmung (CMV) sowie die gesamte Ventilationszeit (V) (Beatmungsdauer und Weaningperiode) analysiert. Des weiteren wurden die ARDS-Inzidenz, die Letalität und die Inzidenz lokaler Komplikationen aus den Akten und Röntgenbildern erhoben.

**Definitionen:** Eine frühe Marknagelung lag vor bei einer Operation innerhalb von 24 h nach Trauma. Sekundäre Marknagelung bedeutete eine Operation nach dieser Zeit.

Ein *ARDS* wurde nach der Definition von Pepe folgendermaßen definiert:

1. $FiO_2$: >0,6, >5 Tage,
2. PEEP: >6 cm $H_2O$ >5 Tage,
3. mechanische Beatmung: >5 Tage,
4. diffuse Parenchyminfiltration (interstitielles Ödem), keine Pneumonie beidseits,
5. kein kardial bedingtes Lungenödem (PCWP <18 mmHg).

Eine generalisierte Sepsis wurde bei einer Körpertemperatur über 38,5 ° >3 Tage, bei einer positiven Blutkultur und einer Leukozytenerhöhung >16.000/mm$^3$ diagnostiziert. Ein hypovolämischer Schock lag vor, wenn der systolische Blutdruck bei Einlieferung trotz laufender Volumentherapie unter 90 mmHg war.

Ein multiples Organversagen wurde mit dem Multiplen Organversagen-Score erfaßt. Ein MOV lag vor, wenn der Wert über 10 Punkte lag. Ein septisch oder nicht septisch bedingtes MOV wurde von dem Vorliegen einer positiven oder negativen Blutkultur zum Zeitpunkt des Organversagens abhängig gemacht. Die Quantifizierung der Verletzungsschwere wurde nach der Abbreviated Injury Scale (AIS) und dem Injury-Severity-Score (ISS) vorgenommen, die des Schädel-Hirn-Traumas bei

Einlieferung nach der Glasgow-Coma-Scale (GCS). Eine Pneumonie wurde angenommen, wenn 2 Radiologen unabhängig voneinander die Diagnose stellten.

Insbesondere interessierte die hier zur Diskussion stehende zusätzliche Verletzung des *Thorax:* Das Ausmaß der Thoraxverletzung wurde nach dem AIS bewertet. Ein Thoraxtrauma lag vor, wenn der AIS Thorax $>=2$ war (Gruppe T), kein Thoraxtrauma lag vor, wenn der AIS Thorax $<=2$ war (Gruppe NT). Unter Beachtung des Zeitpunktes der Femurnagelung ergaben sich ebenfalls 2 Gruppen: die Gruppe mit früher Marknagelung (Gruppe F) und die Gruppe mit einer Marknagelung später als 24 h nach dem Unfall (sekundäre Marknagelung) (Gruppe S).

Folglich wurden folgende 4 Patientengruppen Polytraumatisierter ausgewertet:

- Gruppe TF:   Thoraxtrauma und frühe Marknagelung
- Gruppe TS:   Thoraxtrauma und sekundäre Marknagelung
- Gruppe NTF: *Kein* Thoraxtrauma und frühe Marknagelung
- Gruppe NTS: *Kein* Thoraxtrauma und sekundäre Marknagelung

Die statistische Analyse wurde mit Fischers-Exakttest vorgenommen, p-Wert $<0,05$.


## Ergebnisse

Bei den 766 schwerverletzten Patienten, die im Untersuchungszeitraum behandelt wurden (ISS $>18$ Punkte), hatten 319 Patienten eine Femurfraktur (41,6 %). Unter Beachtung der Einschlußkriterien verblieben 106 Patienten zur Auswertung (Tabelle 1). 72 % der untersuchten Patienten waren Männer, 28 % Frauen. 106 Patienten waren bei Ankunft im Krankenhaus intubiert.

Die Verletzungsschwere der Patienten ohne Thoraxtrauma war im Mittel niedriger als mit Thoraxtrauma. Das Thoraxtrauma kam also als zusätzliche Verletzung hinzu (Tabelle 2).

In den Gruppen waren Leber- und Milzverletzungen gleich stark vertreten, entsprechend war die Zahl der Laparotomien in sämtlichen Gruppen nahezu gleich. Eine Thorakotomie wurde nur in einem Fall ausgeführt. Die Gruppen mit Thoraxtrauma


**Tabelle 1.** Demographische Daten (Rettungszeit = Unfallzeitpunkt bis Klinikaufnahme)

|  | TF | TS | NTF | NTS |
|---|---|---|---|---|
| n | 24 | 26 | 33 | 23 |
| Alter | 28,8±2,5 | 29,3±2,6 | 27,2±2,4 | 23,9±4,1 |
| Rettungszeit/min | 51,3±12,6 | 51,2±13,8 | 55,4±6,6 | 41,6±11,8 |
| Volumen/24 h Kristalloide/l | 12,2±6,9 | 13,7±10,2 | 14,3±6,5 | 9,9±5,7 |


**Tabelle 2.** Einzelne Verletzungen und ihre Zuordnung

|  | TF | TS | NTF | NTS |
|---|---|---|---|---|
| AIS-Kopf | 1,8±1,1 | 2,1±1,2 | 1,7±1,1 | 2,6±1,4 |
| AIS-Thorax | 3,3±3,5 | 3,4±0,6 | 0,2±0,5 | 0,1±0,2 |
| AIS-Abdomen | 1,2±1,8 | 1,2±1,8 | 0,6±1,4 | 0,6±1,4 |
| AIS-Extremitäten | 3,0±0,2 | 3,0±0,3 | 3,1±0,4 | 3,1±0,3 |
| ISS | 33,4±16,7 | 32,4±17,4 | 22,1±11,7 | 26,3±15,2 |
| GCS | 12,1±8,1 | 13,7±8,7 | 14,8±7,1 | 9,1±11,1 |

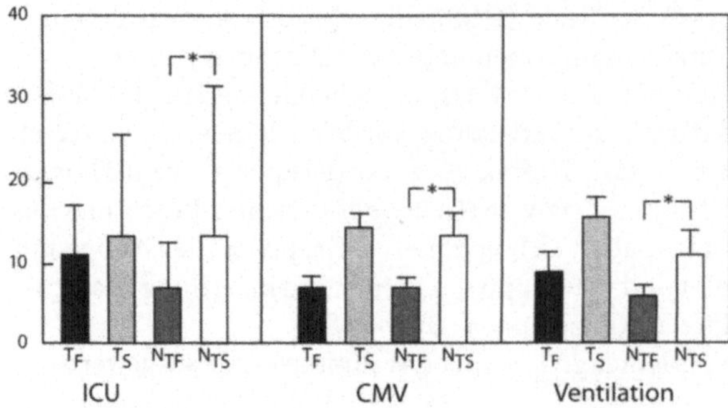

**Abb. 1.** Intensivtherapie

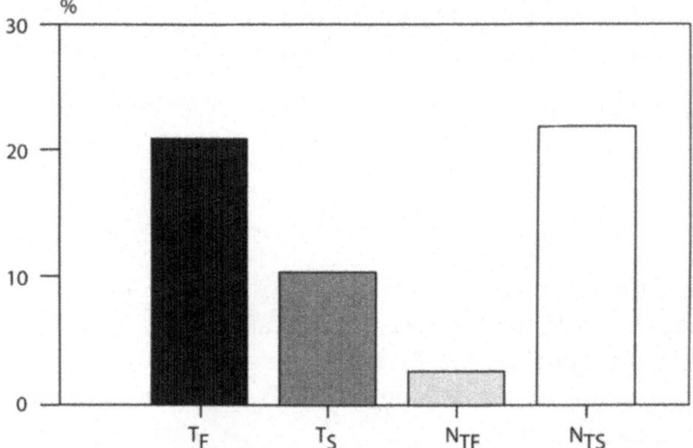

**Abb. 2.** Prozentsatz der Pneumonien

erhielten in 11/15 Fällen eine oder mehrere Thoraxdrainagen. Hervorzuheben ist, daß die Dauer der Intensivtherapie (IT) für Patienten ohne Thoraxtrauma, die früh gemarknagelt wurden (NTF), deutlich kürzer war als die Intensivtherapiezeit (IT) für die Patienten ohne Thoraxtrauma, die sekundär genagelt wurden (NTS) (Abb. 1).

Dieser Parameter bestätigt die Prämisse, daß eine frühe operative Versorgung von Frakturen großer Röhrenknochen einen günstigen Einfluß auf den Verlauf hat.

Dieser positive Effekt der frühen Nagelung bei Patienten ohne Thoraxtrauma war auch an der geringeren Zahl der Pneumonien und an der kürzeren Beatmungszeit erkennbar (Abb. 2).

Die insgesamt niedrige Inzidenz des ARDS und die geringe Letalität waren für Patienten ohne Thoraxtrauma, die früh bzw. spät gemarknagelt wurden, nicht signifikant verschieden (Abb. 3 und 4).

Auf den ersten Blick ist ein ähnlich günstiger Effekt bei Patienten mit Thoraxtrauma, die früh genagelt wurden, erkennbar (TF). Die kürzere Intensivtherapiezeit der Patienten mit Thoraxtrauma und früher Nagelung wird jedoch dadurch vorgetäuscht, daß eine größere Zahl dieser Patienten (21 %) verstarben und der Todeszeitpunkt bei 8,5±9,8 Tage lag, damit wird die Behandlungszeit kürzer. Die Analyse der ARDS-Inzidenz und der Letalität der Gruppen zeigt dies klar. Die Zahl der sonstigen Komplikationen, wie Sepsis, MOV und Lungenembolie, war nicht signifikant verschieden (Tabelle 3).

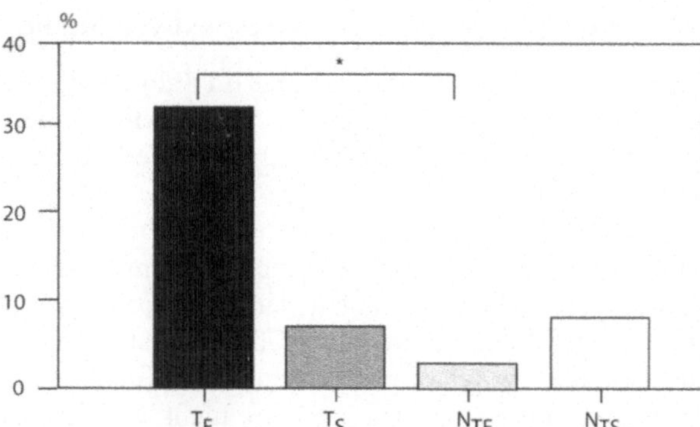

**Abb. 3.** ARDS-Inzidenz

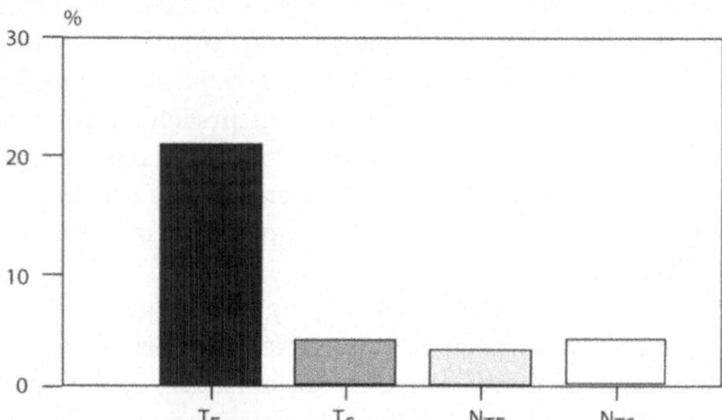

**Abb. 4.** Letalität

**Tabelle 3.** Prozentsatz (n) der allgemeinen Komplikationen

|                  | TF       | TS        | NTF     | NTS      |
|------------------|----------|-----------|---------|----------|
| Weichteilinfekt  | 0        | 0         | 3(1)    | 13(3)    |
| Sepsis           | 12,5(3)  | 19,2(5)   | 9,1(3)  | 17,4(4)  |
| MOV              | 8,3(2)   | 0         | 3(1)    | 4(1)     |
| Lungenembolie    | 0        | 0         | 0(1)    |          |

Die Studie erlaubt trotz methodischer Einschränkungen einer retrospektiven Untersuchung die Aussage, daß bei vergleichbaren demographischen Daten und Verletzungsschwere Polytraumatisierte mit Thoraxtrauma mehr gefährdet sind, wenn sie früh (innerhalb 24 h nach Trauma) mit einer Marknagelung im klassischen Sinne (aufgebohrt nach den Prinzipien der AO) versorgt wurden. Deutlich höhere ARDS-Inzidenz und Letalität weisen darauf hin. Wurden Patienten mit Thoraxtrauma sekundär versorgt, war ihre allgemeine Komplikationsrate, ARDS-Inzidenz und Letalität nicht signifikant von den Patienten, die ohne Thoraxtrauma früher oder spät genagelt wurden, verschieden. Es ist auch ein wichtiges Ergebnis der Untersuchung, daß Patienten ohne Thoraxtrauma von der frühen Marknagelung und Stabilisierung des Femurs, wie postuliert, profitieren. Dies wirkt sich v. a. bei der Intensivtherapiezeit bzw. Beatmungsdauer und der Pneumoniehäufigkeit aus.

### Erklärung der Ergebnisse der retrospektiven Studie

**Besonderheiten des Thoraxtraumas im Rahmen des Polytraumas:** Verschiedene klinische Studien versuchten in der Vergangenheit, den besonderen Stellenwert des Thoraxtraumas im Rahmen der schweren Verletzungen zu erfassen. Es war v. a. von Interesse, ob die höhere ARDS-Inzidenz bzw. höhere Letalität bei zusätzlichem Vorliegen dieser Verletzung auf lokalen Ursachen beruht oder durch besondere systemische Auswirkungen dieser Lungenparenchymverletzung bedingt ist.

So zeigten Untersuchungen der Funktion neutrophiler Granulozyten (PMNL) anhand der Chemilumineszenz (CL), daß Patienten mit isolierter Lungenkontusion eine systemische Zellaktivitätsvermehrung (höhere Stimulierbarkeit) aufwiesen und diese Funktionssteigerung auch in nicht von der Lungenkontusion betroffenen Abschnitten nachzuweisen war. Diese Aktivitätssteigerung oder auch eine partielle Zellfunktionserschöpfung, die deutlich über die Reaktionen nach vergleichbarem Polytrauma ohne Lungenkontusion hinausging, beweist, daß das Thoraxtrauma einen ausgeprägten zusätzlichen *systemisch schädigenden Effekt* hat, der für die ARDS- und MOV-Inzidenzzunahme ursächlich ist (Regel et al. 1989).

Ähnlich fanden wir bei einer Polytraumastudie mit sehr eng definierten Patientengruppen einen deutlich höheren Elastasewert bei Vorliegen eines Thoraxtraumas als bei gleich schwer Verletzten ohne Thoraxtrauma innerhalb der ersten 24 h (Regel u. Sturm 1992).

Dieser Elastasewert ist als Symptom der generalisierten Zellreaktion zu sehen.

Auch von anderen Gruppen (Nast-Kolb et al. 1992) wurde gezeigt, daß Patienten mit zusätzlichem Thoraxtrauma bei einer Reihe systemischer Parameter deutlich über vergleichbaren Werten von Patienten ohne Thoraxtrauma lagen.

Ein Thoraxtrauma ist im Rahmen der schweren Mehrfachverletzung eine Verletzungsart, die besondere Aufmerksamkeit erfordert, da sie mit einer stärkeren systemischen Reaktion einhergeht und folgerichtig eine höhere ARDS- bzw. MOV-Inzidenz hat.

**Besonderheiten der Marknagelung einer Femurfraktur mit Aufbohrung nach der AO-Technik:** Bereits Küntscher beobachtete, daß die Marknagelung nach seiner Methode in einzelnen Fällen eine Lungenfunktionsstörung nach sich zog. Nach dem damaligen Verständnis ordnete er diese Lungenfunktionsstörung direkt dem sog. Fettemboliesyndrom, der Einschwemmung von Knochenmarkfett, zu.

Schwere pulmonale Komplikationen, auch nach isolierter Femurfraktur mit Marknagelung, wurden in der Folge von vielen Chirurgen beobachtet. Erfreulicherweise waren diese Fälle jedoch selten und häufig mit einer ungenügenden Volumentherapie als zusätzlich schockverstärkendem Faktor kombiniert.

Diese klinischen Beobachtungen wurden in den letzten 15 Jahren sowohl experimentell als auch in klinischen Untersuchungen mit Daten erhärtet.

So verursachte eine Fettinfusion am Schaf (Fett aus Knochenmark extrahiert) einen pulmonalen Druckanstieg mit nachfolgendem deutlichem Permeabilitätsschaden der Lungenkapillaren. Zwar war der pulmonale Druckanstieg durch die Gabe eines Thromboxan-Rezeptorblockers zu verhindern, der Permeabilitätsschaden war jedoch nicht beeinflußbar. Dies wies darauf hin, daß die Schädigung durch eingeschwemmtes Knochenmarkfett nicht mechanisch, sondern eher humoral bzw. zellulär bedingt ist (Wisner et al. 1988). Solche pulmonalen Druckanstiege und eine deutlich höhere Mediatorfreisetzung (Elastase) bei Patienten mit Aufbohrung und Marknagelung nach der klassischen Technik wurden auch in klinischen Studien gemessen Pape et al. 1993). Die Elastaseanstiege sind ebenfalls als Symptom einer systemischen Stimulation der PMN zu sehen und entsprechen den Mechanismen, die bei der Pathogenese des ARDS bzw. MOV als kausal angesehen werden.

In den ausgehenden 80er Jahren erfaßte Wenda mit Hilfe von intraösophagealen Echountersuchungen das Auftreten großer Emboli, die unter der Markraumaufbohrung durch das rechte Herz strömten (Wenda et al. 1988). Entsprechende experimentelle Untersuchungen folgten.

## Zusammenfassung

Die für das Thoraxtrauma als auch für die Marknagelung beschriebenen systemischen Reaktionen sind den Reaktionen gleich, die nach schwerem Trauma als pathogenetisch für die Entstehung des ARDS bzw. MOV angenommen werden. Insofern stellt die Kombination Polytrauma, Thoraxtrauma und Marknagelung früh nach Trauma zu einem Zeitpunkt, zu dem die maximale Stimulation der humoralen als auch zellulären Systeme vorliegt, eine Kumulation schädigender Mechanismen dar, die eine kritische Grenze übersteigen kann. Das heißt, ein Thoraxtrauma, das eine besondere Aggravation der Verletzung mit sich bringt, könnte die ARDS- bzw. MOV-Entwicklung „bahnen", die systemische Auswirkung einer Marknagelung käme als „Umkippfaktor" hinzu.

Andererseits ist bei Betrachtung der einführenden Aussagen eine unterbliebene Osteosynthese wegen des anhaltenden Schmerzes, Blutverlustes und weiterer Gewebezerstörung durch Fragmentbewegung ebenfalls schädigend.

Daraus ergibt sich folgendes:

1. Eine frühe Osteosynthese mindert das Risiko eines ARDS bzw. MOV. Diese Osteosynthese darf jedoch nicht zusätzlich schaden.
2. Aus biomechanischen Gründen ist eine Osteosynthese mit einem intramedullären Kraftträger sinnvoll. Da dieses Verfahren den Organismus belasten kann, muß es entweder sekundär, d. h. außerhalb der primären Schädigungsphase durchgeführt werden, oder es müssen technische Modifikationen gefunden werden, die diese Schädigung vermeiden. Solche Modifikationen für die Marknagelung ergeben sich durch den Verriegelungsnagel oder besser durch den unaufgebohrten Femurnagel, wie er heute zur Verfügung steht.
3. Alternativ kommen die Anwendungen von Plattenosteosynthesen nach heutiger Technik (gewebeschonend) oder auch die primäre Anwendung eines Fixateur externe in Frage. Die Extensionsbehandlung ist mit verbleibender Instabilität, Schmerz und großer Pflegeerschwerung unter heutigen Gesichtspunkten auch für eine vorübergehende Zeitdauer abzulehnen. Bei primärem Einsatz des Fixateur externe kann nach einigen Tagen ein Verfahrenswechsel zum biomechanisch bevorzugten Marknagel vorgenommen werden.

Die Empfehlung zum unaufgebohrten Nagel – auch beim Thoraxtrauma – kann vor dem dargestellten Hintergrund jedoch nicht in dem Sinne verstanden werden, daß dieser Nageltyp in allen Fällen keinerlei verstärkendes Risiko darstellt. Auch diese Nagelung stellt ein zusätzliches Trauma bzw. eine zusätzliche Belastung und Stimulation dar, die zu einer Grenzüberschreitung hin zur ARDS- bzw. MOV-Entwicklung führen kann. Zwischenzeitlich sind durchaus Fälle bekannt, in denen ein unaufgebohrter Nagel bei Polytrauma und Thoraxtrauma ebenfalls sehr rasch von einer ARDS-Entwicklung gefolgt war. (Eine klinische Beobachtung bei konsekutiver Nagelung von 2 frakturierten Oberschenkeln bei einem Patienten möge dies unterstreichen. Bei der Nagelung eines Femurs am Abend der Verletzung waren weder pulmonale Funktionseinschränkungen noch Veränderungen der pulmonalen Hämodynamik feststellbar, bei Nagelung des zweiten frakturierten Oberschenkels am nächsten Morgen in gleicher Technik wurde sowohl eine Pulmonalarteriendruckerhöhung als auch eine Funktionseinschränkung der Lunge festgestellt, die über einige Tage anhielt.)

In diesem Zusammenhang ist die Verwendung des Begriffes „Borderlinepatient" sinnvoll. Das zusätzliche Thoraxtrauma bringt den schwerverletzten Patienten näher an die Grenze, hinter der sich MOV und ARDS entwickelt, heran. Wird diesem „Borderlinepatienten" noch eine Marknagelung mit falscher Technik und zum falschen Zeitpunkt zugemutet, kann die Krankheit einen deletären Verlauf nehmen. Die Marknagelung in dieser Art kann der Tropfen sein, der das fast gefüllte Gefäß definitiv zum Überlaufen bringt. Inwieweit weitere einzelne Verletzungen, wie z. B. Beckenfrakturen, Leberrupturen oder auch Verletzungen des Zerebrums, einen ähnlichen verstärkenden Effekt haben, der die Wahl und den Zeitpunkt der Osteosyntheseverfahren beeinflußt, ist zur Zeit noch nicht bekannt.

## Literatur

Nast-Kolb D, Waydhas C, Trupka A, Jochum M, Duswald K-H, Schweiberer L (1992) Die Bedeutung des Thoraxtraumas beim Polytrauma. Hefte Unfallheilkd 223: 415

Pape HC, Regel G, Dwenger A et al. (1993) Influences of different methods of intramedullary femoral nailing on lung function in patients with multiple trauma. J Trauma 355: 709-715

Regel G, Sturm JA (1992) Die Bedeutung der Lungenkontusion für die Letalität nach Polytrauma. Hefte Unfallheilkd 223: 402–408

Regel G, Nerlich ML, Dwenger A, Seidel J, Schmidt C, Sturm JA (1989) Cellular mechanisms contributing to the development of ARDS following lung contusion. Theor Surg 101: 1–9

Sturm JA, Oestern HJ, Nerlich ML, Lobenhoffer P (1984) Die primäre Oberschenkelosteosynthese beim Polytrauma: Gefahr oder Gewinn für den Patienten? Langenbecks Arch Chir 364: 325

Wenda K, Ritter G, Degreif J et al. (1988) Zur Genese pulmonaler Komplikationen nach Marknagelosteosynthesen. Unfallchirurg 91: 432

Wisner DH, Sturm JA, Sutter G, Ellendorff B, Nerlich M (1988) Thromboxane receptor blockade in an animal model of ARDS. Surgery 104: 91–97

# Fracture Fixation in Severely Brain-Injured Patients

R.J.A. Goris

Department of Surgery, University Hospital Nijmegen, Geert Grote Plein Zuid,
6500-HB, Nijmegen, The Netherlands

While many studies have adressed the timing and type of osteosynthesis of major fractures in patients with multiple injuries, only very few have specifically analysed this problem in patients with severe brain injury [1–10]. As brain injury presently is the main cause of death in trauma patients reaching the hospital alive [11], and as brain injury is the main cause of severe permanent disability after injury [12], a closer look at this problem is mandatory.

Already in 1975, Ruedi and Wolff concluded that in polytrauma patients early definitive treatment of major fractures contributes to the prevention of late complications, such as acute respiratory distress syndrom (ARDS), sepsis and multiple organ failure [13]. This conclusion was confirmed by a score of studies demonstrating the advantages of early fracture fixation, such as an important decrease in the incidence of ARDS and fat embolism syndrome, in number of ventilator days, in mortality, and in significantly lower alveolar to arterial oxygen gradients.

A complex set of pathophysiological factors interact on the brain (injury) in patients with severe extremity injuries. At first, secondary brain damage is a badly underestimated but common factor contributing to increased mortality and disability after brain injury. Especially hypoxemia, brain hypoxia, and shock have been associated with secondary brain damage [14]. Therefore, the prevention of pulmonary failure and ARDS, leading to impaired brain oxygenation, are of capital importance in the severely brain injured. Furthermore, severe trauma induces a systemic inflammatory response [15–17], resulting in elevated levels of circulating cytokines and in an inflammatory response in remote organs [18], including the brain. Optimally removing or treating all proinflammatory elements in a trauma patient will contribute to decreasing inflammatory organ damage, also in the brain. Immobilizing major fractures may help in this respect.

Also all factors contributing to excessive intracranial pressure are deleterious to the brain-injured patient. Such factors are :

- Immobilization in a prone position, which often is mandatory with skeletal traction for major fractures, increases intracranial pressure and negatively influences ventilation and pulmonary oxygenexchange.
- Especially in brain injured patients, forced immobilization may induce or aggravate agitation and restlessness (plaster cast psychosis, traction psychosis). This results in an increase in intracranial pressure, but also in increased oxygen consumption in the periphery, in hypoxemia, and in decreased brainoxygenation.

Hefte zu „Der Unfallchirurg", Heft 253
Nast-Kolb/Waydhas/Schweiberer (Hrsg.),
Posttraumatisches Multiorganversagen
© Springer-Verlag Berlin Heidelberg 1996

Though never published, the vigilant observer may remember one or more brain-injured patients with their extremity fracture(s) in traction, fighting the respirator up to the day that internal fixation was finally performed.
- Artificial ventilation with positive end-expiratory pressure (PEEP), required because of ARDS, as well as the impaired wash-out of $CO_2$ due to pulmonary failure increase intracranial pressure.
- Severe pain results in an excessive sympathoadrenergic response. Experimentally, it was demonstrated that unilateral stimulation of the sciatic nerve results in a 33% decrease of the contralateral and 27% decrease of the ipsilateral blood flow in the thalamus, and in a decline of brain tissue $pO_2$ by almost 20% [19]. This study demonstrated that nociceptive afferent stimuli contribute to ischemic damage of the brain.

Early rigid immobilization of major fractures, therefore, may contribute to decrease secondary brain damage, by removing potentially harmful factors, as mentioned above.

Osteosynthesis of major fractures in severely brain injured patients, formerly performed and in some places still today, has been prohibited by neurologists and neurosurgeons, as such prolonged operations are not necessary to stabilize vital functions, while prolonged anesthesia impairs the observation of alterations in brain function. However, some treatment protocols for severe brain injury include artificial ventilation, with moderate hyperventilation, and administration of high-dose barbiturates, a situation akin to general anesthesia. Furthermore, new diagnostic modalities, such as preoperative brain computed tomographic (CT) scanning, and perioperative intracranial pressure monitoring, jugular bulb oximetry and near infrared optical spectrophotometry allow for close observation of the brain, even under general anesthesia.

Finally, obtaining optimal functional recovery of severely fractured extremities is especially important for brain-injured patients, as their rehabilitation may be delayed or even permanently impaired by additional musculosketal problems. Casuistic examples include posttraumatic osteitis from a delay in optimal treatment of open fractures, and the catastrophic results from delayed treatment of a compartmental syndrome.

So the essential question is if early definitive operative treatment of major fractures is safe in severely brain-injured patients. Let us briefly review the available clinical evidence.

Euler et al. [1, 2] studied 37 patients with brain injury and one or more major fractures. They concluded that early fixation of these fractures was associated with lower mortality and prevented secondary brain damage. Vecsei et al. [3, 4] confirmed this decreased mortality in a similar study of 35 patients, as without osteosynthesis mortality was 12 of 20 patients and with early fracture fixation 1 of 15 patients.

In a study of 50 children with brain injury and a fractured femur, Nutz et al. [6] found a significantly better neurological outcome if early fracture fixation was performed. With osteosynthesis, the mean admission time was reduced from 120 to 63 days. Also the functional outcome of the femur fracture was significantly better with early fixation. In another study from the same group, outcome was worst in patients subjected to osteosynthesis between day 2 and 7 after injury [10].

In 1991 our group published a retrospective study of 58 consecutive patients, admitted with a Glasgow Coma Scale Score of 7 or below [8]. Early osteosynthesis of one or more major fractures was performed on the day of injury in 15 patients (group A). In 43 patients (group B), no major fractures were present or no early osteosynthesis was performed. The anatomical severity of brain injury, as assessed by neuroradiologists from the CT scan, tended to be higher in group B, though not significantly so. Mortality was significantly lower in group A (2 of 15, versus 20 of 45, $p < 0.02$), despite a significantly higher Injury Severity Score (36 versus 44, $p < 0.01$). As to the functional end-result of brain injury, assessed by the Glasgow Outcome Score, outcome was better in group A. This study taught us that early fracture fixation in patients with severe head injury is not detrimental to outcome, including mortality and residual brain function. Besides, multiple peripheral injuries, especially major extremity fractures, may negatively influence the physiological impact of brain injury as assessed by the Glasgow Coma Scale, the Glasgow Outcome Scale being better than expected in these patients.

In a similar study, Poole et al. [9] compared early versus delayed or nonsurgical treatment of lower extremity fractures in 114 head-injured patients. Early fracture fixation did not seem to worsen head injury, but simplified patient care. However, in this series, early fixation did not prevent pulmonary complications in these high-risk patients.

Evidently, performing early fixation of major fractures in these high-risk patients requires the highest possible degree of caution. The patient should be absolutely stable as to vital functions, with adequate oxygenation and tissue perfusion, internal and external sites of hemorrhage should have been controlled, the brain injury should have been carefully diagnosed clinically and by CT scan, perioperative monitoring of brain function should be carried out by the usual methods, the core temperature of the patient should be above 35 °C, and there should be no clotting disturbances. This requires that the classical intensive care type of monitoring is taken to the operating theater.

Also, in patients with extreme brain injury, where outcome is uncertain upon admission, temporarily immobilizing major fractures by external fixation, without any attempt of reposition, may decrease suffering and improve patient care until clarity is obtained as to prognosis.


## Conclusion

In patients with severe brain injury and major extremity and/or pelvic fractures, fracture treatment should be performed early, whenever possible. Provided optimal care is given to the diagnosis and treatment of all injuries, and continuous attention is given to the stabilization and normalization of vital functions, no deleterious effect is to be expected of early osteosynthesis on brain injury.

In severely brain-injured patients, fracture fixation should be carried out with at least the same precision as in patients without brain injury, as brain-injured patients tend to be limited in their functional capacities, thereby severely impairing rehabilitation of their extremity injuries.

# References


1. Euler J, Gerstenbrand F, Krenn J, Lehfuss H (1972) Frühversorgung von Extremitätenfrakturen bei akuter traumatischer Hirnstammschädigung. Mschr Unfallheilk 75: 45–54
2. Euler J, Lehfuss H (1975) Vermeiden von Frühkomplikationen durch Frühosteosynthese der Extremitätenfrakturen beim Schädel-Hirn-Trauma. Int. Kongress für Notfallchirurgie Zürich. pp 505–509
3. Vecsei V, Trojan E, Euler-Rolle J, Mülbacher F (1978) Der Zeitpunkt der Osteosynthese von Extremitätenfrakturen bei schwerem Schädel-Hirn-Trauma. Hefte Unfallheilkd 132: 263–267
4. Vecsei V, Trojan E (1980) Die Osteosynthese als komplikationsverhütende Maßnahme bei Polytraumatisierten mit Schädel-Hirn-Trauma. In: Wieck HH (ed) Neurotraumatologie. Thieme, Stuttgart New York, pp 228–231
5. Garland DE, Rothi B, Waters RL (1982) Femoral fractures in head-injured patients. Clin Orthop 166: 219
6. Nutz V, Giebel GD, Heuser R (1986) Schädel-Hirn-Trauma und Femurfraktur beim kindlichen Polytrauma. Unfallchirurg 89: 539–546
7. Kotwica SW, Balcewicz L, Jagodsinski Z (1990) Head injuries coexistent with pelvic or lower extremity fractures – Early or delayed osteosynthesis. Acta Neurochir 102: 19
8. Hofman PAM, Goris RJA (1991) Timing of osteosynthesis of major fractures in patients with severe brain injury. J Trauma 31: 261–263
9. Poole GV, Miller JM, Agnew SG, Griswold JA (1992) Lower extremity fracture fixation in head-injured patients. J Trauma 32: 654–659
10. Nutz V, Katholnigg D (1994) Einfluß der Femurstabilisierung auf den Verlauf des Polytraumas mit Schädel-Hirn-Trauma. Unfallchirurg 97: 399–405
11. Lauwers LF, Rosseel P, Roelants A et al. (1986) A retrospective study of 130 consecutive multiple trauma patients in an intensive care unit. Int Care Med 12: 296–301
12. Seekamp A, Regel G, Bauch S, Takacs J, Tscherne H (1994) Langzeitergebnisse der Therapie polytraumatisierter Patienten unter besonderer Berücksichtigung serieller Frakturen der unteren Extremitäten. Unfallchirurg 97: 57–63
13. Rüedi Th, Wolff G (1975) Vermeidung posttraumatischer Komplikationen durch frühe definitive Versorgung von Polytraumatisierten mit Frakturen des Bewegungsapparats. Helv Chir Acta 42: 507–512
14. Chesnut RM, Marshall LF, Klauber MR et al. (1993) The role of secondary brain injury in determining outcome from severe head injury. J Trauma 34: 216–222
15. Roumen RMH, Hendriks T, van der Ven-Jongekrijg J et al. (1993) Cytokine patterns in patients after major vascular surgery, hemorrhagic shock. and severe blunt trauma. Ann Surg 218: 769–776
16. Hyunch T, Currin RT, Tanaka Y et al. (1994) Activation of Kupffer cells in vivo following femur fracture. Arch Surg 129: 1324–1329
17. Waydhas C, Nast-Kolb D, Jochum M et al. (1992) Inflammatory mediators, infection, sepsis and multiple organ failure after severe trauma. Arch Surg 127: 460–467
18. Nuytinck JKS, Offermans XJM, Kubat K, Goris RJA (1986) Whole body inflammation in trauma patients. Arch Surg 123: 1519–1524
19. Kovach AGB (1989) Cerebral circulation in hypoxia and ischemia. In: Bond RF, Adams HER, Chaudry IH (eds) Perspectives in shock research. Liss, New York, pp 147–158

# Die Bedeutung der primären Stabilisierung von zentralen Frakturen für die Inzidenz von ARDS und MODS nach schwerem Trauma

W. Ertel und O. Trentz

Klinik für Unfallchirurgie, Universitätsspital Zürich, Rämistraße 100, CH-8091 Zürich

Das schwere Trauma führt durch Streß, Schmerz, Ischämie, Reperfusionsschäden, Blutverlust, Gewebenekrosen und Ausschüttung von Mediatoren zu einer Vielzahl von pathophysiologischen Veränderungen. Diese Entgleisungen des Organismus werden u.a. durch instabile zentrale Frakturen unterhalten. Dabei stimulieren Schmerz, Angst und Streß, aber auch Volumenverschiebungen, Azidose, Auskühlung und Mediatoren aus traumatisiertem Gewebe Kortex, Hypothalamus und Hirnstamm ("efferent input") und unterhalten nozizeptive Impulse auf das endokrine, immunologische und kardiovaskuläre System [4]. Die Abwehrmechanismen des Körpers reagieren auf diese Traumabelastungen ("antigenic load") mit einer Ganzkörperinflammation, die bei fehlender Ausschaltung der auslösenden Noxen zu einem Multiorgandysfunktionssyndrom (MODS) und schließlich zum tödlichen Zusammenbruch aller Organsysteme (MOV) führen kann.

Die Inzidenz dieser autodestruktiven "host defense failure disease" kann durch Verminderung der Systembelastung und Vermeiden von Hypotension und Hypoxämie zunächst durch suffiziente Beatmung, ausreichende Volumentherapie und effektive Schmerzausschaltung reduziert werden. Die operativen Maßnahmen beinhalten die chirurgische Blutstillung, den Verschluß rupturierter Hohlorgane, die Revaskularisierung unterbrochener Stromgebiete, das radikale Débridement von zerstörtem Gewebe, die Dekompression unter Druck stehender Muskelkompartimente und die Stabilisierung stammnaher Skelettabschnitte. Obwohl heute unumstritten ist, daß stammnahe Frakturen (lange Röhrenknochen, Becken, Wirbelsäule) mit der Priorität „verzögerter Primäreingriffe", in jedem Fall aber als "day-one-surgery", fixiert werden müssen [3, 5, 6], sind die Stabilisierungsverfahren und der richtige Zeitpunkt für den Wechsel zur definitiven Osteosynthese umstritten. Sowohl zu sehr traumatisierende (belastende) Stabilisierungsverfahren, als auch der falsche Operationszeitpunkt führen zum sog. „Second-hit-Phänomen". Hierbei werden der durch das Trauma geschädigte Organismus und seine vulnerablen, noch nicht wieder rekonstituierten Defensivsysteme durch inadäquate Operationsverfahren in ein sekundäres MODS geführt. Um diese schwerwiegenden Komplikationen zu vermeiden, weichen die Versorgungsstrategien stammnaher instabiler Frakturen in wesentlichen Punkten von der etablierten Standardversorgung isolierter Verletzungen ab. Die Therapiestrategien beim schwerverletzten Patienten beinhalten Zugeständnisse an die Biomechanik zugunsten einer reduzierten Systembelastung, die Einplanung von programmierten Folgeeingriffen bzw. von Verfahrenswechseln und die Wahl des richtigen Zeitpunktes für die definitive Osteosynthese.

Hefte zu „Der Unfallchirurg", Heft 253
Nast-Kolb/Waydhas/Schweiberer (Hrsg.),
Posttraumatisches Multiorganversagen
© Springer-Verlag Berlin Heidelberg 1996

## Definition und Inzidenz der "host defense failure disease"

Die Vorstufe der "host defense failure disease" stellt die systemische Ganzkörperinflammation ("systemic inflammatory response syndrome", SIRS) dar, die auf einer übermäßigen Synthese und Freisetzung von proinflammatorischen Zytokinen (Tumornekrosefaktor, Interleukine 1, 6, 8) beruht [1]. Die SIRS ist wie folgt definiert: 1. Temperatur >38 °C oder <36 °C, 2. Pulsfrequenz >90 Schläge/min, 3. Atemfrequenz >20 Atemzüge/min oder $PaCO_2$ <32 mmHg, 4. Leukozyten >12 000 Zellen/ $mm^3$ oder <4000 Zellen/$mm^3$ oder >10 % unreife Granulozyten. Die proinflammatorischen Zytokine verursachen in hohen Konzentrationen ein ubiquitäres „capillary leak syndrome" mit Sequestrierung von intravasaler Flüssigkeit in das Interstitium. Diese Veränderungen führen primär zu einer eingeschränkten Organleistung (Organdysfunktion), sind reversibel und werden unter dem Begriff MODS zusammengefaßt [1]. Bei fortgesetzter oder wiederholter Freisetzung von proinflammatorischen Zytokinen kommt es schließlich zu irreversiblen Organschäden durch hämorrhagische Infarkte, zum Versagen einzelner Organe und schließlich zum MOV. Für das MODS und das MOV wurden in den letzten 15 Jahren eine Vielzahl von Definitionen und Scoresystemen erstellt. Uns erscheint die Einteilung und die Beurteilung des MODS-Schweregrades nach dem MOV-Score von Ertel et al., der von uns für das Trauma modifiziert wurde, am geeignetsten [2]. Das ARDS stellt eine Sonderform der inflammatorischen Traumareaktion dar, da es nur die Lunge isoliert betrifft. Allerdings werden für das ARDS die gleichen pathophysiologischen Mechanismen wie für das MODS und MOV angeschuldigt: die erhöhte lokale und systemische Freisetzung von proinflammatorischen Zytokinen und die Sekretion von Proteasen aus neutrophilen Granulozyten. In einer retrospektiven Analyse von 990 Patienten mit schweren isolierten Verletzungen oder Mehrfachverletzungen (mittlerer ISS 19,9±0,3 Punkte) lag die Inzidenz der SIRS bei 57 %, des ARDS bei 7 % und des MODS bei 40 % (Tabelle 1). Die Häufigkeit von SIRS, ARDS und MODS korreliert mit dem Verletzungsschweregrad (Tabelle 1).

**Tabelle 1.** Inzidenz von SIRS, ARDS und MODS nach Trauma (n=990; ISS: 19,9±0,3 Punkte; 9–79 Punkte, 1.1.1991 – 30.6.1994)

| ISS | SIRS[a] (%) | ARDS[b] (%) | MODS[c] Schwer (%) | Mittel (%) |
|---|---|---|---|---|
| ≥9 Punkte (n=475) | 43,8 | 3,2 | 9,1 | 14,9 |
| ≥17 Punkte (n=198) | 60,1 | 7,6 | 13,6 | 19,9 |
| ≥25 Punkte (n=255) | 72,9 | 11,0 | 20,0 | 31,5 |
| ≥40 Punkte (n=62) | 75,8 | 19,0 | 30,6 | 40,3 |

a SIRS besteht, wenn die folgenden 4 Kriterien über >3 Tage erfüllt sind: 1. Temperatur >38 °C oder <36 °C, 2. Pulsfrequenz >90 Schläge/min, 3. Atemfrequenz >20 Atemzüge/min oder $PaCO_2$ <32 mmHg, 4. Leukozyten >12 000 Zellen/$mm^3$ oder <4000 Zellen/$mm^3$ oder >10 % unreife Granulozyten.

b ARDS besteht bei einem Murray-Score ≥2,5 Punkte.

c MODS besteht bei einem MOV-Score nach Goris über mindestens 3 Tage ≥2,5 ≤5 Punkte (mittlerer Schweregrad) oder >5 Punkte (schwer)

## Zentrale Frakturen und ihre Bedeutung

Unter den zentralen, stammnahen Frakturen haben v. a. instabile Verletzungen des Beckenringes, der Wirbelsäule und des Femurschaftes größere praktische Bedeutung. Bei ungenügender Stabilisierung führen Frakturen dieser Knochen zu einer signifikanten Erhöhung des „antigenic load" und stellen in vielfacher Hinsicht eine Gefährdung für den Patienten dar. Beckenfrakturen gehen mit erheblichen extra- und intraperitonealen Blutverlusten einher, weisen ein hohes Risiko für septische Komplikationen auf (Hohlorganruptur, ausgedehntes subkutanes Décollement mit oder ohne Verletzung der Kutis) und erschweren die notwendigen Lagerungsmanöver auf der Intensivstation. Instabile Wirbelsäulenverletzungen können zur Kompression des Rückenmarks mit Para- bzw. Tetraplegie und spinalem Schock führen. Frakturen großer Röhrenknochen weisen eine erhebliche Blutungsdynamik auf und können ein Kompartmentsyndrom mit Ischämiereperfusionsschaden verursachen. Die Fixation der zentralen Frakturen gehört daher in die Gruppe der verzögerten Primäreingriffe und wird in jedem Fall als „one-day-one-surgery" durchgeführt. Die primäre Stabilisierung führt zu einem Sistieren der Blutungen, verhindert eine weitere Gewebetraumatisierung, reduziert den Schmerz, ermöglicht eine adäquate Lagerung des Patienten für eine effektive Intensivtherapie und senkt damit den „antigenic load". Dies ist insbesondere für Patienten mit schwerem SHT oder Thoraxtrauma wichtig [5, 6].


## Zeitpunkt der Versorgung

Die Versorgungsprinzipien des mehrfachverletzten Patienten müssen darauf ausgerichtet sein, schnell und wirkungsvoll lebensbedrohliche Verletzungen zu kontrollieren (Prinzip der "damage control"), den „antigenic load" bzw. den „efferent input" zu senken und den Patienten für die Intensivstation „lagerungsfähig" zu machen. Dies gilt, wie aus Tabelle 1 deutlich wird, v. a. für schwerverletzte Patienten mit einem ISS >25 Punkte.

Höchste Versorgungspriorität haben dabei alle Eingriffe, die der unmittelbaren Lebenserhaltung dienen. Hierzu gehören das Abwenden der akuten Erstickung, die Entlastung eines Pneumo- oder Hämatopneumothorax, die Evakuation von lebensbedrohlichen intrakraniellen Blutungen und die chirurgische Kontrolle von Massenblutungen in die Körperhöhlen oder nach außen. Gleichzeitig muß durch frühzeitige Beatmung und Volumensubstitution eine ausreichende Oxygenierung und eine effiziente Schockbehandlung des Patienten erzielt werden. Nach Stabilisierung der Vitalfunktionen werden defekte Hohlorgane, Verletzungen der parenchymatösen Organe und große Gefäßverletzungen versorgt.

In der nächsten Stufe der Versorgungsstrategie erfolgt die Grundstabilisierung von zentralen Frakturen vorzugsweise mit Fixateur externe (Becken, Femur). Die exakte Reposition und anatomische Rekonstruktion von zentralen Frakturen mit definitiven Verfahren, die in der Regel einen höheren Zeitaufwand benötigen, sind beim schwerverletzten Patienten in kritischem Zustand kontraindiziert. Der Zeitpunkt für den Verfahrenswechsel und die definitive Versorgung zentraler Frakturen ist umstritten. Es ist aus klinischen Studien bekannt, daß zwischen dem 3. und 4. Tag nach Trauma die vulnerabelste Phase für den traumatisierten Organismus besteht. Zu diesem Zeitpunkt kommt es zur massiven Ausschwemmung von proinflammatorischen Mediatoren. Es entscheidet sich, ob das Capillary-leak-Syndrom überwunden wird oder ob der Patient ein MODS entwickelt. Deshalb sollten in dieser Phase keine chirurgischen Eingriffe erfolgen und die Zeit zur Stabilisierung der Vitalfunktionen genutzt werden. Idealerweise sollte zwischen dem 5. und 10. Tag die definitive Versorgung zentraler Frakturen im Rahmen der 3. Operationsphase (Sekundäreingriffe) durchgeführt werden. Eine Versorgung von zentralen Frakturen nach dem 10. posttraumatischen Tag ist wegen des hohen Infektionsrisikos durch Kontamination der Pineintrittsstellen (nach Grundstabilisierung mit Fixateur externe) riskant.

## Versorgungstechniken

Es wird beim schwerverletzten Patienten das Verfahren gewählt, das schnell und effizient eine ausreichende Primärstabilität gewährleistet und Blutstillung, Dekompression der Muskellogen und ein Weichteildébridement gestattet. In der Regel wird für Frakturen der langen Röhrenknochen der Fixateur externe benutzt. Das Becken wird bei Open-book- und Vertical-shear-Verletzungen mit einem Fixateur externe oder einer Beckenzwinge stabilisiert. Lediglich bei vorausgegangener Notfallaparotomie kann beim schwerverletzten Patienten „auf dem Rückzug" die interne Fixation des Beckenringes in geeigneten Fällen primär durchgeführt werden. Instabile Wirbelsäulenverletzungen werden mit einem Fixateur interne von dorsal stabilisiert.

Instabile Beckenringfrakturen bedeuten für den schwerverletzten Patienten in mehrfacher Hinsicht eine Gefährdung. Aufgrund des hohen Energieimpakts weisen Beckenringfrakturen eine hohe Blutungsdynamik auf, sind häufig mit Hohlorganverletzungen und ausgedehnten Weichteilschäden kombiniert. Da die meisten dieser Patienten aus zerrissenen venösen Plexus und den spongiösen Frakturzonen bluten, muß der Beckenring rasch reponiert und fixiert werden. Die Reposition mit Fixation des Beckenringes stellt ein Widerlager für Tamponaden dar und gestattet eine freie Lagerungsmöglichkeit des Patienten. Wir bevorzugen zur definitiven Beckenringstabilisation innere Verfahren, ebenso primär „auf dem Rückzug" bei vorausgegangener Notfallaparotomie. Der Beckenring läßt sich so leichter reponieren, besser und dauerhafter stabilisieren, und anhaltende Blutungen können durch Textiltamponaden im kleinen Becken und in den „parakolischen Rinnen" effektiv kontrolliert werden. Die Bauchdecken werden provisorisch mit Ethizip verschlossen mit obligatem Second look nach 48 h. Die Symphysenruptur wird mit Platten transfixiert, während die Iliosakralgelenksprengung über einen transperitonealen Zugang mit 2 divergierenden Platten stabilisiert werden kann. Transforaminale Sakrumfrakturen werden von dorsal mit einer Distanzosteosynthese versorgt. Bei Patienten mit instabilem Kreislauf wird das Becken primär mit einem Fixateur externe oder einer Beckenzwinge eingeengt und stabilisiert. Die definitive Rekonstruktion erfolgt nach Erholung aller physiologischen Systeme des Patienten auf der Intensivstation.

Bei mehrfachverletzten Patienten mit instabilem oder dekompensiertem Kreislauf, Thoraxtrauma oder SHT werden Frakturen der langen Röhrenknochen, insbesondere des Femurs, grob reponiert und mit einem Fixateur externe unter Nutzung der modularen Tube-to-tube-Technik fixiert. Die definitive Versorgung sollte zwischen dem 6. und 10. Tag nach Trauma erfolgen und wird bevorzugt als Marknagelung ohne Markraumaufbohrung (UFN) durchgeführt. Der unaufgebohrte Solidnagel läßt ein geringeres Infektionsrisiko nach primärer Fixateurapplikation erwarten.

Der primären Femurmarknagelung stehen wir bei stärkerer Gesamttraumatisierung und v. a. bei „einfachen" Bruchformen mit weitgehend erhaltenem Markkanal zurückhaltend gegenüber (Tabelle 2). Bei ISS >40 Punkten vermeiden wir in jedem Fall eine Marknagelung. Den unbestrittenen biomechanischen Vorzügen des intramedullären Kraftträgers stehen insbesondere bei „einfachen" Frakturtypen nicht unerhebliche, systemische Belastungen durch das Aufbohren und das Einschlagen des Nagels gegenüber. Es kommt durch einen Druckanstieg im Markraum zur Einschwemmung von Fettpartikeln in die Lunge und zur erhöhten Freisetzung von vasokonstriktiven Mediatoren. Daraus resultiert eine deutliche Belastung der Lungenstrombahn und des pulmonalen Endothelorgans. Dies kann bei schwerverletzten Patienten insbesondere mit Thoraxtrauma zur pulmonalen Dekompensation und zum ARDS führen. Dies gilt nach den bisher vorliegenden Erfahrungen auch für den UFN. Bei weit offenen Frakturen, notwendiger Fasziotomie oder Gefäßverletzungen bevorzugen wir bei Femurfrakturen die Plattenosteosynthese.

**Tabelle 2.** Inzidenz von SIRS, ARTS und MODS bei schwerverletzten Patienten mit Femurfrakturen (n=73; 1.1.1991 – 30.6.1994) in Abhängigkeit vom primären Stabilisierungsverfahren der Femurfraktur

| | ISS ≥17 Punkte >40 Punkte | | ISS ≥40 Punkte |
| --- | --- | --- | --- |
| | Fixateur externe Platte (n=50) (ISS: 25,4 Punkte) (%) | Nagel (n=9) (ISS: 24,4 Punkte) (%) | Fixateur externe Platte (n=14) (ISS: 45,6 Punkte) (%) |
| SIRS | 88 | 89 | 86 |
| ARDS | 10 | 22 | 43 |
| MODS | 28 | 56 | 50 |
| Thoraxtrauma | 34 | 44 | 70 |
| Mortalität[a] | 0 | 11 | 14 |

a   Exklusive 24-h-Mortalität.

## Behandlungsstrategie

Das moderne Versorgungskonzept schwerverletzter Patienten muß eine Reduktion der direkten und indirekten Traumabelastung zum Ziel haben, um die körpereigenen Abwehrsysteme zu entlasten und nicht unnötig zu aktivieren. Drei Ziele müssen erreicht werden: 1. rasche Kontrolle lebensbedrohlicher Verletzungen ("damage control"), 2. Senkung des Antigenic load und des afferent input, und 3. Herstellen eines stabilen „Stammskeletts", um eine unbehinderte Intensivtherapie mit allen erforderlichen Lagerungsmanövern zu ermöglichen. Instabile zentrale Frakturen müssen daher primär stabilisiert werden. Das optimale „immunologische" Fenster für deren definitive Versorgung liegt nach unseren Erfahrungen zwischen dem 5. und 10. Tag nach Trauma.

## Literatur

1. Ertel W, Trentz O (1994) Polytrauma und Multiorgan-Dysfunktionssyndrom (MODS). Definition – Pathophysiologie – Therapie. Zentralbl Chir 119: 159–167
2. Ertel W, Friedl HP, Trentz O (1994) Multiple organ dysfunction syndrome (MODS) following multiple trauma: Rationale and concept of therapeutic approach. Eur J Ped 4: 243–248
3. Friedl HP, Stocker R, Czermak B, Schmal H, Trentz O (1996) Primary fixation and delayed nailing of long bone fractures in severe trauma. Tech Orthop 11: 59–66
4. Gann DS, Lily MP (1984) The endocrine response to injury. Prog Crit Care Med 1: 15–47
5. Hofman PA, Goris RJ (1991) Timing of osteosynthesis of major fractures in patients with severe brain injury. J Trauma 31: 261–263
6. Pape HC, Regel G, Dwenger A, Sturm JA, Tscherne H (1993) Influence of thoracic trauma and primary femoral intramedullary nailing on the incidence of ARDS in multiple trauma patients. Injury 24: 82–103

# Spätversorgung von Femur- und Beckenfrakturen zur Vermeidung des Organversagens

D. Nast-Kolb, S. Ruchholtz, E. Euler, C. Waydhas und L. Schweiberer

Chirurgische Klinik und Poliklinik, Klinikum Innenstadt, Ludwig-Maximilians-Universität, Nußbaumstr. 20, D-80336 München

## Einleitung

Der günstigste Operationszeitpunkt zur Stabilisierung von Oberschenkel- und Beckenfrakturen beim Polytrauma ist weiterhin Gegenstand einer kontrovers geführten Diskussion, wobei sich v.a. gegensätzliche Standpunkte im angloamerikanischen und deutschen Sprachraum herauskristallisieren. In der englischsprachigen Literatur wird weiterhin überwiegend eine frühe (innerhalb 24 h) intramedulläre Stabilisierung der Femurfraktur gefordert [5, 6, 14]. Dagegen wurde mit einer Vielzahl deutschsprachiger Publikationen nachgewiesen, daß die Oberschenkelmarknagelung zu exzessiven intramedullären Druckanstiegen [13, 18, 21, 22] mit massiver intrapulmonaler Fettinvasion [21, 22] und Freisetzung kapillarschädigender Mediatoren [10, 15, 20] und daraus letztendlich resultierender respiratorischer Funktionsverschlechterung führte [16, 20]. Entsprechend stellten Pape et al. [16] bei einer retrospektiven Analyse von 106 mit Femurmarknagelung versorgten Polytraumatisierten fest, daß die primäre intramedulläre Stabilisierung bei gleichzeitigem schweren Thoraxtrauma gegenüber der sekundären Versorgung mit einer signifikant höheren Letalitätsrate behaftet war.

Obwohl dies von Befürwortern der Frühosteosynthese immer wieder angegeben wird, ist uns keine Untersuchung bekannt, welche eine vermehrte Mediatorenfreisetzung bei verzögerter Femurstabilisierung bzw. während der dabei zunächst durchgeführten Femurextension nachgewiesen hat.

Unter diesen Gesichtspunkten war es Ziel eigener Untersuchungen, zum einen die Entzündungsreaktion während der Extensionsbehandlung von Femurfrakturen und zum anderen den Einfluß des Operationszeitpunktes bei Femur- und Beckenfrakturen auf das posttraumatische Organversagen zu analysieren.

## Ergebnisse

Die klinischen Ergebnisse stützen sich auf das Datenmaterial einer seit 1986 laufenden prospektiven Polytraumastudie [9].

Bezüglich der Entzündungsreaktion bei primärer Extensionsbehandlung fanden wir, daß Mediatoren, welche hochsignifikant mit der Schwere des Traumas und des sekundären posttraumatischen Organversagens korrelierten [9, 11], im Mittelwertsverlauf keinerlei Unterschiede zwischen 9 primär und 21 sekundär femurstabilisierten Polytraumatisierten aufwiesen (Abb. 1). Wie Abb. 2 beispielhaft zu entnehmen ist, konnten außerdem die bei 5 Patienten durchgeführten gleichzeitigen Blutentnah-

Hefte zu „Der Unfallchirurg", Heft 253
Nast-Kolb/Waydhas/Schweiberer (Hrsg.),
Posttraumatisches Multiorganversagen
© Springer-Verlag Berlin Heidelberg 1996

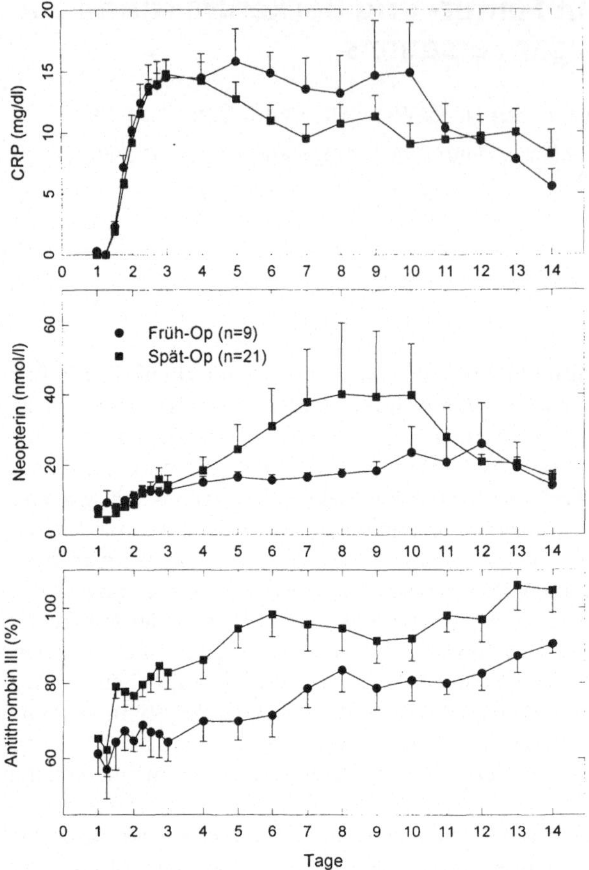



**Abb. 1.** Mittelwertsverläufe von Laktat, PMN-Elastase und Kathepsin B bei 9 primär und 21 sekundär femurstabilisierten, polytraumatisierten Patienten

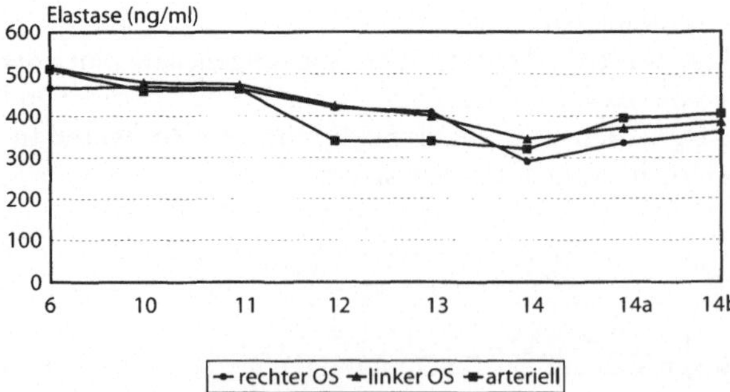



**Abb. 2.** Verläufe der Plasmaspiegel von PMN-Elastase während Femurdrahtextension bei gleichzeitiger Blutentnahme aus der A. femoralis sowie der V. femoralis des verletzten und unverletzten Beins

men aus der V. femoralis des verletzten und unverletzten Beins im Vergleich zur systemischen arteriellen Bestimmung für PMN-Elastase, Kathepsin B, TNF, AT III, Prothrombin, PIIIP, CRP und Neopterin keinerlei unterschiedliche Mediatorenfreisetzungen nachweisen. Aufgrund dieser Ergebnisse ist festzuhalten, daß sich bei unse-

**Tabelle 1.** Verlauf nach 7 Früh- und 16 Spätosteosynthesen von Beckenfrakturen polytraumatisierter Patienten

| | n | ISS | Let. OV | Revers. OV | Beatmung [Tage] | Intensiv [Tage] |
|---|---|---|---|---|---|---|
| Früh-OP | 7 | 35 | 3 | 3 | 13 | 23 |
| Spät-OP | 16 | 36 | 0 | 7 | 11 | 29 |

ren Untersuchungen keinerlei vermehrte Mediatorenfreisetzung bei primärer Femurextension und sekundärer Stabilisierung erkennen ließ.

Bezüglich des Operationszeitpunktes wurden Becken- und Femurfrakturen getrennt analysiert:

Von 144 primär überlebenden Patienten wiesen 70 Beckenverletzungen auf, von denen 23 operativ versorgt wurden, 7 innerhalb und 16 nach 24 h. Die beiden Gruppen wiesen mit einem mittleren ISS von 35 bzw. 36 Punkten einen identischen Schweregrad auf. Bei den Frühversorgungen handelte es sich um 2 primäre Symphysen- und 1 dorsale Plattenosteosynthese, um 3 Fixateur-externe-Stabilisierungen bei komplexen Beckeninstabilitäten sowie eine dorsale Pfeilerversorgung nach Hüftgelenksluxation. Bei den Spätversorgungen überwogen Rekonstruktionen des Acetabulums (n=8) bei gleich häufigen kombinierten bzw. isolierten Osteosynthesen des vorderen und hinteren Beckenrings. Der Vergleich der beiden Gruppen zeigte keine signifikanten Unterschiede in bezug auf Beatmungs- und Intensivstationstage sowie reversible Organfunktionsstörungen (Tabelle 1). Dagegen entwickelten 3 der 7 primär operativ stabilisierten Patienten ein letales Multiorganversagen, wohingegen keiner der 16 sekundär Beckenoperierten verstarb.

Bei 65 Polytraumatisierten wurden 78 Femurfrakturen operativ stabilisiert. Bei einem mittleren ISS von 33 Punkten betrug die Gesamtletalität dieser Patientengruppe 9%. Entsprechend dem 3phasigen Verlauf der Entzündungsreaktion [9] wurde dabei zwischen 17 Frühoperationen innerhalb 24 h, 9 frühsekundären Versorgungen 24–72 h nach Trauma und 39 Spätoperationen unterschieden. Bei der ersten Gruppe kam eine Marknagelung nur in ¼ der Fälle zur Anwendung, während Fixateur externe (40%) und Plattenosteosynthesen (35%) annähernd gleich häufig vertreten waren. Im Gegensatz dazu wurde die intramedulläre Stabilisierung frühsekundär (62%) bzw. spät (67%) ungefähr doppelt so häufig wie Plattenosteosynthesen durchgeführt, während der Fixateur in diesen Phasen keine Rolle mehr spielte. Die

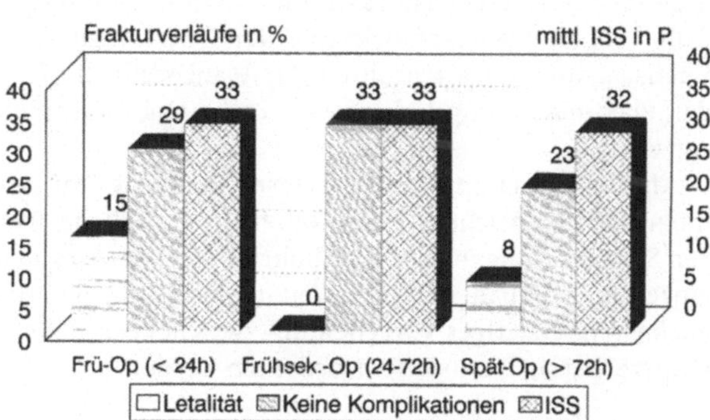


**Abb. 3.** Verlauf nach 17 frühen (<24 h), 9 frühsekundären (24–72 h) und 39 späten (>72 h) Femurosteosynthesen polytraumatisierter Patienten

| | 1982–1984 | 1986–1992 | 1993–1995 |
|---|---|---|---|
| n | 58 | 144 | 71 |
| mittlerer ISS | 30 | 37 | 29 |
| Letalität [%] | 31 | 16 | 7 |

**Tabelle 2.** Letalität nach Polytrauma im eigenen Krankengut für verschiedene Behandlungszeiträume

Gegenüberstellung von Operationszeitpunkt und klinischem Verlauf (Abb. 3) zeigt auf, daß bei gleichem Schweregrad und gleicher Häufigkeit komplikationsloser Verläufe die Frühoperierten mit 15 % gegenüber 0 % bei den Frühsekundär- bzw. 8 % bei den Spätversorgten eine signifikant erhöhte Letalitätsrate aufwiesen.

Dieses Behandlungsregime mit der Unterscheidung zwischen lebens- und organerhaltenden Frühoperationen der ersten 24 h sowie funktionserhaltenden und wiederherstellenden Spätoperationen ab dem 2. Tag basiert auf unserem Stufenplan [17]. Mit diesem Behandlungsregime konnten wir bei den Patienten unserer Polytraumastudie der Jahre 1986–1992 (mittlerer ISS: 37 Punkte) im Vergleich zu den 58 Patienten der Jahre 1982–1984 (mittlerer ISS: 30) eine erhebliche Reduzierung der Letalität von 31 auf 16 % erzielen (Tabelle 2).

Die Erkenntnisse unserer Polytraumastudie sowie neuer intensivmedizinischer Entwicklungen haben v. a. in den letzten Jahren zu ständig verbesserten Behandlungsprotokollen [12] und intensivtherapeutischen Verfahren geführt. Dabei hat sich in den letzten Jahren bei respiratorischen Funktionsstörungen, aber auch schon beim Nachweis ausgedehnterer Lungenkontusionen eine konsequente, in Rücken- und Bauchlage abwechselnde Beatmungstherapie etabliert. Mit diesem Behandlungsregime war eine primäre Extensionsbehandlung eines schwer Polytraumatisierten nicht mehr vertretbar. Das Ziel der primären Stabilisierung von Frakturen der Extremitäten sowie des Beckens und der Extremitäten war damit die Gewährleistung einer Dreh- und Lagerungsstabilität. Gleichzeitig galt es jedoch weiterhin, konsequent jedes nicht unbedingt erforderliche additive Operationstrauma [20] zu vermeiden.

Unter diesen Voraussetzungen ergibt sich für uns beim schwer Polytraumatisierten zur Stabilisierung von Femur- und Beckenfrakturen folgendes Behandlungsvorgehen:

**Femurfrakturen:** Bei hoher Gesamtverletzungsschwere (ISS $\geq$ 29 Punkte) bzw. vorliegendem schwerem Thoraxtrauma (AIS $\geq$ 3) besteht prinzipiell die Indikation zur frühen operativen Stabilisierung der Oberschenkelfraktur vor Verlegung auf die Intensivstation. Das Verfahren der Wahl stellt die Fixateur-externe-Osteosynthese dar, Platten bzw. ungebohrte Femurmarknägel kommen nur in Ausnahmefällen zur Anwendung.

Mit der primären Fixateur-externe-Stabilisierung wird prinzipiell, abhängig vom intensivmedizinischen Verlauf, ein frühestmöglicher Verfahrenswechsel zur definitiven Stabilisierung mittels ungebohrtem Femurmarknagel angestrebt. Dies geschieht einzeitig, lediglich bei schweren mehrwöchigen Organfunktionsstörungen kann auch ein zweizeitiges Vorgehen mit zwischengeschaltetem konservativem Verfahren (Gipsverband, Extension) erforderlich werden.

**Beckenfrakturen:** Neben die Drehtherapie beeinträchtigenden Instabilitäten stellen Massenblutungen bzw. anhaltende hohe Blutverluste insbesondere dorsaler Beckenringverletzungen eine notfallmäßige Indikation zur operativen Stabilisierung dar. Als Behandlungsverfahren kommen, abhängig von der individuellen Situation, isolierte ventrale Symphysenplatten- bei Open-book-Mechanismus- oder dorsale Plattenosteosynthesen (transabdominell/Olerud-Zugang) sowie Fixateur-externe-Stabilisierungen in Frage. Daneben erfordern Urogenital- und Enddarmverletzungen eine frühe operative Behandlung der Organläsionen. Alle sonstigen Stabilisierungen, insbesondere von Acetabulumfrakturen, finden sekundär, wiederum abhängig vom intensivmedizinischen Verlauf, möglichst innerhalb der 1. Woche nach Trauma statt.

Mit diesem weiter differenzierten und standardisierten Behandlungsvorgehen konnte eine weitere Verbesserung der Ergebnisse erreicht werden. So wiesen 71 Patienten, welche im Rahmen des Polytraumaregisters der Arbeitsgruppe Scoring (1994) in den Jahren 1993–1995 prospektiv erfaßt wurden, mit einem mittleren ISS von 29 Punkten eine Letalität von 7 % auf.

## Diskussion

Seit Jahren wird insbesondere im angloamerikanischen Schrifttum eine Frühversorgung der Femurfraktur mittels gebohrter Marknagelung propagiert. Eine 1990 durchgeführte kritische Analyse der Publikationen [10] hatte jedoch ergeben, daß keine einzige der diesbezüglich immer wieder zitierten Untersuchungen tatsächlich den Vorteil der Frühosteosynthese beweisen kann. Die einzige prospektive Untersuchung von Bone et al. [4] beschrieb lediglich leichtverletzte Patienten mit einem durchschnittlichen HTI-ISS [1] von 31 Punkten, was einem tatsächlichen ISS nach Baker [3] von ca. 22 Punkten entspricht [10]. Das dabei geschilderte Patientengut stellt u.E. keine wesentlichen Behandlungsprobleme dar und ist weder mit unseren [10] noch mit entsprechenden deutschen Kollektiven [16] vergleichbar. Dabei darf man jedoch nicht übersehen, daß auch, vorwiegend junge Patienten betreffend, bei isolierten Verletzungen einer Extremität mit großem Weichteiltrauma nach primärer Femurmarknagelosteosynthese schwere Organkomplikationen mit letalen Verläufen beobachtet werden.

Auch in der Literatur der 90er Jahre findet die Diskussion über die Behandlung der Femurfraktur beim Polytrauma ihre Fortsetzung. In der angloamerikanischen Literatur steht dabei weiterhin ausschließlich der Operationszeitpunkt im Mittelpunkt, wobei nun auch auf das früher nicht berücksichtigte Thoraxtrauma eingegangen wird. So unterscheiden Charash et al. [6] 138 Polytraumatisierte mittleren Schweregrades (mittlerer ISS: 26 Punkte) ohne und mit Thoraxtrauma (AIS $\geq$2!) jeweils in bezug auf Früh- und Spätosteosynthese. Dabei ergaben sich keine signifikanten Unterschiede hinsichtlich Letalität, Beatmungsdauer sowie Intensivstations- und Gesamtbehandlungsdauer. Die Autoren fanden jedoch, unabhängig vom Vorliegen eines Thoraxtraumas bei den Spätversorgungen, eine höhere Rate „pulmonaler Komplikationen", weshalb sie daraus die generelle Indikation zur Frühosteosynthese stellen. Bone et al. [5] analysierten in einer Multicenterstudie ein Zweijahreskollektiv von 676 Patienten mit einem Schweregrad nach dem ISS [3] in 72 % von 18–34, in 20 % von 35–45 und in 8 % >45 Punkte. Die Gesamtletalität dieses Kollektivs betrug 12 %.

Die Autoren verglichen diese Ergebnisse mit einem „vergleichbaren" Kollektiv der "Multiple Trauma Outcome Study" [7] von 906 Patienten der Jahre 1985 und 1986 aus Zentren, welche keine Frühosteosynthesen durchgeführt hatten. In der Multicenterstudie zeigte sich für alle Schweregradgruppen gegenüber der MTOS-Vergleichsgruppe eine signifikant niedrigere Letalitätsrate, woraus die Autoren eine generelle Indikation zur primären Marknagelosteosynthese der Femurfraktur bei jedem Polytrauma ableiteten.

Im Gegensatz zur angloamerikanischen Literatur besteht in der deutschsprachigen Literatur zunehmend grundsätzliche Übereinstimmung in bezug auf die Versorgung von Becken- und Femurfrakturen beim Polytrauma. Aufgrund der eingangs bereits zitierten Ergebnisse [10, 13, 15, 18, 20, 21, 22] besteht Einigkeit darüber, daß die Marknagelosteosynthese ein zusätzliches, pulmonal schädigendes Ereignis darstellt und deshalb bei schwerem Polytrauma, insbesondere bei Vorliegen eines wertigen Thoraxtraumas, primär möglichst vermieden werden sollte. Dabei ist das Ausmaß der Schädigung durch den ungebohrten Femurnagel noch nicht eindeutig geklärt. Es zeichnet sich ab, daß die dabei auftretenden Schädigungsmechanismen zwar ebenfalls vorkommen, jedoch gegenüber den aufgebohrten Verfahren in geringerem Ausmaß auftreten [13, 15, 21, 22].

Einigkeit besteht darüber, daß eine optimale primäre Intensivtherapie eine sofortige Dreh- und Bauchlagerungsfähigkeit des Verletzten erfordert. Aus diesem Grund wird beim schwer Polytraumatisierten eine frühe Stabilisierung durchgeführt. Im Gegensatz zu den amerikanischen Publikationen stellt hier jedoch die Marknagelosteosynthese die Ausnahme dar. Zur Anwendung kommen minimal traumatisierende Verfahren, wobei der Fixateur externe sowohl in bezug auf den geringeren zeitlichen Aufwand als auch auf das reduzierte Operationstrauma als sicherstes Verfahren anzusehen ist.

Eine Ausheilung der Frakturen ist mit dem Fixateur externe nur in Ausnahmefällen zu erzielen. Die Regel stellt ein Verfahrenswechsel zu einer internen Stabilisierung dar, wobei prinzipiell das Verfahren angestrebt werden sollte, mit welchem auch bei der entsprechenden isolierten Verletzung die besten Behandlungsergebnisse zu erwarten sind. Für die Femurschaftfraktur stellt dies zweifellos die Marknagelosteosynthese dar. Wie die demonstrierten eigenen Ergebnisse aufzeigen, ist die Durchführung der sekundären Marknagelung nach intensivmedizinischer Stabilisierung und Rückbildung der traumabedingten Entzündungsreaktion [19] mit einer verminderten Rate postoperativer Organkomplikationen behaftet. Dasselbe gilt für aufwendige Rekonstruktionen des Acetabulums.

Aufgrund der dargestellten eigenen Ergebnisse sowie der aktuellen Literatur hat die Spätversorgung der Femur- und Beckenfraktur im Rahmen des abgestuften standardisierten Behandlungsvorgehens [17] ihren festen Platz beim Management des Polytraumatisierten zur Prophylaxe des Organversagens durch Vermeidung additiver Sekundärschäden. Beim Oberschenkel handelt es sich dabei in der Regel um einen einzeitigen Verfahrenswechsel nach primärem Fixateur externe. Innerhalb der ersten 2 Wochen ist bei diesem Vorgehen mit keiner erhöhten Rate lokaler Komplikationen zu rechnen [8]. Bei Beckenringverletzungen kommen zum einen ebenfalls Verfahrenswechsel nach primärer externer Stabilisierung zur Anwendung, zum anderen aber auch sekundäre dorsale Stabilisierungen nach primärer ventraler Osteosynthese (z. B. Symphysenplatte bei Open-book-Verletzung). Komplexe ventrale oder dorsale Stabilisierungen des Acetabulums sollten immer sekundär, wenn intensivmedizinisch möglich innerhalb der 1. Woche, durchgeführt werden.

## Zusammenfassung

144 Patienten einer prospektiven Polytraumastudie von 1986–1992 wiesen bei einem mittleren ISS von 37 Punkten eine Letalität von 16 % auf. Eine Analyse der ersten 3 Jahre dieses Krankenkollektivs zeigte auf, daß eine Extensionsbehandlung bei sekundär stabilisierten Femurfrakturen (n=21) im Vergleich zu primär operativ versorgten Brüchen (n=7) zu keiner vermehrten Mediatorenfreisetzung führte. Dagegen wiesen beim Gesamtkollektiv 17 Patienten nach Frühversorgungen (<24 h) gegenüber 9 frühsekundären Versorgungen (24–72 h) und 39 Spätoperationen (>72 h) der Femurfrakturen mit 18 % vs. 0 % vs. 8 % eine signifikant höhere Letalitätsrate auf bei gleichem Schweregrad (ISS: 33 vs. 33 vs. 32 Punkte).

Mit der nunmehr bereits prophylaktisch primär intermittierend in Bauchlage durchgeführten Beatmungstherapie besteht heute bei jedem schwer Polytraumatisierten die Indikation zur Primärstabilisierung mittels Fixateur externe und sekundärem Verfahrenswechsel zur definitiven Marknagelosteosynthese des Oberschenkels. Entsprechend finden mit Ausnahme von Notfallindikationen aufwendige Versorgungen des Beckens (z. B. Acetabulumfrakturen) ebenfalls sekundär statt. Mit diesem Behandlungsvorgehen ließ sich bei einem weiteren prospektiv erfaßten Kollektiv von 1993–1995 (n=71, mittlerer ISS: 29 Punkte) eine zusätzliche Reduzierung der Letalität auf 7 % erzielen.

## Literatur

1. AmCollege Surgeons (1980) Field categorization of trauma patients and Hospital Trauma Index. Bull Am College Surg 65: 28
2. Arbeitsgemeinschaft Scoring der DGU (1994) Das Traumaregister der Deutschen Gesellschaft für Unfallchirurgie. Unfallchirurg 97: 230
3. Baker SP, O'Neill B, Haddon W, Long WB (1974) The injury severity score: a method for describing patients with multiple injuries and evaluating emergency care. J Trauma 14: 187
4. Bone LB, Johnson KD, Weigelt J, Scheinberg R (1989) Early versus delayed stabilization of femoral fractures. J Bone Joint Surg 71: 336
5. Bone LB, McNamara K, Shine B, Border J (1994) Mortality in multiple trauma patients with fractures. J Trauma 37: 262
6. Charash WE, Fabian TC, Croce MA (1994) Delayed surgical fixation of femur fractures is a risk factor for pulmonary failure independent of thoracic trauma. J Trauma 37: 667
7. Copes WS, Lawnick M, Champion HR, Sacco WJ (1988) A comparison of Abbreviated Injury Severity Scale 1980 and 1985 versions. J Trauma 28: 78
8. Höntzsch D, Weller S, Engels C, Kaiserauer S (1993) Der Verfahrenswechsel vom Fixateur externe zur Marknagelosteosynthese an Femur und Tibia. Aktuel Traumatol 23: 21
9. Nast-Kolb D (1990) Zur diagnostischen und prognostischen Wertigkeit humoraler und zellulärer biochemischer Faktoren beim Polytrauma. Springer Berlin Heidelberg New York Tokyo (Hefte zur Unfallheilkunde, Bd 131)
10. Nast-Kolb D, Waydhas Ch, Jochum M, Spannagl M, Duswald KH, Schweiberer L (1990) Günstigster Operationszeitpunkt für die Versorgung von Femurschaftfrakturen beim Polytrauma. Chirurg 61: 259
11. Nast-Kolb D, Waydhas C, Jochum M, Duswald K-H, Machleidt W, Fritz H, Schweiberer L (1992) Biochemische Faktoren als objektive Parameter zur Prognoseabschätzung beim Polytrauma. Unfallchirurg 95: 59

12. Nast-Kolb D, Waydhas C, Kanz K-G, Schweiberer L (1994) Algorithmus für das Schockraummanagement beim Polytrauma. Unfallchirurg 97: 292
13. Neudeck F, Obertacke U, Wozasek G, Thurmher M, Schlag G, Schmitt-Neuerburg KP (1994) Pathologische Konsequenzen verschiedener Osteosyntheseverfahren beim Polytraumatisierten. Teil 1: Experimentelle Untersuchungen. Aktuel Traumatol 24: 114
14. Os van JP, Roumen RMH, Schoots FJ, Heystraten FMJ, Goris RJA (1994) Is early osteosynthesis safe in multiple trauma with severe thoracic trauma and pulmonary contusion? J Trauma 36: 495
15. Pape H-C, Regel G, Dwenger A et al. (1993) Influences of different methods of intramedullary femoral nailing on lung function in patients with multiple trauma. J Trauma 35: 709
16. Pape H-C, Remmers D, Regel G, Tscherne H (1995) Pulmonale Komplikationen nach intramedullärer Stabilisierung langer Röhrenknochen. Orthopäde 24: 164
17. Schweiberer L, Nast-Kolb D, Duswald KH, Waydhas C, Müller K (1987) Das Polytrauma – Behandlung nach dem diagnostischen und therapeutischen Stufenplan. Unfallchirurg 90: 529
18. Stürmer KM, Schuchardt W (1980) Neue Aspekte der gedeckten Marknagelung und des Aufbohrens der Markhöhle im Tierexperiment. Unfallheilkunde 83: 346
19. Waydhas C, Nast-Kolb D, Kick M et al. (1994) Operationsplanung von sekundären Eingriffen nach Polytrauma. Unfallchirurg 97: 244
20. Waydhas C, Nast-Kolb D, Kick M et al. (1995) Postoperative Homöostasestörung nach unterschiedlich großen unfallchirurgischen Eingriffen beim Polytrauma. Unfallchirurg 98: 455
21. Wenda K, Ritter G, Degreif J, Ahlers J (1993) Bedeutung der Knochenmarkembolie für die Verfahrenswahl bei Schaftfrakturen. Hefte z Unfallchir 230: 782
22. Wozasek GE, Simon P, Redl H, Schlag G (1994) Intramedullary pressure changes and fat intravasation during intramedullary nailing: an experimental study in sheep. J Trauma 36: 202

# Versorgungsprioritäten bei Wirbelsäulenverletzungen

G. MUHR

BG-Krankenanstalten Bergmannsheil, Gilsingstr. 14, D-44789 Bochum

Verletzungen der Wirbelsäule zählen zu den am häufigsten verspäteten Diagnosen bei Schwer- und Mehrfachverletzten. Liegen gleichzeitig neurologische Symptome vor, so kann diese verspätete Diagnostik zu irreversiblen Dauerfolgen führen. Daher ist bei jeder unfallbedingten Bewußtlosigkeit eine Wirbelsäulenverletzung auszuschließen. Lenworth u. Schwartz berichteten 1986, daß jede 5. Halswirbelsäulenverletzung zunächst klinisch übersehen wurde. Bei Polytraumatisierten muß also so lange eine Wirbelsäulenverletzung angenommen werden, bis diese ausgeschlossen ist.

## Wie geht man diagnostisch vor?

Erste Hinweise gibt die Unfallanamnese. Bei Verkehrsunfällen, Sturz aus größerer Höhe oder Elektrounfällen ist mit einer hohen Inzidenz von Wirbelsäulenverletzungen zu rechnen, die bildgebende Diagnostik ist darauf abzustellen. Sofern an den Schockraum kein Spiral-CT angeschlossen ist, werden Standardröntgenbilder angefertigt. Bei jedem Polytraumatisierten steht an erster Stelle die Röntgenaufnahme des Thorax, danach kommen Schädel und die seitliche Halswirbelsäule, gefolgt von Röntgenbildern des Beckens und der Lendenwirbelsäule. Kritische Stellen, die sich bei der Röntgenuntersuchung verbergen, sind der zervikothorakale Übergang und die obere Brustwirbelsäule. Hier ist auch eine klinische Untersuchung (Diastase der Dornfortsätze) durchzuführen, bei Verdacht sind Schrägaufnahmen, Schichtaufnahmen oder ein Computertomogramm anzufertigen.

Parallel zu diesen Diagnosemaßnahmen läuft die gesamte Therapie der Schockphase ab, die zunächst auf die Sicherung und danach auf die Stabilisierung der Vitalfunktionen abzielt.

Wesentliches Unterscheidungsmerkmal bei Wirbelsäulenverletzungen in dieser frühen Phase ist der Ausschluß oder die Sicherung der Segmentinstabilität. Stabile Wirbelsäulenverletzungen bedürfen beim Schwerverletzten keiner besonderen Therapie, da sie im Rahmen der Gesamtmorbidität nachrangig sind. Sie verzögern weder die Rehabilitation, noch hinterlassen sie Folgeschäden.

Hefte zu „Der Unfallchirurg", Heft 253
Nast-Kolb/Waydhas/Schweiberer (Hrsg.),
Posttraumatisches Multiorganversagen
© Springer-Verlag Berlin Heidelberg 1996

## Wie lassen sich instabile Wirbelsäulenverletzungen erkennen?

Ernsthafte klinische Hinweise auf Wirbelsegmentinstabilitäten sind neurologische Schäden spinaler Ursache, oder schmerzhafte Verschiebungen und Diastasen der Dornfortsätze. Im Röntgenbild ist es die Verschiebung der Wirbelkörper gegeneinander um mehr als 3 mm bei korrekter Zwischenwirbelraumhöhe, eine Flexionsfraktur von über 20°-Achsenknick an der Lendenwirbelsäule, die starke Verbreiterung des prävertebralen Raumes an der Halswirbelsäule, das Klaffen des Zwischenwirbelraumes unter Längszug, sowie all jene Verletzungen, bei denen das mittlere Wirbelsegment (Wirbelkörperhinterwand, Gelenkfortsätze) einbezogen ist. Prinzipiell besteht bei diesen instabilen Wirbelsegmentverletzungen die Gefahr von neurologischen Störungen durch unsachgemäße Lagerung oder Manipulation. Der Instabilitätsgrad ist bei Luxationen am höchsten, gefolgt von Rotationsinstabilitäten (Typ C), Extensionsläsionen (Typ B) und Flexionsverletzungen (Typ A).

## Versorgungszeitpunkt

Naturgemäß steht die definitive Versorgung von instabilen Wirbelsäulenverletzungen nicht im Vordergrund. Während der chirurgischen Behandlungen von Verletzungen des Brustkorbes, des Schädels und des Bauchraumes geschieht die Stabilisierung durch Lagerung oder Zugverband. Während dieser Maßnahmen ist jedoch eine Überdistraktion der Halswirbelsäule sowie eine Rotation von Brust- oder Lendenwirbelsäule strikt zu vermeiden (Halo-/Crutchfield, Schanz-Kragen).

Auch in der Hierarchie der muskuloskeletalen Traumen steht die Versorgung der instabilen Wirbelsäule nach Gefäßverletzungen, Kompartmentsyndromen, offenen Frakturen, Oberschenkel- und Beckenbrüchen sowie dislozierten Gelenkfrakturen. Unabhängig von Zeitpunkt und Art der operativen Versorgung ist primär die dislozierte Wirbelsäule konservativ gedeckt zu reponieren und zu retinieren.

Eine Ausnahme sind Frakturen bei Morbus Bechterew. Die knöcherne Verstarrung der Wirbelsäule bedingt bei Frakturen eine extreme Instabilität mit starker Dislokationstendenz, neurologische Mitverletzungen sind häufig. Instabile Wirbelsäulenverletzungen in dieser Situation haben eine hohe Priorität zur Frühversorgung und bedürfen einer Stabilisation zum frühestmöglichen Zeitpunkt. Sie stehen in der Versorgungshierarchie neben instabilen Becken- und Oberschenkelschaftbrüchen.

Vorzeitige Operationen können auch durch patientenbezogene Indikationen erzwungen werden (Agitation, Alter, Pflegeverbesserung).

Ein besonderes Kapitel sind Wirbelsäulenverletzungen mit Rückenmarksschäden. Die starke Dislokation ohne Bogenbruch, die mit einer mechanischen Zerreißung der spinalen Markstruktur einhergeht, bedingt eine irreversible Lähmung, die Indikation zur Stabilisierung der Wirbelsäule dient einzig pflegerischen Zwecken und ist nachrangig.

Dringliche Indikationen dagegen sind ein freies Intervall bei Auftreten von neurologischen Störungen nach einer Wirbelsäulenverletzung, ein Voranschreiten der Lähmung, offene Wirbelfrakturen, Teillähmungen bei Irreponibilität und rezidivierende Dislokationen. Die Dringlichkeit des Versorgungszeitpunktes ist nach Sicherung der Vitalparameter anzusetzen.

Auf der anderen Seite dürfen diese Eingriffe kein derartiges Operationstrauma hervorrufen, daß die Gesamtprognose des Patienten beeinträchtigt wird.

So zeigte ein Vergleich in einer Patientengruppe mit instabiler Wirbelsäulenverletzung mit schwerem Thoraxtrauma, daß die Letalität der primär operierten Patientengruppe signifikant höher war als die jener Patienten, die einem Sekundäreingriff unterzogen wurden. Dies bedeutet, daß auch unter dem Kriterium der drohenden Querschnittslähmung keineswegs der operative Eingriff das Leben bedrohen darf.

## Versorgungstechnik

Standardmäßig werden Verletzungen der oberen Halswirbelsäule, wie dislozierte Frakturen des 1. und dorsale Frakturen des 2. Halswirbelkörpers, von dorsal her stabilisiert. Überstreckungsbrüche des 2. Halswirbelkörpers sowie Verletzungen der Halswirbelsäule, einschließlich der ersten beiden Brustwirbelkörper, werden von ventral mit Knochenspan und Platte fusioniert. Ausnahmen bilden verhakte Luxationen, die gedeckt oder von ventral irreponibel sind, und einseitige oder doppelseitige Luxationen mit Abbruch der Gelenkfacetten (Nervenwurzelschaden bei ventraler Reposition), die von dorsal operiert werden. Hochgradig instabile Situationen (stark dislozierte Verrenkungen, Fraktur bei Morbus Bechterew) werden von vorne und hinten stabilisiert.

An der Brustwirbelsäule (unterhalb von Th 6) und an der gesamten Lendenwirbelsäule kann innerhalb von 2 Wochen nach der Verletzung eine ausreichende Reposition und Stabilisation durch dorsale Instrumentierung erfolgen. Die Reposition kann durch dosierten Längszug ausreichend den Wirbelkanal freimachen; der Verlust des Repositionsergebnisses wird dadurch vermieden, daß der kraniale Bandscheibenraum instrumentell ausgeräumt und durch autogene Spongiosa aufgefüllt wird. Nur jene Frakturen, die nach der Zweiwochengrenze stabilisiert werden müssen und bei denen nach der Reposition große ventrale Defekte entstehen, werden ventrodorsal stabilisiert.

## Ergebnisse

1993 und 1994 wurde an 166 Patienten eine frakturbedingte Instabilität der Wirbelsäule operativ behandelt. 14,4 % dieser Patienten waren polytraumatisiert, die Letalität dieses Kollektivs war 25 %, bei einer Gesamtpolytraumaletalität von 7,2 %. Wesentlich für das lokale Behandlungsergebnis war, daß Behinderungen in erster Linie durch die Folgen von Schädel-Hirn-Verletzungen und schweren Extremitätenverletzungen, v. a. am Fuß, auftraten, kaum an der Wirbelsäule.

## Schlußfolgerung

Instabile Wirbelbrüche treten bei Polytraumatisierten nur selten auf (14 % im eigenen Kollektiv). Bis auf wenige Ausnahmen (Morbus Bechterew, drohende oder zunehmende Rückenmarklähmung) ist der Versorgungszeitpunkt in der Sekundärphase angesiedelt. Die Ergebnisse sind langfristig als insgesamt gut zu bezeichnen.

## Literatur

Lenworth MJ, Schwartz R (1986) Prospective analysis of acute cervical spine injury: A methodology to predict injury. Ann Emerg Med 35: 85

# Pathologie des Lungenschadens

C.J. Kirkpatrick, C.L. Klein, M. Otto, H. Köhler und F. Bittinger

Institut für Pathologie, Klinikum der Johannes Gutenberg-Universität, Langenbeckstr. 1, D-55101 Mainz

## Einführung

Bei Trauma kommt dem Lungenversagen eine große prognostische Bedeutung zu, welches bei Traumapatienten, die zwischen 2 und 7 Tagen nach dem Trauma sterben, die häufigste Todesursache darstellt [10]. Nicht nur direktes Lungentrauma, sondern auch traumatische Läsionen in anderen Organen ohne primäre Lungenbeteiligung können ein Lungenversagen hervorrufen. Diese beiden Aspekte sind relevant für eine Betrachtung der Pathologie des Lungenschadens, welche nicht nur das morphologische Bild, sondern auch pathogenetische Elemente beinhaltet.

## Morphologische Aspekte

Das klassische Bild des posttraumatischen Lungenversagens ist das "Adult Respiratory Distress Syndrom" (ARDS), das in 2 unterschiedliche Phasen eingeteilt werden kann. Zum einen wird die Frühphase durch ein interstitielles Ödem sowie eine in der Gefäßendstrombahn betonte Sequestrierung von polymorphkernigen Granulozyten (PMN) charakterisiert, während die Spätphase vom Bild des Parenchymumbaus im Sinne einer interstitiellen Fibrose beherrscht wird [11, 12]. Eine zusätzliche Beeinträchtigung der Mikrozirkulation entsteht durch die Bildung von Mikrothromben. Zu diesen typischen Läsionen können hyaline Membranen als Zeichen der Alveolarschädigung sowie pneumonische Veränderungen hinzukommen. Unabhängig vom Stadium besteht eine massive Zunahme des Lungengewichts, begleitet von einer Konsistenzvermehrung des Parenchyms in allen Lungenabschnitten.

## Pathogenetische Aspekte

Unsere Kenntnisse über die Pathogenese des posttraumatischen Lungenversagens basieren auf Beobachtungen *in vivo* (beim Menschen sowie im Tierexperiment) und *in vitro*. Trauma bewirkt eine Gewebezerstörung unterschiedlichen Ausmaßes, welche 2 Hauptreaktionen des Wirtes zur Folge hat. Zum einen wird über eine humoral und zellulär gesteuerte Aktivierung von Mediatorsystemen eine Entzündungsreaktion, SIRS [1], initiiert. Die 2. Reaktion, nämlich eine Reparation, begleitet diese Entzündung, wird von ihr induziert und stellt einen physiologischen Regelkreis mit dem Ziel einer Restitutio ad integrum dar. Diese beiden Elemente geraten jedoch aus noch unvollständig geklärten Ursachen in eine pathologische Phase der Verstärkung, die

Hefte zu „Der Unfallchirurg", Heft 253
Nast-Kolb/Waydhas/Schweiberer (Hrsg.),
Posttraumatisches Multiorganversagen
© Springer-Verlag Berlin Heidelberg 1996

sich nach den massiven Mikrozirkulationsstörungen im Rahmen der Entzündungsreaktion (erhöhte Permeabilität, PMN-Sequestrierung etc.) als unkontrollierte Repa-
rationsfolge im Sinne einer interstitiellen Lungenfibrose manifestiert. Die Rolle von
Zytokinen sowie Sepsis ist Gegenstand intensiver Forschung und hat einen bedeutsa-
men Platz in der pathogenetischen Kette eingenommen [3, 16].

## Die frühe Phase des Lungenschadens

Das früh auftretende interstitielle Ödem weist auf die zentrale Bedeutung der Perme-
abilitätsverhältnisse in der Mikrozirkulation hin, deren strukturelle und funktionelle
Integrität durch die aktivierten PMN-Aggregate beeinträchtigt wird. Die auftretenden Mikrothromben scheinen vorwiegend auf einer Verschiebung des Gleichge-
wichts der pro- und antithrombogenen Funktionen des Endothels zugunsten der
prokoagulatorischen Aktivität zu beruhen.

Die früh erkennbaren Läsionen in den Endothelzellen (EC) der Mikrozirkulation
[8] weisen darauf hin, daß gefäßtoxische Mechanismen aktiviert werden. Den PMN
wird eine zentrale Rolle zugeschrieben, nicht nur als mechanisches Hindernis für die
Mikrozirkulation, sondern vielmehr als Folge ihrer Aktivierung. Zu den wirksamen
Pathomechanismen gehören die Produktion von toxischen Sauerstoffradikalen [17]
sowie Granulozytenenzyme, wie Elastase [13]. Die intravasale Sequestrierung der
PMN ohne nachfolgende Emigration ist sehr charakteristisch und bedarf einer Erklärung. Interleukin 8 (IL-8) könnte eine bedeutsame Rolle spielen, da es ein Endothel-
produkt nach Interaktion mit aktivierten Thrombozyten [6] bzw. nach Zytokinbe-
handlung (z.B. TNF-$\alpha$) [14] ist. Eine hohe intravasale Aktivität von IL-8 könnte eine
Teilerklärung dafür sein, warum die PMN nicht emigrieren, denn IL-8 ist in der Lage,
PMN-EC-Interaktionen zu hemmen [4].

## Die späte Phase des Lungenschadens

Der klassische Befund des fibrotischen Umbaus der Lunge wirft die Frage nach den
verantwortlichen biologischen Signalen und deren Steuerung auf. Die Lunge beim
ARDS bietet zahlreiche Quellen für Wachstumsfaktoren (GF = growth factors), wie
PDGF aus Thrombozyten, EC und Monozyten/Makrophagen (Mo). So kann TNF-$\alpha$
PDGF-Produktion in EC hervorrufen [5], während PMN sowohl PDGF als auch b-
FGF in EC induzieren können [15].

## Pathogenetische Bedeutung der Hypoxie

Es ist offensichtlich, daß ein direktes Thoraxtrauma durch Beeinträchtigung des
respiratorischen Zyklus eine Hypoxie begünstigt. Letzteres ist jedoch auch ein häufiger Zustand bei vielen Formen des Traumas. Hypoxie bewirkt eine Permeabilitätserhöhung der Lungenendstrombahn und ruft somit ein interstitielles Ödem hervor,
welches durch Reduktion der Gasaustauschfunktion die Hypoxie verstärkt und einen
Circulus vitiosus in Gang setzt. Eine weitere Verstärkung der Hypoxie resultiert aus
der vasokonstriktorischen Reaktion der Lungenmikrozirkulation auf die Hypoxie
selber. Dazu kommt eine Heraufregulierung prothrombogener Funktionen des
Endothels bei gleichzeitiger Reduktion der antithrombogenen Aktivitäten [9]. Eben-

falls von hoher Relevanz ist die hypoxieinduzierte Synthese von mitogenen Substanzen [2]. Wichtig ist jedoch, daß kompensatorische Mechanismen im Körper bestehen, um negativen Effekten der Hypoxie entgegenzuwirken. In unserem Labor konnte gezeigt werden, daß das Endothel protektive Mechanismen gegen Hypoxie besitzt. So wird die zytokininduzierte Expression der CAM, ICAM-1 sowie E-Selectin bei Hypoxie herunterreguliert [7].

## Zukünftige Entwicklungen

Viele unserer Kenntnisse entstammen *In-vitro*-Modellen des Endothels in Form makrovaskulärer EC-Kulturen, am häufigsten aus dem venösen Bereich. Obwohl die strukturelle Vielfalt des Endothels in verschiedenen Abschnitten des Gefäßsystems seit langem bekannt ist, wird der funktionellen Heterogenität des Endothels bei der pathogenetischen Interpretation der aus Zellkultur gewonnenen Daten zu wenig Beachtung geschenkt. Dadurch, daß die Mikrovaskulatur ein wesentlicher Ort des Geschehens beim posttraumatischen Lungenversagen ist, müßten solche Kulturmodelle im humanen System etabliert werden. Ferner besteht die Notwendigkeit, die Wechselwirkungen zwischen mikrovaskulärem Endothel und Alveolarepithelzellen im Hinblick auf eine pathogenetisch relevante gegenseitige Beeinflussung zu untersuchen. Dies könnte Gegenstand eines Kokulturmodells sein. Voraussetzung dafür ist jedoch die erfolgreiche Kultivierung dieser Zelltypen in Reinkultur, eine Aufgabe, welche bei der komplexen Mikroanatomie der Lunge noch viele technische Schwierigkeiten bereitet.

## Literatur


1. Bone RC, Balk RA, Cerra FB et al. (1992) Definitions for sepsis and organ failure and guidelines for the use of innovative therapies in sepsis. Chest 101: 1644–1655
2. Dawes KE, Peacock AJ, Gray AJ, Bishop JE, Laurent GJ (1994) Characterization of fibroblast mitogens and chemoattractants produced by endothelial cells exposed to hypoxia. Am J Respir Cell Mol Biol 10: 552–559
3. Endo S, Inada K, Inoue Y et al. (1992) Two types of septic shock classified by the plasma levels of cytokines and endotoxin. Circ Shock 38: 264–274
4. Gimbrone MA, Obin MS, Brock AF et al. (1989) Endothelial interleukin-8: a novel inhibitor of leukocyte-endothelial interactions. Science 246: 1601–1603
5. Hajjar KA, Hajjar DP, Silverstein RL, Nachman RL (1987) Tumor necrosis factor-mediated release of platelet-derived growth factor from cultured endothelial cells. J Exp Med 166: 235–245
6. Kaplanski G, Porat R, Aiura K, Erban JK, Gelfand JA, Dinarello CA (1993) Activated platelets induce endothelial secretion of interleukin-8 in vitro via an interleukin-1-mediated event. Blood 81: 2492–2495
7. Klein CL, Köhler H, Bittinger F, Otto M, Hermanns I, Kirkpatrick CJ (1995) Comparative studies on vascular endothelium in vitro. II. Hypoxia: Its influences on endothelial cell proliferation and expression of cell adhesion molecules. Pathobiology 63: 1–8
8. Mittermayer Ch, Riede UN, Bleyl U, Herzog H, v Wichert P, Riesner K (1978) Schocklunge. Verh Dtsch Ges Pathol 62: 11–65
9. Ogawa S, Shreeniwas R, Brett J, Clauss M, Furie M, Stern DM (1990) The effect of hypoxia on capillary endothelial cell function: modulation of barrier and coagulant function. Br J Haematol 75: 517–524
10. Pape HC, Remmers D, Kleemann W, Goris JA, Regel G, Tscherne H (1994) Posttraumatic multiple organ failure – a report on clinical and autopsy findings. Shock 2: 228–234
11. Riede UN, Joachim H, Hassenstein J, Costabel U, Sandritter W, Augusten P, Mittermayer Ch (1978) The pulmonary air-blood barrier of human shock lungs (A clinical, ultrastructural and morphometric study). Pathol Res Pract 162: 41–72

12. Schlag G, Voigt W-H, Redl H, Glatzl A (1980) Vergleichende Morphologie des posttraumatischen Lungenversagens. Anästh Intensivther Notfallmed 15: 315–339
13. Smedly LA, Tonnesen MG, Sandhaus RA et al. (1986) Neutrophil-mediated injury to endothelial cells. Enhancement by endotoxin and essential role of neutrophil elastase. J Clin Invest 77: 1233–1243
14. Strieter RM, Kunkel SL, Showell HJ, Remick DJ, Phan SH, Ward PA, Marks RM (1989) Endothelial cell gene expression of a neutrophil chemotactic factor by TNF-$\alpha$, LPS, and IL-1$\beta$. Science 243: 1467–1469
15. Totani L, Piccoli A, Pellegrini G, Di Santo A, Lorenzet R (1994) Polymorphonuclear leukocytes enhance release of growth factors by cultured endothelial cells. Arterioscler Thromb 14: 125–132
16. Tracey KJ (1991) Tumor necrosis factor (cachectin) in the biology of septic shock syndrome. Circ Shock 35: 123–128
17. Varani J, Fligiel SEG, Till GO, Kunkel RG, Ryan US, Ward PA (1985) Pulmonary endothelial cell killing by human neutrophils. Possible involvement of hydroxyl radical. Lab Invest 53: 656–663

# Thoraxtrauma und/oder Weichteilschaden als Schrittmacher des posttraumatischen respiratorischen Versagens: Rolle biochemischer Mediatoren in der systemischen Zirkulation und der bronchoalveolären Lavage

U. Obertacke[1], M. Majetschak[*,1], C. Kleinschmidt[*,1], I. Gana Dresen[*,1], F. Neudeck[1], H. Redl[2], M. Jochum[3], K. Hogasen[4], F.U. Schrade[*,1] und K.P. Schmit-Neuerburg[1]

## Einleitung

### Problemstellung

Als Schrittmacher, „Triggermechanismen" oder Prediktoren eines progressiven Lungenversagens sind multiple bzw. stammnahe Frakturen [18], das Thoraxtrauma [1, 6, 27, 29] sowie umfangreiche Weichteilschäden und -nekrosen [5, 10, 13] seit über 20 Jahren, zunächst empirisch, dann aufgrund systematischer klinischer Forschung in der chirurgischen Intensivmedizin des Traumapatienten bekannt. Bei der Erstbeschreibung des Syndroms des akuten progressiven Lungenversagens durch Ashbaugh 1967 [1] hatten 4 der 12 vorgestellten Patienten ein Polytrauma, 7 ein Thoraxtrauma, davon 4 eine diagnostizierte Lungenkontusion. Nur schrittweise gelang die experimentelle Untermauerung bzw. pathophysiologische Unterstützung der klinischen Annahmen [3, 21, 23, 26, 34, 36].

Bei den Forschungsfragestellungen war insbesondere unklar, welche die wirklich pathophysiologisch wirksamen klinischen Substrate sind (Fraktur: z. B. Fettintravasation?, Schmerz?, Blutverlust? etc.; Thoraxtrauma: z. B. Lungenparenchymschaden?, Hypoxämie?, Azidose?, Thoraxwandinstabilität? etc.; Weichteilschaden: z. B. Reperfusionssyndrom, Komplementaktivierung, Infekt etc.) und welcher pathophysiologische Weg dann zum progressiven Lungenversagen führt. Wesentlich erschienen auch Ergebnisse zu differenten posttraumatischen Reaktionsformen lokal in der Lunge bzw. im Systemkreislauf [21, 32, 37].

Die vorliegende Arbeit hat zum Ziel, eine Übersicht über den aktuellen Wissensstand zu liefern.

### Methode der bronchoalveolären Lavage (BAL)

Lokale inflammatorische Reaktionen in der Lunge können in ihren zellulären und humoralen Vorgängen mit der BAL [15, 20, 31] erkannt und quantifiziert werden. Diese Methode beruht darauf, endoskopisch mit einem flexiblen Bronchoskop ein

---

* DFG Klinische Forschergruppe „Schock/Multiorganversagen" im Zentrum für Chirurgie
1 Abteilung Unfallchirurgie, Zentrum Chirurgie, Universitätsklinikum Essen, Hufelandstr. 55, D-45122 Essen
2 Ludwig Boltzmann Institut für experimentelle und klinische Traumatologie, Wien
3 Abteilung Klinische Chemie und Biochemie, Chirurgische Klinik Innenstadt, Ludwig-Maximilians-Universität, Nußbaumstr. 20, D-80336 München
4 Institut für Immunologie und Rheumatologie, Universität Oslo

Hefte zu „Der Unfallchirurg", Heft 253
Nast-Kolb/Waydhas/Schweiberer (Hrsg.),
Posttraumatisches Multiorganversagen
© Springer-Verlag Berlin Heidelberg 1996

Segmentostium des Bronchialbaums zu verschließen und den peripheren bronchoalveolären Lungenanteil mit hohen Instillationsvolumina (>10 × 10 ml NaCl 0,9%) zu spülen.

Rückgewonnen werden Zellen (normal überwiegend Alveolarmakrophagen, weiter PMN-Granulozyten und Lymphozyten), Proteine bzw. Mediatoren sowie Anteile des Lungensurfactant. Alveolarmakrophagen sind eine lungenortsständige Gruppe der mononukleären Phagozyten, deren Funktionen und Reaktionen mit Hilfe der BAL unabhängig und in Gegenüberstellung zu den mononukleären Zellen im peripheren Blut untersucht werden kann. Die Proteine bzw. Mediatoren in der BAL zeigen unterhalb eines Molekulargewichts von etwa 70 000 eine physiologische Verteilung [2, 19]. Bei reaktiven und pathologischen Veränderungen können Protein- und Mediatorkonzentrationen in der BAL und im Blut mit Hilfe von Harnstoff als internem Standard eingeschätzt und verglichen werden [16, 22, 25, 30].

## Weichteilschaden als Schrittmacher des progressiven Lungenversagens

### Problemstellung

Stumpfe Weichteilverletzungen, Verbrennungen, Abszesse und großvolumige Gewebenekrosen sind gesicherte ätiologische Faktoren des posttraumatischen progressiven Lungenversagens [27]. Klinisch imponiert eine überschießende inflammatorische Reaktion [4, 7, 10], die aktuell als "systemic inflammatory response syndrome" (SIRS) bezeichnet wird [4]. Experimentell ließen sich die einer solchen inflammatorischen Reaktion zugrundeliegenden generalisierten Schäden, insbesondere der mikrovaskuläre Permeabilitätsschaden, auf eine Aktivierung des Komplementsystems, in autoptischen und *In-vivo*-Untersuchungen zurückführen [21, 23]. Die besondere pulmonale Manifestation des Schadens, mit BAL-Nachweis der Permeabilitätsschäden und protein- sowie zellreichem Ödem entstand experimentell erst nach zusätzlicher befristeter Hypoxie.

Den sog. Anaphylatoxinen oder Komplementspaltprodukten C3a/C5a kommt in der Ausbildung der generalisierten inflammatorischen Reaktion eine wesentliche pathophysiologische Bedeutung zu: Diese Faktoren entstehen bei der Aktivierung des Komplementsystems, z. B. nach Trauma über den sog. alternativen Weg. Ihre biologischen Wirkungen umfassen die Kontraktur der glatten Muskulatur, die generalisierte vaskuläre Permeabilitätserhöhung, die Bronchokonstriktion, die Chemotaxis und Aggregation von PNM-Granulozyten, sowie die Beeinflussung der Histaminwirkung, des Arachidonsäurestoffwechsels und der Makrophagen [9, 13].

### Klinischer Nachweis der Aktivierung des Komplementsystems

Klinische Untersuchungen bestätigten die Hypothese des Zusammenhangs zwischen Trauma, Komplementaktivierung sowie Hypoxiephasen auf der einen Seite, sowie pulmonaler Permeabilitätsstörungen und Lungenversagen auf der anderen Seite [10, 11, 24, 32, 33, 35].

Es gelang insbesondere der klinische Nachweis einer parallelen Verbesserung der pulmonalen Situation bei nachlassender Komplementaktivierung durch chirurgische Sanierung von nekrotischen bzw. ischämischen Geweben bzw. Extremitäten [5,

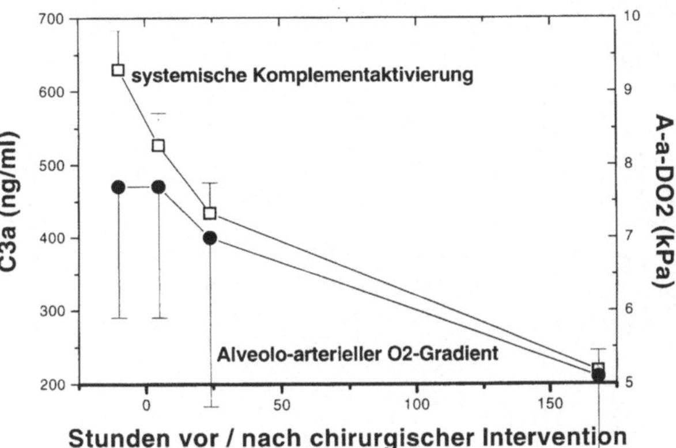



**Abb. 1.** Weichteilschaden als Schrittmacher des Lungenversagens (Klinische Studie): Darstellung der Ergebnisse von Bengtson [5]. Die Daten zeigen ein gleichsinniges Verhalten der C3a-Plasmakonzentration und der alveoloarteriellen Sauerstoffdifferenz bei Patienten mit ischämischen Extremitätenabschnitten vor und nach chirurgischer Intervention

10, 12, 13] (Abb. 1). Eigene Untersuchungen [37] zeigten bei polytraumatisierten Patienten eine Erhöhung der systemischen – und mittels der BAL auch der pulmonalen – C3a-Konzentration in einer Untergruppe mit ausgeprägtem posttraumatischem Lungenversagen.

## Thoraxtrauma als Schrittmacher des progressiven Lungenversagens

### Problemstellung

Es stellten sich bei der Erforschung der Grundmechanismen nach Thoraxtrauma 3 Probleme: Die Frage nach dem eigentlichen wirksamen Agens („Schädigungssubstrat") beim Thoraxtrauma, die Frage nach den pathophysiologischen Mechanismen der klinisch progredienten Verschlechterung der Lungenfunktion, sowie die Frage, ob bei lokalen und systemischen Reaktionen Ursachen und Folgen (und Interaktionen) abzugrenzen sind.

Zur ersten Frage ging nach experimentellen und klinischen Ergebnissen die Hypothese dahin, daß die stumpfe Schädigung des Lungenparenchyms (Lungenkontusion) auslösende und wesentliche Ursache des progressiven posttraumatischen Lungenversagens ist (Übersicht bei [26]). Epiphänomene (Dyspnoe, Hypoxämie etc.), die durch begleitende Thoraxwandverletzungen oder Zusatzverletzungen bedingt waren, konnten jedoch in ihrer Wirkung nur unzureichend abgegrenzt werden.

### Eigene experimentelle Untersuchungen

Unter der oben genannten Annahme wurde ein Großtiermodell (Schwein) mit einseitiger experimenteller Lungenkontusion im Akutversuch (8 h) unter definierter Standardtherapie in Dauernarkose untersucht [26]. Einflüsse von Schmerz, Hypoxämie, alveolärer Hypoventilation, Blutverlust, Thoraxwandinstabilität und Begleitverletzungen waren durch das Studiendesign und die begleitende Standardtherapie ausgeschlossen. Es erfolgte ein umfangreiches kardiopulmonales Monitoring, regelmäßige Blut- und beidseitige BAL-Abnahmen (kontusionierte und kontralaterale Lunge), sowie am Versuchsende eine makro- und mikromorphologische Untersuchung der Lunge [14, 26].

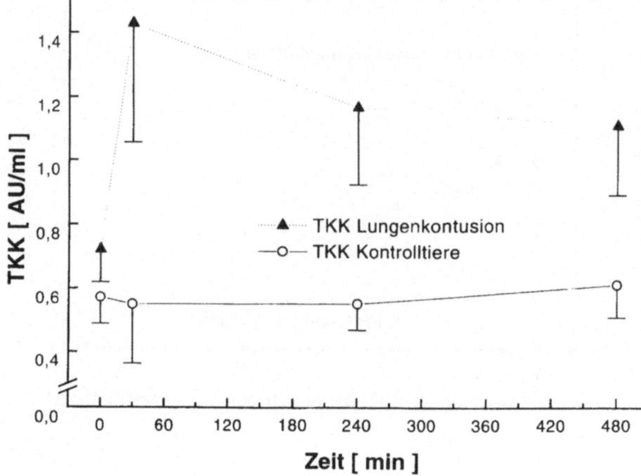


**Abb. 2.** Systemische Komplementaktivierung bei Bestimmung des terminalen Komplementkomplexes (TKK) (experimentelle Studie homolaterale isolierte Lungenkontusion): Die Ergebnisse zeigen eine unmittelbar nach der Lungenkontusion (Zeitpunkt o) einsetzende Aktivierung des Komplementsystems. Der TKK ist als Endstrecke der Komplementaktivierung ein geeignetes Maß für die globale Aktivierung des Systems (K. Hogasen/Oslo)

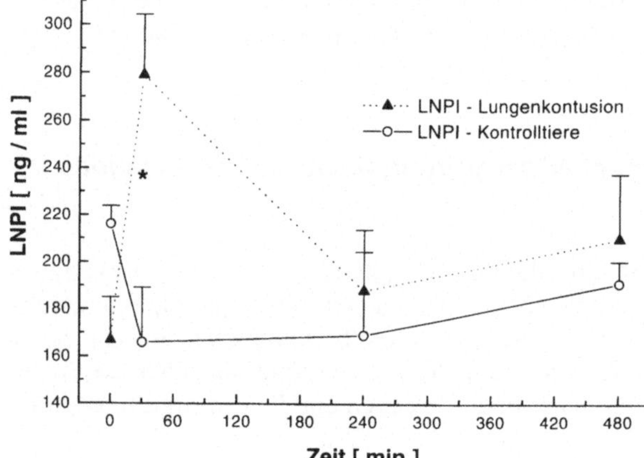


**Abb. 3.** Aktivierung der polymorphkernigen neutrophilen Granulozyten (PMN) anhand der Bestimmung des "leucocyte-neutral-protease-inhibitor" (LNPI) (experimentelle Studie homolaterale isolierte Lungenkontusion): Die Ergebnisse zeigen eine kurzfristig nach der Lungenkontusion (Zeitpunkt o) einsetzende signifikante Aktivierung des peripheren PMN-Zellsystems. (M. Jochum/W. Teschauer/ München)

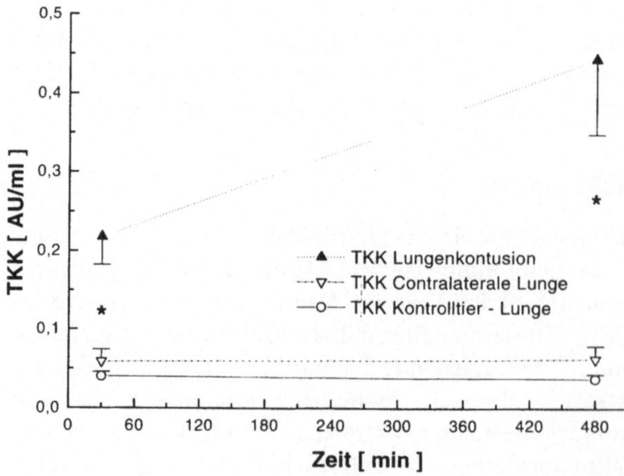


**Abb. 4.** Lokale Komplementaktivierung in der Lunge bei Bestimmung des TKK in der BAL (experimentelle Studie homolaterale isolierte Lungenkontusion): Die Ergebnisse zeigen in der kontusionierten Lunge 30 min nach der Lungenkontusion (Zeitpunkt o) schon eine signifikante Aktivierung des Komplementsystems. Nach 8 h zeigt sich eine weitere Progredienz. In der kontralateralen Lunge und bei den Kontrolltieren findet sich keine Aktivierung des Komplementsystems. (K. Hogasen/Oslo)

**Abb. 5.** Lokale Aktivierung der polymorphkernigen neutrophilen Granulozyten (PMN) in der Lunge bei Bestimmung des relativen PMN-Anteils in der BAL (experimentelle Studie homolaterale isolierte Lungenkontusion): Die Ergebnisse zeigen bereits 30 min nach der Lungenkontusion (Zeitpunkt o) für die kontusionierten Lungen einen signifikanten PMN-Zellinflux, der nach 8 h weiter progredient ist. Nach dieser Zeit ist ebenfalls in der kontralateralen Lunge ein PMN-Influx feststellbar

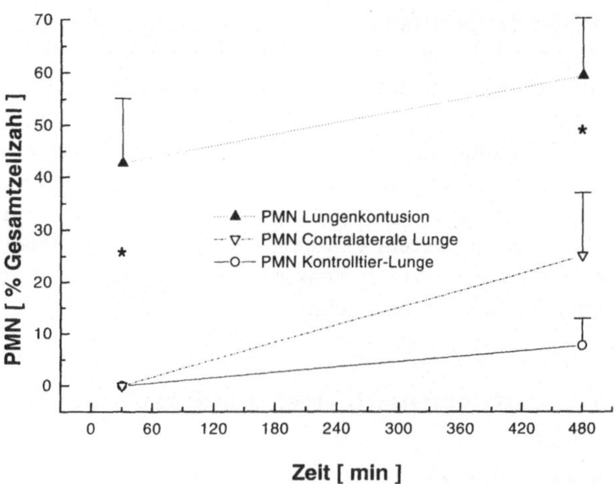


**Abb. 6.** Pulmonal-mikrovaskuläre Permeabilität in der Lunge (experimentelle Studie homolaterale isolierte Lungenkontusion) [Markerprotein Albumin]: Die Ergebnisse zeigen bereits 30 min nach der Lungenkontusion (Zeitpunkt o) für die kontusionierten Lungen einen signifikanten Permeabilitätsanstieg, der nach 8 h weiter progredient ist. Nach dieser Zeit ist ebenfalls in der kontralateralen Lunge ein Permeabilitätsanstieg im Vergleich zu den Lungen der Kontrolltiere feststellbar

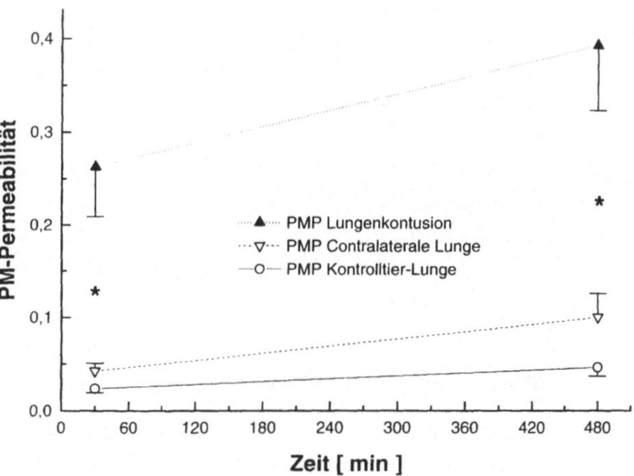


Die Ergebnisse (Abb. 2–6) zeigten in diesem kontrollierten Versuchsaufbau in der Gruppe mit experimenteller Lungenkontusion eine primäre systemische Aktivierung des Komplementsystems und der PMN-Granulozyten, sowie mittels der BAL den Nachweis der lokalpulmonalen Komplementaktivierung, eines alveolären PNM-Influx und einer ausgeprägten pulmonal-mikrovaskulären Permeabilitätserhöhung. Die alveoläre Komplementaktivierung, der lokale PNM-Influx und der pulmonale Permeabilitätsschaden zeigten eine weitere Zunahme innerhalb der 8 h, wobei sich der PMN-Influx und der Permeabilitätsschaden nicht nur in der kontusionierten, sondern nach 8 h auch in der primär unverletzten kontralateralen Lunge ausbildete.

Die Daten wurden dahingehend interpretiert, daß bei der isolierten und einseitigen Lungenkontusion eine unabhängige lokale und systemische Komplementaktivierung mit einer allgemeinen PMN-Aktivierung sowie einer progredienten und umfassenden pulmonalen Permeabilitätsstörung einhergeht. Diese Ergebnisse stützen die Annahme, daß die stumpfe Parenchymverletzung der Lunge der eigentliche Schrittmacher des posttraumatischen progressiven Lungenversagens ist. Klinisch werden sich natürlich die oben genannten Effekte, die durch die Lungenkontusion bedingt sind, zu solchen aufgrund von begleitenden Weichteilschäden (und Frakturen) addieren.

Die Unabhängigkeit der lokal-pulmonalen Aktivierungsprozesse ergibt sich insbesondere durch die Progredienz der pulmonalen Reaktionen bei nur primärer systemischer Aktivierung. Es war jedoch weiter die Frage interessant, ob auch unabhängig von schwerem Thoraxtrauma bzw. der Lungenkontusion die Lunge posttraumatisch eine besondere Reaktionsform – die nicht nur ein Nachvollzug der systemischen Reaktionen ist – zeigt.

## Das posttraumatisch eigenständige privilegierte Kompartiment der Lunge

### Problemstellung

Verschiedene Untersuchungen [8, 16, 25] konnten schon lokalpulmonale Reaktionen der Lunge auf peripheres schweres Trauma zeigen. Der Versuch, über die – unspezifische – Aktivierung des Komplementsystems hinaus, bestimmte Mediatoren bzw. Zytokine dafür verantwortlich zu machen, ergab jedoch kein befriedigendes Bild [17]. Überdies könnten auch alveoläre Mediator- bzw. Zytokinkonzentrationsverläufe aufgrund ihrer nicht klärbaren Herkunft (lokal gebildet oder übergetretener Plasmamediator bei Permeabilitätsschaden) nur indirekt zur Klärung der Unabhängigkeit der pulmonalen Reaktionen beitragen. (Aus diesem Grund wurden weitere Untersuchungen an alveolären Makrophagen als lokal-zelluläre Marker der pulmonalen Reaktion durchgeführt.

### Quantitative "Polymerase Chain Reaction" (PCR) der mRNA der Alveolarzellen

In einer noch laufenden Untersuchung wurden bei polytraumatisierten Patienten ohne schweres begleitendes Thoraxtrauma tägliche Abnahmen von peripherem Blut und BAL vorgenommen. Die mononukleären Zellen im peripheren Blut sowie die Alveolarzellen wurden isoliert und in konstanter Zellzahl lysiert. Nach mRNA-Extraktion und cDNA-Synthese (reverse Transkriptase) erfolgte die quantitative PCR für TNF und weitere Zytokine (IL 6, IL 8, TGFβ), wobei die mRNA von Actin (konstitutiv exprimiertes Gen) als interner Standard genutzt wurde.

Die bisherigen Ergebnisse (Abb. 7) zeigen in den ersten 4 Tagen nach Trauma eine gleichsinnige stetige Zunahme der intrazellulären TNFα-Biosynthese in Blut- und Alveolarzellen. Für das TGFβ ergab sich ebenfalls eine Zunahme der Biosynthese in den Blutzellen, wobei in den Alveolarzellen jedoch die Biosynthese nach primär hohen Werten kontinuierlich abnahm.

Das unterschiedliche Verhalten der Zellen aus Blut und BAL und die unterschiedliche inflammatorische bzw. inhibitorische Aktivität der intrazellulär produzierten Zytokine sprechen für eine Unabhängigkeit der Reaktionsabläufe in den einzelnen Kompartimenten. Der Rückgang der TGFβ-Produktion in den alveolären Zellen kann als protektive Reaktion interpretiert werden, da hohe lokale Konzentrationen pulmonale Fibrosereaktionen bewirken könnten.

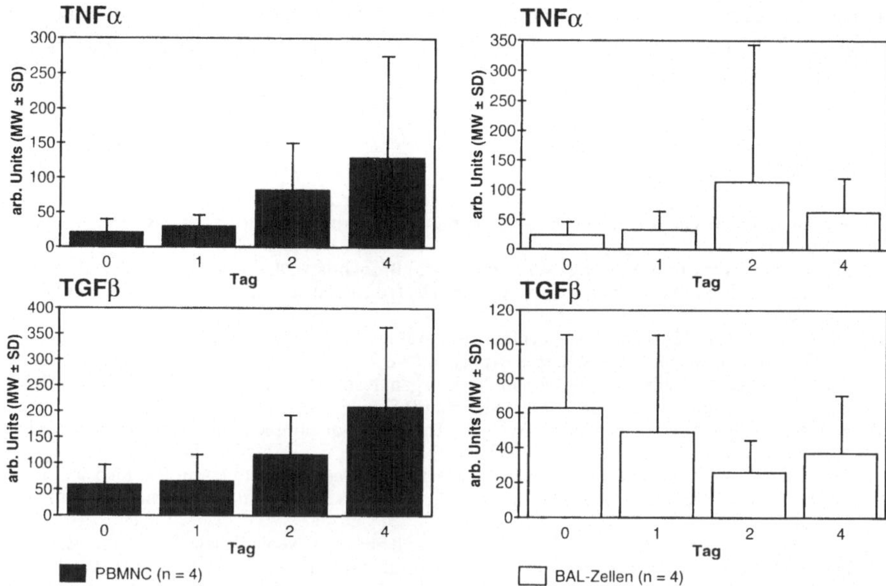

**Abb. 7.** mRNA für TNFα und TGF-β in peripheren Blut-mononukleären Zellen (PBMNC) und BAL-Zellen (klinische Studie Polytrauma) [arbitrary units]: Die Ergebnisse zeigen eine gleichsinnige Zunahme der intrazellulären TNFα-Produktion in den mononukleären Zellen des peripheren Blutes und in den BAL-Zellen. Demgegenüber ist die Produktion von TGFβ in den mononukleären Zellen des peripheren Blutes zunehmend, in den BAL-Zellen jedoch abnehmend

## Diskussion und Zusammenfassung

Große Weichteilverletzungen, Nekrosen, Ischämiegebiete und die Lungenkontusion sind – ebenso wie instabile stammnahe Frakturen – wesentliche Schrittmacher des posttraumatischen progressiven Lungenversagens (Übersicht bei [4, 7]). Der systemischen und pulmonalen Aktivierung von zellulären und humoralen Systemen kommt bei der Ausbildung der posttraumatischen Reaktionen (SIRS) eine besondere Bedeutung zu. Eine begleitende phasenweise Hypoxämie – klinisch nach schwerem Trauma und insbesondere bei der Lungenkontusion immer anzunehmen – führt nach experimentellen Erkenntnissen zu einer besonderen Akzentuierung der posttraumatischen Reaktionen und insbesondere zur Manifestierung des pulmonalen Schadens. Mit der Methode der BAL können dabei lokalpulmonale Reaktionen von systemischen Aktivierungsprozessen abgegrenzt und quantifiziert werden. Die PCR erlaubt zudem, die intrazelluläre Biosynthese von inflammatorischen und inhibitorischen Substanzen in den Zellen und Lunge vergleichend zu untersuchen.

Schweres stumpfes Trauma führt über unterschiedliche Mechanismen zu sekundären bzw. progredienten pulmonalen Schädigungen. Die Ergebnisse der dargestellten Studien sprechen im therapeutischen Sinne für eine prophylaktische Unterstützung der Lunge bzw. frühe Übernahme der Lungenfunktion nach Trauma, für ein sorgsames pulmonales Monitoring, eine frühzeitige Gesamtbehandlungsplanung unter Berücksichtigung der verschiedenen betroffenen Kompartimente und ihren –

aggravierenden – Interaktionen, und der Vermeidung weiterer Komplementaktivierung und Hypoxiephasen durch Beatmung, stammnahe Frakturstabilisierung, Débridement und Revaskularisation [4, 7].

## Literatur


1. Ashbough DG, Bigelow DB, Petty TL, Levine BE (1967) Acute respiratory distress in adults. Lancet 2: 319–323
2. BAL Cooperative Group Steering Committee (1990) Bronchoalveolar lavage constituents in healthy individuals, idiopathic pulmonary fibrosis and selected comparison groups. Am Rev Respir Dis 141: 169–202
3. Barie PS, Minnear FL, Malik AB (1981) Increased pulmonary vascular permeability after bone marrow injection in sheep. Am Rev Respir Dis 123: 648–653
4. Baue AE (1994) Multiple organ failure, multiple organ dysfunction syndrome, and the systemic inflammatory response syndrome where do we stand? Shock 2: 385–397
5. Bengtson A, Holmberg P, Heideman M (1987) The source of complement activation. Br J Surg 74: 697–700
6. Bernard GR, Brigham KL (1985 The adult respiratory distress syndrome. Ann Rev Med 36: 195
7. Border J (1995) Death from severe trauna: open fractures to multiple organ dysfunction syndrome. J Trauma 39: 12–22
8. Dwenger A, Schweitzer G, Funck M (1991) Plasma and bronchoalveolar lavage fluid proteins as markers of increased lung permeability in ARDS as a result of multiple trauma. In: Sturm JA (ed) Adult respiratory distress syndrome. Springer, Berlin Heidelberg New York , pp 215–229
9. Frank MM, Fries LF (1991) The role of complement in inflammation and phagocytosis. Immunol Today 12: 322–326
10. Goris RJA (1990) The adult respiratory distress and multiple organ failure syndrome. Hefte Unfallheilkd 212: 511–519
11. Hällgren R, Samuelsson T, Modig J (1987) Complement activation and increased alveolar-capillary permeability after major surgery and in adult respiratory distress syndrome. Crit Care Med 15: 189–193
12. Heideman M, Norder-Hansson B, Bengtson A, Mollnes TE (1988) Terminal complement complexes and anaphylatoxins in septic and ischemic patients. Arch Surg 123: 188–192
13. Heideman M, Bengtson A (1993) The role of complement. In: Schlag G, Redl H (eds) Pathophysiology of shock, sepsis, and organ failure. Springer, Berlin New York Heidelberg Tokyo, pp 25–35
14. Hellinger A, Konerding M, Malkusch W, Obertacke U, Redl H, Bruch J, Schlag G (1995) Does lung contusion affect both the traumatized and the noninjured lung parenchyma? A morphological and morphometric study in the pig. J Trauma 39/4
15. Hertz MI, Woodward ME, Gross CR, Swart M, Marcy TW, Bitterman PB (1991) Safety of bronchoalveolar lavage in the critically ill, mechanically ventilated patient. Crit Care Med 19: 1526–1532
16. Holter JF, Weiland JE, Pacht ER, Gadek JE, Davis WB (1986) Protein permeability in the adult respiratory distress syndrome – loss of size selectivity of the alveolar epithelium. J Clin Invest 78: 1513–1522
17. Jochum M (1991) Specific proteins of inflammatory cells and $\alpha$-1-Proteinase Inhibitor in alveolar epithelial lining fluid of polytraumatized patients: do they indicate posttraumatic lung failure? In: Sturm J (ed) Adult respiratory distress syndrome. Springer, Berlin Heidelberg New York Tokyo, pp 193–211
18. Johnson KD, Cadambi A, Seibert GB (1985) Incidence of adult respiratory distress syndrome in patients with multiple musculosceletal injuries: effect of early operative stabilization of fractures. J Trauma 25: 375–384
19. Joka Th, Nakhosteen JA, Obertacke U et al. (1988) Beeinflußt die BAL das Milieu in der Alveole? Prax Klin Pneumol 42: 705–710
20. Klech H, Pohl W (1989) Technical recommendations and guidelines for bronchoalveolar lavage (BAL). Report of the European Society of Pneumology Task Group on BAL. Eur Respir J 2: 561–585
21. Larsen GL, Webster RO, Worthen GS, Gumbay RS, Henson PM (1985) Additive effect of intravascular complement activation and brief episodes of hypoxia in producing increased permeability in the rabbit lung. J Clin Invest 75: 902–910
22. Marcy TW, Merrill WW, Rankin JA, Reynolds HY (1987) Limitations of using urea to quantify epithelial lining fluid recovered by bronchoalveolar lavage. Am Rev Respir Dis 135: 1276–1280

23. Nuytinck JKS, Goris RJA, Weerts JGE, Schillings PHM, Schuurmans-Stekhoven JH (1986) Acute generalized microvascular injury by activated complement and hypoxia: The basis of the adult respiratory distress syndrome and multiple organ failure? Br J Exp Pathol 67: 537–548
24. Nuytinck JKS, Goris RJA, Redl H, Schlag G, van Munster PJJ (1986) Posttraumatic complications and inflammatory mediators. Arch Surg 121: 886–890
25. Obertacke U, Joka Th, Kreuzfelder E (1991) Alveolo-capilläre Albumindurchlässigkeit nach Polytrauma – Monitoring durch bronchoalveoläre Lavage. Pneumologie 45: 610–615
26. Obertacke U, Redl H, Schlag G, Schmit-Neuerburg KP (1994) Lokale und systemische Reaktionen nach Lungenkontusion. Hefte Z Unfallchir 240
27. Pepe PE, Potkin RT, Holtman D, Hudson LD, Carrico CJ (1982) Clinical predictors of the adult respiratory distress syndrome. Am J Surg 144: 124–129
28. Petty TL, Fowler AA (1982) Another look at ARDS. Chest 82: 98
30. Rennard SI, Basset G, Lecossier S, O'Donnel KM (1986) Estimation of volume of epithelial lining fluid recovered by lavage using urea als maker of dilution. J Appl Physiol 60: 532–538
31. Reynolds HY (1987) Bronchoalveolar lavage – state of art –. Am Rev Respir Dis 135: 250–263
32. Robins RA, Russ WD, Rasmussen JK, Clayton MM (1987) Activation of the complement system in the adult respiratory distress syndrome. Am Rev Respir Dis 135: 651–658
33. Slotman GJ, Burchard KW, Yellin SA, Wiliams JJ (1986) Prostaglandin and complement interaction in clinical acute respiratory failure. Arch Surg 121: 271–274
34. Till GO, Ward PA (1986) Systemic complement activation and acute lung injury. Federation Proc 45: 13–18
35. Weigelt JA, Chenoweth DE, Borman KR, Norcross JF (1988) Complement and the severity of pulmonary failure. J Trauma 28: 1013–1019
36. Wenda K, Ritter G, Ahlers J, von Issendorf WD (1990) Nachweis und Effekte von Knochenmarkeinschwemmungen bei Operationen im Bereich der Femurmarkhöhle. Unfallchirurg 93: 56–61
37. Zilow G, Joka Th, Obertacke U, Rother U, Kirschfink M (1992) Generation of anaphylatoxin C 3a in plasma and bronchoalveolar lavage fluid in trauma patients at risk for the adult respiratory distress syndrome. Crit Care Med 20: 468–473

# Stellenwert und Indikation der Bauch-/Rückenlage bzw. der Rotation beim posttraumatischen Lungenversagen

M. Imhoff

Chirurgische Klinik, Städtische Kliniken, Beurhausstraße 40, D-44137 Dortmund

## Einleitung

Die Bauchlage wurde erstmals 1974 zur Behandlung des akuten Lungenversagens (ARDS) vorgeschlagen [3]. Obwohl verschiedene tierexperimentelle und klinische Untersuchungen einen günstigen Effekt der Bauchlage auf die Lungenfunktion nachgewiesen haben, kann die Lagerungstherapie noch nicht als eine Standardtherapie im Behandlungskonzept des ARDS angesehen werden [9]. Ein Großteil der Untersuchungen zur Lagerungstherapie wurde in traumatologischen Patientenkollektiven durchgeführt [11]. Nach protrahierter und aggressiver mechanischer Beatmung zeigt sich sowohl in Patienten mit als auch ohne Thoraxtrauma eine Zunahme der Gewebedichte in den dorsalen Lungenarealen, welche mit einer Verschlechterung der Perfusions-Ventilations-Verteilung einhergeht [4, 8]. Insbesondere bei Patienten mit ausgeprägten Perfusions-Ventilations-Verteilungsstörungen erscheint die Lagerungstherapie, insbesondere in Form der Bauchlage, erfolgversprechend. Auch bei Patienten mit Polytrauma überwiegen die sekundären Schädigungen der Lunge, wie Pneumonie, Sepsis, protrahierter Schock, in der Ätiologie des ARDS, wohingegen der Einfluß des direkten Thoraxtraumas schwer zu quantifizieren ist [2]. Ziel der vorliegenden Studie war es, den Effekt der Bauchlage auf die Lungenfunktion im sekundären ARDS zu untersuchen. Um den Einfluß eines direkten Thoraxtraumas auszuschließen, wurde ein ausschließlich abdominalchirurgisches Patientenkollektiv ausgewählt. Aus den Ergebnissen sollte der Stellenwert der Lagerungstherapie in der Behandlung des posttraumatischen und postoperativen Lungenversagens abgeleitet werden.

## Patienten und Methodik

Es wurden 43 Patienten mit schwerem ARDS nach bauchchirurgischen Eingriffen in die prospektive Studie aufgenommen. Alle Patienten (29 männlich, 14 weiblich, Alter 62 Jahre) wiesen einen Murray-Score von 2,5 oder höher über mindestens 12 h vor Einschluß in die Studie auf [7]. Die Grunderkrankungen umfaßten diffuse Peritonitis (11 Patienten), akute nekrotisierende Pankreatitis (7 Patienten), akute gastrotintestinale Blutung (5 Patienten), intestinale Ischämie (2 Patienten), Ösophagusruptur (1 Patient), Ösophaguskarzinom (8 Patienten), Lebertumor (4 Patienten), Magenkarzinom (3 Patienten), Kolonkarzinom (1 Patient), Magenlymphom (1 Patient). Als auslösende Ursache für das ARDS konnte in 23 Fällen eine Pneumonie, 12mal ein septischer Schock und 3mal ein hämorrhargischer Schock festgestellt werden. In 4 Fällen konnte eine eindeutige Ursache des ARDS nicht identifiziert werden.

Hefte zu „Der Unfallchirurg", Heft 253
Nast-Kolb/Waydhas/Schweiberer (Hrsg.),
Posttraumatisches Multiorganversagen
© Springer-Verlag Berlin Heidelberg 1996

Alle Patienten wurden konventionell beatmet (druckkontrollierte Beatmung, PEEP 6–16 mbar, I:E=1:1, $p_{peak}$ <30 mbar) bei einer $FiO_2$ von mehr als 50 %. Konnte unter dieser Beatmung keine Verbesserung der Lungenfunktion innerhalb von 24 h erzielt werden, wurden die Patienten in Bauchlage gebracht. Die Wechsel zwischen Bauch- und Rückenlage erfolgte alle 12 h. Neben der Krankenhausletalität wurden die Lungenfunktion anhand von alveoloarterieller Sauerstoffdifferenz ($AaDO_2$), Oxygenationsquotient ($PaO_2/FiO_2$) und intrapulmonalem Rechts-links-Shunt ($Q_S/Q_T$) bewertet. Alle abgeleiteten Variablen wurden nach Standardformeln berechnet [6].

Alle parametrischen Variablen wurden mit dem Komolgoroff-Smirnoff-Test auf Normalverteilung geprüft. Unterschiede zwischen Mittelwerten wurden bei normalverteilten Variablen mittels t-Test untersucht, wobei die Freiheitsgrade der Varianztestung entsprechend angepaßt wurden. Bei nicht normalverteilten Variablen wurden der Mann-Whitney-U-Test eingesetzt. Der Vergleich multipler Mittelwerte erfolgte mit dem Scheffé-Test. Die Homogeneität der Varianzen wurde mittels Cochrans C, Bartlett-Box F und Hartleys $F_{max}$ überprüft. Vierfeldertafeln wurden mit dem $x^2$-Test auf Signifikanz untersucht. Für Tafeln mit weniger als 20 Fällen wurde Fishers exakter Test benutzt.


## Ergebnisse


Die mittlere Zeit zwischen Auftreten des ARDS und Beginn der Bauchlage lag im Mittel bei 45 (24–232) h. Die initialen Werte im Mittel aller Patienten für $Q_S/Q_T$ lagen über 20 %, für die $AaDO_2$ Über 200 mmHg und für $PaO_2/FiO_2$ unter 160 mmHg.

In Bauchlage zeigten 39 der 43 Patienten eine sofortige, deutliche Verbesserung der Lungenfunktion. Während der ersten 12 h Bauchlage verminderte sich der mittlere $Q_S/Q_T$ von 25,3±7,7 % auf 17,8±6,5 %, die $AaDO_2$ von 235±98 mmHg auf 187±95 mmHg und der $PaO_2/FiO_2$ stieg um fast 30 % von 151±42 mmHg auf 201±58 mmHg. Alle Veränderungen waren signifikant mit $p$ <0,001.

Nach durchschnittlich 9 (2–16) Bauchlagephasen konnten 28 Patienten vom Ventilator entwöhnt werden; 22 Patienten konnten schließlich das Krankenhaus verlassen.

In der Spätphase war die Letalität weniger vom Lungenversagen als von der Grunderkrankung bestimmt; 5 der 6 der Patienten, die nach erfolgreicher Extubation dennoch im Laufe des Krankenhausaufenthalts verstorben, litten an ausgedehnten Malignomen des Magen-Darm-Trakts. Zudem waren unter allen Patienten mit Malignomen die Verstorbenen deutlich älter, obwohl dieser Unterschied nicht signifikant ist (66,3 Jahre vs. 59,7 Jahre; p = 0,15; U-Test).

Um die Unterschiede zwischen Respondern und Nonrespondern besser identifizieren zu können, wurden die Korrelationen zwischen initialem $Q_S/Q_T$, der Zeit zwischen Beginn des ARDS und Beginn der Bauchlage und der relativen Veränderung von $Q_S/Q_T$ in den ersten 12 h untersucht. Die lineare Regression zwischen initialen $Q_S/Q_T$ und relativer Änderung des $Q_S/Q_T$ zeigte einen signifikanten Trend (r = 0,56; p <0,001), welcher darauf hindeutet, daß die Bauchlage besonders bei ausgeprägtem $Q_S/Q_T$ einen günstigen Effekt hat. Weiterhin zeigte sich eine annähernd lineare negative Korrelation zwischen der Zeit bis zum Einsatz der Bauchlage und der Änderung des $Q_S/Q_T$ (r = −0,48; p <0,01), welches auf einen höhere Effizienz in der Frühphase des ARDS hinweist.

Somit können die stärksten Effekte der Bauchlage bei ausgeprägten Perfusions-Ventilations-Verteilungsstörungen und in der Frühphase des ARDS erwartet werden.

Die Nebenwirkungen waren gering und bedeuteten niemals eine Limitierung der Bauchlage. Neben einer geringen Kardiodepression und einer leichten $CO_2$-Retention traten in erster Linie Druckschäden an exponierten Hautarealen (Kinn, Jochbein) insbesondere bei Patienten im septischen Schock auf. Die Bauchlage konnte auch erfolgreich bei Patienten im Rahmen der Etappenlavage bei Peritonitis und in der Frühphase nach großen abdominalchirurgischen Eingriffen durchgeführt werden.

## Diskussion

Die günstigen Ergebnisse der Bauchlage der vorliegenden Untersuchung werden von verschiedenen anderen Studien bestätigt. Insbesondere bei Patienten mit Thoraxtrauma werden hervorragende Wirksamkeit und Überlebensraten berichtet [10, 11]. Aber auch im ARDS nicht-traumatischen Ursprungs kann ein wesentlicher positiver Effekt der Bauchlage festgestellt werden [4, 5]. Obwohl die pathophysiologischen Veränderungen in der Bauchlage im ARDS noch nicht vollständig bekannt sind, können doch klinische und experimentelle Daten eine Reihe von Erklärungsansätzen geben. CT-Studien von ARDS-Patienten zeigen eine Zunahme von Gewebedichte, Ödemformation und Atelektasen in den dorsalen Lungenbezirken [4, 8]. In der Bauchlage kommt es zu einer Umverteilung der Perfusion in die besser ventilierten ventralen Areale mit einer konsekutiven Verbesserung der Perfusions-Ventilations-Verteilung [1]. Im Gefolge kann es zu einer Ödemmobilisierung und schließlich zu einer Wiedereröffnung von Alveolen in den dorsalen Abschnitten der Lunge kommen [10]. Diese Effekte werden verstärkt durch die meist sofort mögliche Reduktion der $FiO_2$, was die negativen Auswirkungen hoher Sauerstoffkonzentrationen minimiert. Trotz der Notwendigkeit weiterer Studien können die Bauchlage im speziellen und die Lagerungstherapie im allgemeinen als gesicherte und akzeptierte Behandlungskonzepte des posttraumatischen und postoperativen ARDS angesehen werden. Diese Konzepte sind relativ einfach und fast überall anwendbar und haben keine bekannten, negativen Effekte auf die strukturelle Integrität der Lunge.

Dennoch muß angemerkt werden, daß die Krankenhausletalität des ARDS-Patienten neben der Schwere der Lungenfunktionsstörung ganz entscheidend von dem Auftreten eines Multiorganversagens und von der Grunderkrankung abhängt.

Kommt es im Gefolge eines Polytraumas mit oder ohne Thoraxverletzung durch eine primäre oder sekundäre Lungenschädigung zu einem akuten Lungenversagen, so kann der folgende therapeutische Algorithmus vorgeschlagen werden:

- Verbessert sich unter konventioneller Beatmung (PCV, PEEP <20 mbar, $p_{peak}$ <30 mbar) die Lungenfunktion nicht innerhalb von 12–24 h, sollte der Patient in Bauchlage gebracht, oder bei Kontraindikationen hierzu einer kinetischen Therapie zugeführt werden.
- Kommt es nach 36–72 h Lagerungstherapie nicht zu einer anhaltenden Verbesserung der Lungenfunktion, erscheint die zusätzliche Anwendung weiterer Therapiemodalitäten (PC-IRV, APRV, NO, PGI2 etc.) sinnvoll und notwendig.

- Allgemeine Therapieprinzipien, wie Flüssigkeitsentzug und Optimierung der Makro- und Mikrozirkulation, gelten auch im Rahmen der Lagerungstherapie.
- Additive Maßnahmen umfassen eine hämodynamische Stützung auf leicht supranormale Werte, Aufrechterhaltung hoher Urinvolumina und ggf. die großzügige Indikation zur Nierenersatztherapie, permissive Hyperkapnie und einen weiten Einsatz der Fiberbronchoskopie.
- Alle ARDS-Patienten sollten gerade in der Initialphase ein umfassendes invasives und nichtinvasives Monitoring einschließlich Pulmonaliskatheter und $etCO_2$ erfahren.

Zusammenfassend zeigt die Untersuchung, daß die Bauchlage und allgemein Lagerungsverfahren zur Therapie des ARDS unabhängig von der Ätiologie geeignet sind. Insbesondere Patienten mit ausgeprägten Perfusions-Ventilations-Verteilungsstörungen und in der Frühphase des ARDS profitieren von der Lagerungstherapie. Wesentliche Nebenwirkungen sind bei korrekter Lagerung nicht zu beobachten. Zudem können Lagerungsmaßnahmen mit jeder anderen Therapiemodalität synergistisch kombiniert werden. Daher sollte die Lagerungstherapie, besonders in Form der Bauchlage, zu den ersten therapeutischen Maßnahmen beim posttraumatischen und postoperativen Lungenversagen gehören.

## Zusammenfassung

Es wurden 43 konsekutive Patienten mit schwerem ARDS in Bauchlage behandelt. Die Lungenfunktion verbesserte sich bei 39 Patienten innerhalb der ersten 12 h der Bauchlage. Die Verbesserungen waren am stärksten bei Patienten mit hohem $Q_S/Q_T$ sowie im Frühstadium des ARDS; 28 Patienten konnten vom Respirator entwöhnt und 22 aus dem Krankenhaus entlassen werden. Die Spätletalität war überwiegend durch die Schwere der Grunderkrankung und zusätzliche Organversagen bedingt. Die Nebenwirkungen der Bauchlage waren gering. Auf dem Boden der klinischen Ergebnisse wird zur Therapie des posttraumatischen Lungenversagens folgender Therapiealgorithmus vorgeschlagen: Falls, unter konservativer Beatmungstherapie, eine Verbesserung der Lungenfunktion nicht innerhalb von 24 h erzielt werden kann, sollte der Patient in Bauchlage gebracht werden. Kann nach 2–3 Phasen der Bauchlage keine anhaltende Verbesserung erzielt werden, sollten weitere Therapiemodalitäten (z. B. PC-IRV, NO) in Ergänzung der Lagerungstherapie eingesetzt werden.

## Literatur

1. Albert RK, Leasa D, Sanderson M, Robertson HT, Hlastala MP (1987) The prone position improves arterial oxygenation and reduces shunt in oleic-acid-induced acute lung injury. Am Rev Respir Dis 135: 628–633
2. Bernard GR, Artigas A, Brigham K et al. (1994) Report of the American-European consensus conference on ARDS: definitions, mechanisms, relevant outcome and clinical trial coordination. Intens Care Med 20: 225–232
3. Bryan AC (1974) Comments of devil's advocate (editorial). Am Rev Respir Dis 110 [Suppl]: 143–144

4. Gattinoni L, Pelosi P, Vitale G, Pesenti A, D'Andrea L, Mascheroni D (1991) Body position changes redistribute lung computed-tomographic density in patients with acute respiratory failure. Anesthesiology 74: 15–23
5. Langer M, Mascheroni D, Marcolin R, Gattinoni L (1988) The prone position in ARDS patients. Chest 94: 103–107
6. Lawin P (1994) Praxis der Intensivbehandlung, 6. Aufl. Thieme, Stuttgart
7. Murray JF, Matthay MA, Luce JM, Flick MR (1988) An expanded definition of the adult respiratory distress syndrome. Am Rev Respir Dis 138: 720–723
8. Rommelsheim K, Lackner K, Westhofen P, Distelmaier W, Hirt S (1983) Das respiratorische Distress-Syndrom des Erwachsenen (ARDS) im Computertomogramm. Anaesth Intensivther Notfallmed 18: 59–64
9. Stoller JK, Kacmarek RM (1990) Ventilatory strategies in the management of the adult respiratory distress syndrome. Clin Chest Med 11: 755–758
10. Thülig B, Hachenberg T, Wendt M, Wiesmann W, Sulkowski U (1991) Beatmung in Bauchlage beim akuten Lungenversagen. Anästhesiol Intensivmed Notfallmed Schmerzther 26: 196–198
11. Walz M, Muhr G (1992) Die kontinuierlich wechselnde Bauch- und Rückenlagerung beim akuten Lungenversagen. Chirurg 63: 931–937

# Neue Behandlungsstrategien beim ARDS: Inhalatives NO und aerosoliertes PGI$_2$

R. ROSSAINT, K. KELLY und K. FALKE

Klinik für Anästhesie und operative Intensivmedizin, Virchov-Klinikum der Medizinischen Fakultät der Humboldt-Universität zu Berlin, Augustenburger Platz 1, D-13353 Berlin

## Einleitung

Das "Acute Respiratory Distress Syndrome" (ARDS) wurde 1967 von Ashbaugh et al. erstmalig als eine durch unterschiedlichste Faktoren ausgelöste unspezifische Reaktion der Lunge beschrieben [1]. Diese Erkrankung, im Deutschen auch als akutes Lungenversagen bezeichnet, ist durch eine anhaltende, ausgeprägte Störung des pulmonalen Gasaustausches, eine reduzierte Lungencompliance, einen pulmonalen Hypertonus und durch ein radiogisch erfaßbares interstitielles und alveoläres Lungenödem charakterisiert [1, 2]. Die Letalität des ARDS liegt auch heute noch allgemein über 50% [3–5]. Einer der Gründe für die hohe Letalität wird außer in dem durch die Grundkrankheit bestimmten deletären Verlauf einiger spezieller Formen des ARDS auch darin gesehen, daß die zur Aufrechterhaltung annähernd normaler Blutgase notwendige, sehr aggressive Beatmung, also die Therapie selbst, zu der Progression des bestehenden Lungenschadens beiträgt. Die erforderlichen hohen Beatmungsdrücke und -volumina führen zu einer Überblähung und mechanischen Schädigung noch gesunder Lungenareale [6] und hohe O$_2$-Konzentrationen haben einen eigenen toxischen Effekt auf das Lungengewebe [7–10]. Diese Faktoren können zu einem verhängnisvollen Circulus vitiosus führen, bei dem die z.T. iatrogen bedingte Zunahme der Lungenschädigung immer höhere inspiratorische O$_2$-Konzentrationen und Beatmungsdrücke erfordert und demzufolge schließlich ein endgültiges Lungenversagen zum Tode führt.

Dieser Circulus vitiosus kann nur durch therapeutische Strategien durchbrochen werden, die die iatrogenen Schädigungsmechanismen deutlich reduzieren oder völlig ausschalten. Mögliche z.Z. angewandte therapeutische Verfahren, von denen man sich eine Reduktion der iatrogenen Schäden verspricht, sind die drucklimitierte Beatmung mit permissiver Hyperkapnie [11–13], seitendifferente Beatmung [14], Seiten- und Bauchlagerung [15, 16], Dehydratation [17, 18] und der extrakorporale Gasaustausch mit Membranlungen [19, 20]. Mit Hilfe der Kombination aller dieser Behandlungsverfahren ließ sich im eigenen Patientengut (n = 150) die Überlebensrate beim schweren ARDS auf etwa 75% erhöhen. Trotzdem sterben somit weiterhin 25% der oftmals sehr jungen Patienten an den Folgen der Hypoxämie bzw. des nachfolgenden Multiorganversagens. Daher besteht die Notwendigkeit, immer wieder neue Therapiestrategien zu entwickeln und hinsichtlich ihres Einflusses auf Morbidität und Letalität dieser lebensbedrohlichen Erkrankung zu überprüfen. Im folgenden sollen erste Erfahrungen mit der Inhalation von Stickstoffmonoxid (NO) und der Aerosolierung von Prostacyclin (PGI$_2$) dargestellt werden.

Hefte zu „Der Unfallchirurg", Heft 253
Nast-Kolb/Waydhas/Schweiberer (Hrsg.),
Posttraumatisches Multiorganversagen
© Springer-Verlag Berlin Heidelberg 1996

## NO: Vorkommen und Physiologie

Stickstoffmonoxid – oder kurz entsprechend seiner chemischen Formel NO genannt – war bis vor wenigen Jahren fast ausschließlich als eine Umweltnoxe bekannt. Dieses Gas entsteht bei den verschiedensten Verbrennungsprozessen und läßt sich in geringen Konzentrationen überall in unserer Atmosphäre nachweisen: So liegen normalerweise in unserer Umgebungsluft Konzentrationen zwischen 10 und 100 parts per billion (ppb) vor. Zigarettenraucher inhalieren dieses Gas in 5000- bis 10000fach höheren Konzentrationen, in Konzentrationen zwischen 600 und 1000 parts per million (ppm) [21].

In den letzten 10 Jahren rückte dieses in hohen Konzentrationen auch karzinogene Gas in den Mittelpunkt vieler wissenschaftlicher Untersuchungen. Furchgott u. Zawadski beschrieben 1980 erstmals, daß die relaxierende Wirkung von Acetylcholin auf isolierte Arterien von einem intakten Gefäßendothel abhängig ist [22]. Sie postulierten, daß die relaxierende Wirkung von Acetylcholin von einem labilen humoralen Faktor, später "endothelium derived relaxing factor" (EDRF) genannt, vermittelt werden müsse. Erst 7 Jahre später, also 1987, berichteten 2 Arbeitsgruppen unabhängig voneinander, daß EDRF und NO identisch seien [23, 24].

Die Bildung des NO erfolgt mittels verschiedener NO-Synthasen über die Oxidation eines der beiden terminalen Guanidino-Stickstoffatome des L-Arginins mit nachfolgender Spaltung des oxydierten L-Arginins in NO und Citruilin [25]. Das in den Gefäßendothelzellen gebildete NO diffundiert als ein sehr lipophiles Molekül von den Endothelzellen hin zu den Gefäßmuskelzellen, wo es zu einer Aktivierung der löslichen Guanylatzyklase führt, die wiederum die Umwandlung von Magnesium-Guanosintriphophat in zyklisches Guanosinmonophosphat [cGMP] stimuliert. Das cGMP vermittelt über die cGMP-abhängige Proteinkinase die Phosporylierung und danach Dephosporylierung der leichten Ketten des Myosins und damit die Relaxation der glatten Muskelzelle [25, 26]. Aber nicht nur Endothelzellen produzieren NO, sondern NO wird u.a. als Neuromodulator von Gehirnzellen [27], von Makrophagen [28] und anderen Zellen nach immunologischer Aktivation als Effektormolekül sowie von Thrombozyten als intrazellulärer Messenger, der die Plättchenaggregation hemmt [29], synthetisiert. Die in den Endothel- und Nervenzellen wie in den Thrombozyten wirksame NO-Synthase wird als „konstitutiv" bezeichnet, ist $Ca^{2+}$ abhängig und setzt kontinuierlich NO frei [25]. Diese basale NO-Sekretion wird durch Bindung von Bradykinin, Histamin und Acetylcholin an Rezeptoren der Endothelzellen kurzzeitig erhöht. Neben dieser „konstitutiven" NO-Synthase existiert in den vaskulären Endothelzellen zusätzlich eine „induzierbare" NO-Synthase, die $Ca^{2+}$ unabhängig ist und alleine für die NO-Biosynthese u.a. in den Makrophagen, neutrophilen Granulozyten, Fibroblasten und Hepatozyten verantwortlich ist. Diese „induzierbare" NO-Synthase wird erst 2–8 h nach Stimulation durch Endotoxin, Tumornekrosefaktor und γ-Interferon aktiviert, wodurch dann allerdings eine NO-Freisetzung über 48 h herbeigeführt wird [25, 30].

Wird NO per inhalationem verabreicht, so diffundiert NO aus den Alveolen ins umliegende Lungengewebe. Hier wird es an den Gefäßmuskelzellen über die gleichen Mechanismen wie das endogen gebildete NO eine Vasodilatation auslösen. Diffundiert das NO ins Lumen der Blutgefäße, so wird NO durch Bindung an das Hämoglobin der Erythrozyten innerhalb von Sekunden inaktiviert, da das Hämoglobinmolekül NO aufgrund einer sehr hohen Affinität sofort bindet [31, 32]. Das entstehende Nitrosylhämoglobin (NOHb) wird in Anwesenheit von Sauerstoff zu Methämoglobin oxydiert, aus dem unter Bildung von Nitrat sehr schnell wieder freies Hb regeneriert wird.

## Selektive pulmonale Wirkung des inhalierten NO

Die Möglichkeit der inhalativen Darreichungsform und die Tatsache der schnellen Inaktivierung des NO führten zu der Hypothese, daß NO per inhalationem geeigneter zur Behandlung des pulmonalen Hypertonus beim ARDS ist als die bisher verwendeten i.v. infundierten Vasodilatatoren. In der Vergangenheit wurde nämlich neben vielen anderen Maßnahmen immer wieder versucht, die pulmonale Hypertonie medikamentös zu beeinflussen. Ziel war es, den pulmonalarteriellen Druck (PAP) zu senken, um einerseits die rechtsventrikuläre Nachlast zu reduzieren und um andererseits die Rückbildung des intraalveolären und interstitiellen Lungenödems zu begünstigen. Die infundierten Vasodilatatoren senkten zwar den PAP, doch aufgrund der diffusen Wirkung auf das Gefäßbett im großen und kleinen Kreislauf waren sie nur sehr eingeschränkt einsetzbar: Im Systemkreislauf verursacht die auftretende Dilatation eine arterielle Hypotonie mit möglichen negativen Folgen für die Durchblutung unterschiedlichster Organe. In der pulmonalen Strombahn führt die globale Gefäßweitstellung zu einer verstärkten Durchblutung intrapulmonaler Shuntareale, wodurch die schon gestörte Oxygenation zusätzlich verschlechtert wird [33–35].

1991 publizierten Frostell et al. eine erste tierexperimentelle Studie, die die obige Hypothese stützte. Sie zeigten, daß bei wachen Schafen eine hypoxische pulmonale Vasodilatation durch die Inhalation von NO aufgehoben werden konnte, ohne daß gleichzeitig der systemarterielle Blutdruck beeinflußt wurde [36]. In einer ersten Kurzzeitstudie an 9 Patienten mit akutem Lungenversagen verglichen wir die Wirkung von niedrig konzentrierter NO-Inhalation (18 und 36 ppm) mit der Wirkung von i.v. infundiertem Prostacyklin (PGI₂) [37]. Die Inhalation von niedrigkonzentriertem NO (18 ppm) senkte den PAP im Vergleich zu den Kontrollen vorher und nachher von 37 auf 30 mmHg. Ein ähnlicher PAP-Abfall trat während der i.v.-Infusion von 4 ng/kg/min PGI₂ auf. Während jedoch PGI₂ den mittleren arteriellen Druck (MAP) reduzierte und das Herz-Zeit-Volumen (HZV) steigerte, veränderte NO weder den MAP noch das HZV, d.h., die NO-Inhalation führte tatsächlich zu einer selektiven pulmonalen Vasodilatation. Überraschenderweise stieg während der NO-Inhalation der PaO₂/FiO₂ in einem klinisch relevanten Ausmaß von 152±15 mmHg auf 199±23 mmHg an, der intrapulmonale Shunt fiel parallel dazu ab. Im Gegensatz dazu sank – wie erwartet – der Sauerstoffpartialdruck im Blut während der PGI₂-Infusion ab, und der intrapulmonale Shunt stieg. Die mit Hilfe der Sechs-Inert-Gas-Eliminationstechnik [38] durchgeführte Analyse des Ventilations-Perfusions-Verhältnisses zeigte, daß die bessere Oxygenation während NO-Inhalation auf einer Abnahme des intrapulmonalen Shunts mit einer Umverteilung der pulmonalen Durchblutung zugunsten ventilierter und mittels inhaliertem NO selektiv vasodilatierter Lungenareale beruhte [37]. Aus diesen Untersuchungen schließt man, daß beim ARDS die Verbesserung des Gasaustausches eher auf eine Optimierung der Ventilations-Perfusions-Verteilungen zurückgeführt werden kann als auf die bronchodilatative Wirkung von NO [39, 40]. In einer weiteren Studie an 10 Patienten mit akutem Lungenversagen untersuchten wir vergleichend den Einfluß der NO-Inhalation und der i.v.-$PGI_2$-Infusion auf die mittels der Thermodilutionsmethode gemessene rechtsventrikuläre Ejektionsfraktion. Die NO-Inhalation erhöhte die rechtsventrikuläre Ejektionsfraktion von 28 auf 32%; vergleichbar verhielt sich die rechtsventrikuläre Ejektionsfraktion während $PGI_2$-Infusion [41]. Auch in dieser Studie blieb während der NO-Inhalation das HZV unverändert und stieg während der $PGI_2$-Infusion an. Dies zeigt, daß bei hämodynamisch stabilen Patienten mit akutem Lungenversagen ein Anstieg der rechtsventrikulären Ejektionsfraktion nicht zwangsläufig auch mit einer Steigerung des HZV verbunden ist. Während bei den bisher durchgeführten Studien mit i.v. gegebenen Vasodilatatoren nie eindeutig entschieden werden konnte, ob nun der Anstieg der rechtsventrikulären Ejektionsfraktion oder aber die linksventrikuläre Nachlastsenkung für die Steigerung des HZV verantwortlich ist, läßt diese Untersuchung eher vermuten, daß die linksventrikuläre Nachlastsenkung während i.v.-Vasodilatatorapplikation zu dem Anstieg des HZV führt.

## Inhaliertes NO: Dosierung-Wirkungs-Analysen

In einer weiteren Studie führten wir Dosis-Wirkungs-Analysen bei 12 Patienten mit ARDS durch. Hierbei zeigte sich, daß die Dosis-Wirkungs-Beziehung im Hinblick auf Oxygenationsverbesserung bzw. pulmonale Drucksenkung unterschiedlich verläuft [42]. So werden nach dieser Untersuchung 50% des Maximaleffekts in bezug auf die Verbesserung der Oxygenation bei ungefähr 100 ppb NO erreicht – einer Konzentration, wie sie nahezu in der normalen Umgebungsluft vorkommt und aufgrund der NO-Bildung im Nasen-Rachen-Raum von uns autoinhaliert wird [43]. Die optimale Konzentration lag bei 10 ppm; Konzentrationen um 100 ppm verbesserten zwar im Vergleich zu den Kontrollwerten den $PaO_2$, jedoch fielen die $PaO_2$-Anstiege geringer als unter 10 ppm NO aus. Im Gegensatz hierzu scheint allerdings der Maximaleffekt im Hinblick auf eine pulmonalarterielle Drucksenkung bei der Inhalation von 100 ppm NO aufzutreten, wobei einschränkend festgestellt werden muß, daß die Autoren keine höheren NO-Konzentrationen getestet haben. Unter diesen Bedingungen konnten 50% des Maximaleffekts mit im Mittel 2–3 ppm NO erreicht werden. Die unterschiedlichen Dosis-Wirkungs-Beziehungen lassen sich möglicherweise durch Diffusion von NO bei Inhalation von sehr hohen NO-Konzentrationen zu Gefäßen in Shuntarealen erklären: Während durch Dilatation von Gefäßen in diesen Lungenbezirken der intrapulmonale Shunt ansteigt und damit konsekutiv der $PaO_2$ wieder abfällt, wird durch diese zusätzliche Dilatation der PAP weiter abfallen.

## Langzeiteffekte des inhalierten NO

Erste therapeutische Anwendungen von NO per inhalationem bei ARDS-Patienten für eine Zeitdauer zwischen 2 und 53 Tagen zeigten, daß die in der Kurzzeitanwendung gefundenen Wirkungen von NO auf PAP und intrapulmonalen Shunt erhalten bleiben und offensichtlich keine Tachyphylaxie auftritt [37, 44–46]. Nebenwirkungen, wie toxisches Lungenödem oder Anstieg des extravaskulären Lungenwassers, wurden während dieser ersten Langzeitanwendungen nicht beobachtet, insbesondere waren in unserem eigenen Patientengut keine Methämoglobinspiegel über 2% zu messen. Vielmehr lassen Untersuchungen von Benzing u. Geiger vermuten, daß die NO-Inhalation über eine Reduktion des pulmonalkapillären Druckes die Auflösung des interstitiellen Lungenödems begünstigt [47]. Allerdings fiel bei der täglichen Überprüfung des NO-Effekts durch kurzfristiges Unterbrechen der NO-Zufuhr auf, daß zumindest bei einigen Patienten ein Reboundphänomen auftritt: Mit Absetzen von NO nach mehrtägiger Inhalation stieg bei einigen Patienten der PAP zunächst überschießend an bzw. fiel der $PaO_2$ drastisch ab, um dann nach variabler Dauer sich wieder auf einen Wert einzupendeln, der zwischen dem während der NO-Inhalation und unmittelbar nach Beendigung der NO-Inhalation lag [44]. Dieses Phänomen läßt sich vermutlich durch einen negativen Feedbackmechanismus erklären, da *In-vitro*-Untersuchungen zeigten, daß die konstitutive wie auch die induzierbare NO-Synthese durch hohe NO-Konzentrationen gehemmt werden [48, 49].

Eine weitere in seiner Bedeutung bisher nicht geklärte Nebenwirkung der NO-Inhalation besteht in der Beeinflussung der Gerinnungszeit. So konnten Högman et al. zeigen, daß bei Kaninchen die Blutungszeit während der Inhalation von 30 ppm NO von $51 \pm 5$ s auf $72 \pm 7$ s anstieg [50]. Ein ähnlicher Effekt auf die Blutungszeit konnte auch bei Probanden beobachtet werden [51]. Ob dies als gewünscht oder als unerwünscht zu betrachten ist, hängt sicherlich von der individuellen Patientensituation ab. Bei blutungsgefährdeten Patienten könnte die NO-Inhalation jedoch daher kontraindiziert sein. Auch wenn die Inhalation von niedrig konzentriertem NO bei Patienten mit schwerem ARDS zu einer selektiven Vasodilatation ventilierter Lungenareale mit konsekutivem, klinisch relevantem $PaO_2$-Anstieg führt, liegen bisher keine prospektiv randomisierten Studien zum Einfluß der NO-Inhalation auf den Krankheitsverlauf bzw. auf die Letalität vor. Da Ergebnisse solcher Studien vor Ablauf der nächsten 2–3 Jahre nicht zu erwarten sind, wurde vorab in unserem eigenen Patientenkollektiv retrospektiv der Effekt der NO-Inhalation hinsichtlich der Letalität überprüft [46]. Es wurden von der Ätiologie und dem Schweregrad des ARDS sowie der Anzahl zusätzlicher Organversagen möglichst übereinstimmende Patienten, die entweder mit NO- oder nicht mit NO-Inhalation behandelt wurden, ausgewählt und "matched pairs" gebildet. Auf diese Weise zeigte sich sowohl bei den mit NO- wie bei den nicht mit NO-Inhalation behandelten Patienten (insgesamt 26 Paaren) eine Überlebensrate von 69 %. Somit muß zum jetzigen Zeitpunkt ein Anstieg der Überlebensrate durch NO-Inhalation als nicht bewiesen gelten.


## Aerosoliertes PGI₂

Ähnlich wie inhaliertes NO scheint auch aerosoliertes $PGI_2$ eine selektive pulmonale Vasodilatation sowie eine Blutflußumverteilung weg von Shuntarealen hin zu normal ventilierten Lungenregionen bewirken zu können [52, 53]. $PGI_2$ ist ein ubiquitär vorkommender potenter Vasodilatator, der hauptsächlich von Endothelzellen gebildet und freigesetzt wird. Genauso wie NO ist $PGI_2$ entscheidend an der Regulation des Gefäßtonus im pulmonalen Stromgebiet beteiligt. Während $PGI_2$ bei einem physiologischen pH einer Halbwertszeit von nur 2–3 min aufweist und spontan zu dem inaktiven Metaboliten 6-keto-prostaglandin-$F_{1a}$ hydrolisiert, bleibt es in einem adäquaten Puffer mit einem pH von ungefähr 10,5 ca. 12 h stabil und kann somit als Aerosol appliziert werden. In der Lunge wirkt Prostacyclin durch Bindung an Prostacyclinrezeptoren an der Zelloberfläche, wodurch es zu einer Aktivierung der Adenylzyklase kommt. Darüber hinaus wird durch $PGI_2$ die endotheliale NO-Freisetzung stimuliert. Erste klinische Kurzzeitapplikationen von aerosoliertem $PGI_2$ lassen vermuten, daß wie bei inhalativem NO eine bestimmte Dosis oder Konzentration von $PGI_2$ zwar eine Oxygenationsverbesserung bewirken kann, aber nicht unbedingt gleichzeitig auch eine pulmonale Drucksenkung herbeiführen muß und vice versa.

So konnte in einer Kasuistik beobachtet werden, daß bei 3 Kindern mit ARDS die Konzentration von aerosoliertem $PGI_2$, die eine maximale Verbesserung der Oxygenation erzielte, nicht gleichzeitig auch eine maximale pulmonale Drucksenkung induzierte [54]. Daher ist zu vermuten, daß es bei höheren Dosen oder auch Konzentrationen von $PGI_2$ zu einer Vasodilatation auch in nicht ventilierten Lungenarealen kommt und somit der intrapulmonale Shunt ansteigt. Da bei diesen 3 Kindern die Maximaleffekte im Hinblick auf Oxygenationsverbesserung und PAP-Senkung bei unterschiedlichen Konzentrationen beobachtet wurden, scheint ebenso wie bei inhaliertem NO vor Therapiebeginn und ggf. während der Behandlung mit $PGI_2$ in Abständen die Durchführung von Dosis-Wirkungs-Untersuchungen sinnvoll.

## Schlußbemerkung

In diesen ersten Studien ermöglichte inhaliertes NO wie auch aerosoliertes $PGI_2$ eine Reduktion der pulmonalen Hypertonie und der inspiratorischen Sauerstoffkonzentration, also eine Korrektur von 2 Faktoren, die mitverantwortlich sein könnten für die bisher schlechten Behandlungsergebnisse des ARDS. Diese Ergebnisse sollten Ausgangspunkt für weitere Studien sein, insbesondere sollte der Einfluß der NO- bzw. $PGI_2$-Therapie auf die Letalität bei Patienten mit ARDS in prospektiv randomisierten Studien untersucht werden. Darüber hinaus sind weitere Untersuchungen zur Toxizität, zur Auswirkung beider Vasodilatatoren auf die Thrombozytenaggregation und auf eine mögliche Interaktion mit der endogenen NO- bzw. Prostacyclinproduktion notwendig. Bis zum Abschluß dieser Untersuchungen ist aus der Sicht des Autors die Inhalation von niedrig konzentriertem NO bzw. die Aerosolierung von $PGI_2$ beim ARDS als experimentell zu betrachten.

## Literatur

1. Ashbaugh DG, Bigelow DB, Petty TL, Levine BE (1967) Acute respiratory distress in adults. Lancet 2: 319–323
2. Zapol WM, Snider MT (1977) Pulmonary hypertension in severe acute respiratory failure. N Engl J Med 296: 476–480
3. Suchyta MR, Clemmer TP, Orme JFJ, Morris AH, Elliott CG (1991) Increased survival of ARDS patients with severe hypoxemia (ECMO criteria). Chest 99: 951–955
4. Tharratt RS, Allen RP, Albertson TE (1988) Pressure controlled inverse ratio ventilation in severe adult respiratory failure. Chest 94: 755–762
5. European ARDS Collaborative Working Group (1988) Adult respiratory distress syndrome (ARDS): Clinical predictors, prognostic factors and outcome. Intensive Care Med 14 [Suppl 1]: A300
6. Kolobow T, Moretti MP, Fumagalli R, Mascheroni D, Prato P, Chen V, Joris M (1987) Severe impairment in lung function induced by high peak airway pressure during mechanical ventilation. An experimental study. Am Rev Respir Dis 135: 312–315
7. Barber RE, Lee J, Hamilton WK (1970) Oxygen toxicity in man. A prospective study in patients with irreversible brain damage. N Engl J Med 283: 1478–1484

8. Gillbe CE, Salt JC, Branthwaite MA (1980) Pulmonary function after prolonged mechanical ventilation with high concentrations of oxygen. Thorax 35: 907–913
9. Neuhof H (1991) Actions and interactions of mediator systems and mediators in the pathogenesis of ARDS and multiorgan failure. Acta Anaesthesiol Seand 35 [Suppl]95: 7–14
10. Nash G, Blennerhassett JB, Pontoppidan H (1967) Pulmonary lesions associated with oxygen therapy and artificial ventilation. N Engl J Med 276: 368–374
11. Lee PC, Helsmoortel CM, Cohn SM, Fink MP (1990) Are low tidal volumes safe? Chest 97: 430–434
12. Hickling KG, Henderson SJ, Jackson R (1990) Low mortality associated with low volume pressure limited ventilation with permissive hypercapnia in severe adult respiratory distress syndrome. Intensive Care Med 16: 372–377
13. Hickling KG, Walsh J, Henderson S, Jackson R (1994) Low mortality rate in adult respiratory distress syndrome using low-volume, pressure-limited ventilation with permissive hypercapnia: A prospective study. Crit Care Med 22: 1568–1578
14. Scherer R (1989) Independent lung ventilation. Int Care World 6: 27–31
15. Fishman AP (1981) Down with the good lung [editorial]. N Engl J Med 304: 537–538
16. Pappen D, Rossaint R, Lopez F, Grüning T, Lewandowski K, Falke K (1992) Prone position in severe ARDS influences ventilation/perfusion relationship of the lung. Intensive Care Med 18 [Suppl 2]: 42 (Abstr)
17. Bone RC (1978) Treatment of adult respiratory distress syndrome with diuretics, dialysis, and positive end-expiratory pressure. Crit Care Med 6: 136–139
18. Rossaint R, Lewandowski K, Pappert D, Slama K, Falke K (1994) Die Therapie des ARDS, Teil I: Aktuelle Behandlungsstrategien einschließlich extrakorporalem Gasaustausch. Anaesthesist 43: 298–308
19. Rossaint R, Slama K, Lewandowski K et al. (1992) Extracorporeal lung assist with heparin-coated systems. Int J Artif Organs 15: 29–34
20. Gattinoni L, Pesenti A, Mascheroni D et al. (1986) Low-frequency positive-pressure ventilation with extracorporeal CO₂ removal in severe acute respiratory failure. JAMA 256: 881–886
21. Norman V, Keith CH (1 965) Nitrogen oxides in tobacco smoke. Nature 205: 915–916
22. Furchgott RF, Zawadzki JV (1980) The obligatory role of endothelial cells in the relaxation of arterial smooth muscle by acetylcholine. Nature 288: 373–376
23. Ignarro LJ, Buga GM, Wood KS, Byrns RE, Chaudhuri G (1987) Endothelium-derived relaxing factor produced and released from artery and vein is nitric oxide. Proc Natl Acad Sci USA 84: 9265–9269
24. Palmer RM, Ferrige AG, Moncada S (1987) Nitric oxide release accounts for the biological activity of endothelium-derived relaxing factor. Nature 327: 524–526
25. Moncada S, Palmer RM, Higgs EA (1991) Nitric oxide: physiology, pathophysiology, and pharmacology. Pharmacol Rev 43: 109–142
26. Brenner BM, Troy JL, Ballermann BJ (1989) Endothelium-dependent vascular responses. Mediators and mechanisms. J Clin Invest 84: 1373–1378
27. Bredt DS, Hwang PM, Snyder SH (1990) Localization of nitric oxide synthase indicating a neural role for nitric oxide. Nature 347: 768–770
28. Hibbs JBJ, Taintor RR, Vavrin Z, Rachlin EM (1988) Nitric oxide: a cytotoxic activated macrophage effector molecule. Biochem Biophys Res Commun 157: 87–94
29. Radomski MW, Palmer RM, Moncada S (1987) The anti-aggregating properties of vascular endothelium: interactions between prostacyclin and nitric oxide. Br J Pharmacol 92: 639–646
30. Hibbs JBJ, Vavrin Z, Taintor RR (1987) L-arginine is required for expression of the activated macrophage effector mechanism causing selective metabolic inhibition in target cells. J Immunol 138: 550–565
31. Gibson OH, Roughton FJW (1957) The kinetics of equilibria of the reactions of nitric oxide with sheep hemoglobin. J Physiol 136: 507–526
32. Rimar S, Gillis CN (1993) Selective pulmonary vasodilation by inhaled nitric oxide is due to hemoglobin inactivation. Circulation 88: 2884–2887
33. Zapol WM, Snider MT, Rie MA, Frikker M, Quinn DA (1985) Pulmonary circulation during adult respiratory distress syndrome. In: Zapol WM, Falke KJ (eds) Acute respiratory failure. Dekker, New York, pp 241–273
34. Radermacher P, Huet Y, Pluskwa F, Herigault R, Mal H, Teisseire B, Lemaire F (1988) Comparison of ketanserin and sodium nitroprusside in patients with severe ARDS. Anesthesiology 68: 152–157
35. Radermacher P, Santak B, Becker H, Falke KJ (1989) Prostaglandin E1 and nitroglycerin reduce pulmonary capillary pressure but worsen ventilation-perfusion distributions in patients with adult respiratory distress syndrome. Anesthesiology 70: 601–606
36. Frostell C, Fratacci MD, Wain JC, Jones R, Zapol WM (1991) Inhaled nitric oxide. A selective pulmonary vasodilator reversing hypoxic pulmonary vasoconstriction. Circulation 83: 2038–2047
37. Rossaint R, Falke KJ, Lopez F, Slama K, Pison U, Zapol WM (1993) Inhaled nitric oxide in adult respiratory distress syndrome. N Engl J Med 328: 399–405

38. Wagner PD, Saltzman HA, West JB (1974) Measurement of continuous distributions of ventilation-perfusion ratios: theory. J Appl Physiol 36: 588–599
39. Dupuy PM, Shore SA, Drazen JM, Frostell C, Hill WA, Zapol WM (1992) Bronchodilator action of inhaled nitric oxide in guinea pigs. J Clin Invest 90: 421–428
40. Högman M, Frostell CG, Hedenstrom H, Hedenstierna G (1993) Inhalation of nitric oxide modulates adult human bronchial tone. Am Rev Respir Dis 148: 1474–1478
41. Rossaint R, Slama K, Steudel W, Gerfach H, Pappen D, Veit S, Falke K (1995) Effects of inhaled nitric oxide on right ventricular function in severe acute respiratory distress syndrome. Intensive Care Med 21: 197–203
42. Gerlach H, Rossaint R, Pappen D, Falke KJ (1993) Time-course and dose-response of nitric oxide inhalation for systemic oxygenation and pulmonary hypertension in patients with adult respiratory distress syndrome. Eur J Clin Invest 23: 499–502
43. Gerlach H, Rossaint R, Pappen D, Knorr M, Falke KJ (1994) Autoinhalation of nitric oxide after endogenous synthesis in nasopharynx. Lancet 343: 518–519
44. Gerlach H, Pappert D, Lewandowski K, Rossaint R, Falke KJ (1993) Long-term inhalation with evaluated low doses of nitric oxide for selective improvement of oxygenation in patients with adult respiratory distress syndrome. Intensive Care Med 19: 443–449
45. Bigatello LM, Hurford WE, Kacmarek RM, Roberts JD Jr, Zapol WM (1994) Prolonged inhalation of low concentrations of nitric oxide in patients with severe adult respiratory distress syndrome. Effects on pulmonary hemodynamics and oxygenation. Anesthesiology 80: 761–770
46. Rossaint R, Gerlach H, Schmidt-Runke H, Pappen D, Lewandowski K, Steudel W, Falke K (1995) Efficacy of nitric oxide inhalation in severe ARDS. Chest 107: 1107–1115
47. Benzing A, Geiger K (1994) Inhaled nitric oxide lowers pulmonary capillary pressure and changes longitudinal distribution of pulmonary vascular resistance in patients with acute lung injury. Acta Anaesthesiol Scand 38: 640–645
48. Rogers NE, Ignarro LJ (1992) Constitutive nitric oxide synthase from cerebellum is reversibly inhibited by nitric oxide formed from L-arginine. Biochem Biophys Res Commun 189: 242–249
49. Assreuy J, Cunha FO, Liew FY, Moncada S (1993) Feedback inhibition of nitric oxide synthase activity by nitric oxide. Br J Pharmacol 108: 833–837
50. Högman M, Frostell C, Arnberg H, Sandhagen B, Hedenstierna G (1994) Prolonged bleeding time during nitric oxide inhalation in the rabbit. Acta Physiol Scand 151: 125–129
51. Högman M, Frostell C, Arnberg H, Hedenstierna G (1993) Bleeding time prolongation and NO inhalation. Lancet 341: 1664–1665
52. Welte M, Zwissler B, Habazettl H, Messmer K (1993) $PGI_2$ aerosol versus nitric oxide for selective pulmonary vasodilation in hypoxic pulmonary vasoconstriction. Eur Surg Res 25: 329–340
53. Walmrath D, Schneider T, Pilch J, Grimminger F, Seeger W (1993) Aerosolised prostacyclin in adult respiratory distress syndrome. Lancet 342: 961–962
54. Pappert D, Busch T, Gerlach H, Lewandowski K, Radermacher P, Rossaint R (1995) Aerosolized prostacyclin versus inhaled nitric oxide in children with severe acute respiratory distress syndrome. Anesthesiology 82: 1507–1511

# Indikation zur extrakorporalen $CO_2$-Elimination und Oxygenierung

M. Haller, J. Briegel, T. Hummel und K. Peter

Institut für Anästhesiologie, Ludwig-Maximilians-Universität München, Klinikum Großhadern, Marchioninistr. 15, D-81377 München

## Einleitung

Nach Einführung der Herz-Lungen-Maschine in die Herzchirurgie in den 50er Jahren lag es nahe, bei Patienten mit schwerer respiratorischer Insuffizienz den Gasaustausch zumindest z.T. in einem extrakorporalen Kreislauf durchzuführen. 1972 erschien der erste Bericht über den erfolgreichen Einsatz beim Menschen [3]. In einer in den 70er Jahren durchgeführten multizentrischen Studie, der sog. "US-ECMO-study", wurden Patienten mit schwerer akuter respiratorischer Insuffizienz entweder konventionell oder zusätzlich mit extrakorporalem Gasaustausch behandelt [12]. In beiden Patientengruppen betrug die Letalität ca. 90 %. Aufgrund dieser Ergebnisse wurde der Einsatz des extrakorporalen Gasaustausches bei akuter respiratorischer Insuffizienz als nicht gerechtfertigt angesehen.

In den darauffolgenden Jahren wurde von der Arbeitsgruppe um Kolobow u. Gattinoni ein anderes Konzept des extrakorporalen Gasaustausches entwickelt, die extrakorporale $CO_2$-Elimination (ECCO$_2$-R, extracorporeal $CO_2$ removal) kombiniert mit einer niederfrequenten mechanischen Beatmung [2]. Im Gegensatz zu den im Rahmen der US-ECMO-Studie verwendeten Systemen verwendeten Gattinoni et al. einen venovenösen Bypass (anstatt eines venoarteriellen), und die Blutflußrate im extrakorporalen Kreislauf war niedriger. Durch die extrakorporale $CO_2$-Elimination sollte die Aggressivität der maschinellen Beatmung reduziert und damit die Lunge geschont werden. Morris et al. führten in den 80er Jahren eine randomisierte Studie [9] mit dem Konzept des extrakorporalen Gasaustauschs durch, wie es Gattinoni beschrieben hatte. Auch in dieser Studie [9] konnte wie in der ursprünglichen US-ECMO-Studie [12] kein Unterschied zwischen der Letalität der mit extrakorporalem Gasaustausch und der konventionell behandelten Patientengruppe gefunden werden, wobei die Letalität insgesamt jedoch niedriger war als in der US-ECMO-Studie. Zu dieser neueren Studie [9] muß kritisch angemerkt werden, daß die verwendete Technik und Ausrüstung nicht dem heutigen Stand der Entwicklung entsprachen und daß ein wesentliches Konzept der von Gattinoni dargestellten Methode, nämlich die Schonung der Patientenlunge, nicht berücksichtigt wurde. So unterschieden sich z. B. die Beatmungsdrücke in der mit extrakorporalem Gasaustausch therapierten Gruppe nicht von denen der konventionell behandelten [9].

Im Gegensatz zu den USA wurde in Europa das Konzept des extrakorporalen Gasaustausches zur Behandlung des ARDS weiterverfolgt [4, 8, 10]. Aktuell stehen Bypassysteme zur Verfügung, die als wesentliche Verbesserung eine kovalente Oberflächenheparinisierung des gesamten Systems (Kanülen, Schläuche, Membranlungen) aufweisen. Dadurch entfällt die aggressive Antikoagulation, die bei nicht-hepa-

Hefte zu „Der Unfallchirurg", Heft 253
Nast-Kolb/Waydhas/Schweiberer (Hrsg.),
Posttraumatisches Multiorganversagen
© Springer-Verlag Berlin Heidelberg 1996

rinisierten Systemen erforderlich ist und zu erheblichen Blutungskomplikationen führen kann. Die dicklumigen Kanülen, die früher operativ gelegt wurden, können dank geeigneter Punktionssets heute mittels Seldinger-Technik perkutan eingeführt werden. Aufgrund der verbesserten technischen Möglichkeiten kann der extrakorporale Kreislauf über einen sehr langen Zeitraum aufrecht erhalten werden (bis zu 104 Tagen im eigenen Krankengut [1]). Insgesamt ist die Behandlung der pulmonalen Gasaustauschstörung im Rahmen des ARDS mittels ECMO jedoch wenig standardisiert und hat nach wie vor experimentellen Charakter.

Die vielen für den extrakorporalen Gasaustausch in der Literatur verwendeten Abkürzungen wie ECLS (extracorporeal life support), ECLA (extracorporeal lung assist), $ECCO_2$-R (extracorporeal $CO_2$ removal) verwirren und sind sachlich wenig begründet. Mit der unterschiedlichen Namensgebung soll in einigen Fällen eine bestimmte Teilleistung des Bypass betont werden, wie im Fall des $ECCO_2$-R die $CO_2$-Elimination. Im Prinzip unterscheiden sich die beschriebenen Systeme jedoch lediglich in den angewendeten Blut- und Gasflüssen, im Gefäßzugang etc., wobei immer sowohl oxygeniert als auch $CO_2$ eliminiert wird. Im folgenden soll für den extrakorporalen Gasaustausch in allen Varianten der Begriff ECMO (extracorporeal membrane oxygenation) verwendet werden.

## Indikation zur ECMO

Da ECMO ein aufwendiges und u.U. mit schwerwiegenden Komplikationen behaftetes Verfahren ist, muß es ein wesentliches Ziel sein, die Patienten zu erkennen und zu selektieren, die von ECMO profitieren. Sowohl die Einschlußkriterien als auch die Kontraindikationen zur ECMO differieren von Zentrum zu Zentrum, sie basieren jedoch in mehr oder minder modifizierter Form auf den Ein- und Ausschlußkriterien der US-ECMO-Studie [12]. Dort wurden die Patienten, die akut durch eine Hypoxämie bedroht waren, bei fehlender Kontraindikation nach den sog. „Fast-entry-Kriterien" behandelt. Die restlichen Patienten wurden dann als Kandidaten für ECMO akzeptiert, wenn sich ihre Gasaustauschstörung trotz maximaler konventioneller Therapie nicht in einem bestimmten Zeitraum besserte (Tabelle 1).

**Tabelle 1.** Aus- und Einschlußkriterien der US-ECMO-Studie [12]. (*POP* pulmonaler Verschlußdruck, $Q_S/Q_T$ Shuntfraktion, *HZV* Herz-Zeit-Volumen)

Ausschlußkriterien
- Dauer der Lungenerkrankung >21 d
- POP >25 mmHg
- Chronische Systemerkrankung (z. B. irreversible ZNS-Schädigung, chronische Lungenerkrankung, fortgeschrittenes Malignom, chronische Herz-, Leber- oder Niereninsuffizienz, schwere Verbrennungen)

*Einschlußkriterien*
- Fast entry
  $PaO_2$ >50 mmHg über >2 h bei $FiO_2$ = 1,0 und PEEP ≥5 cm $H_2O$
- Slow entry
  $PaO_2$ >50 mmHg über >12 h bei $FiO_2$ = 0,6 und PEEP ≥5 cm $H_2O$ und $Q_S/Q_T$ >30% des HZV nach maximaler konventioneller Therapie >48 h

**Tabelle 2.** Kontraindikationen und Einschlußkriterien (Institut für Anästhesiologie der Ludwig-Maximilians-Universität München). (*AMV* Atemminutenvolumen, *PIP$_{AW}$* Atemwegsspitzendruck, *C$_{sst}$* quasistatische Compliance, *Q$_S$/Q$_T$* Shuntfraktion)

Kontraindikationen:
- Absolut
  Nicht behandelbares Grundleiden
  Höhergradige Herzinsuffizienz
  Schwere chronische respiratorische Insuffizienz
- Relativ
  Intrazerebrale oder andere schwer beherrschbare Blutung
  Länger bestehendes ARDS (Wochen)
  Immunsuppression
  Hohes Lebensalter

*Einschlußkriterien:*
- Fast entry
  Keine akut behebbare Ursache der Hypoxämie
  P$_a$O$_2$ <50 mmHg über >2 h bei FiO$_2$ = 1,0 und PEEP $\geq$10 mbar
- Slow entry
  Keine Besserung unter konventioneller Therapie nach 24–96 h und P$_a$O$_2$/FiO$_2$ <150 mmHg bei PEEP >10 mbar
  P$_a$CO$_2$ >60 mmHg bei AMV >200 ml/kg und PIP$_{AW}$ >40 mbar
  C$_{sst}$ <30 ml/mbar
  Q$_S$/Q$_T$ >30%

Beispielhaft für eine Modifikation dieser Kriterien sind in Tabelle 2 die Ein- und Ausschlußkriterien dargestellt, die auf unserer Intensivstation Gültigkeit besitzen. Hat ein Patient keine Kontraindikation und erfüllt die Fast-entry-Kriterien (d.h. liegt eine lebensbedrohliche Hypoxämie vor), muß zunächst eine akut behebbare Ursache für die Einschränkung des pulmonalen Gasaustausches ausgeschlossen werden, wie:

- Pneumo-, Sero-, Hämatothorax,
- kardiale Dekompensation,
- Volumenüberladung des Patienten,
- Atelektasen,
- massiv erhöhter intraabdomineller Druck,
- technische Probleme (künstlicher Luftweg, Beatmungsgerät etc.)

Wenn eine solche nicht vorliegt, wird der Patient mit ECMO behandelt. Nach den „Slow-entry-Kriterien" wird ein Patient mit ECMO behandelt, wenn der pulmonale Gasaustausch trotz optimaler konventioneller Therapie über einen Zeitraum von wenigen Tagen keine Tendenz zur Besserung zeigt. Bei dieser Patientengruppe ist das Ziel, die unerwünschten Wirkungen der maschinellen Beatmung zu minimieren. Die partielle Übernahme des Gasaustausches durch den extrakorporalen Kreislauf ermöglicht es, die Aggressivität der Beatmung zu reduzieren.

Vor allem bei den Patienten, die nach den „Slow-entry-Kriterien" mit extrakorporalem Gasaustausch behandelt werden sollen, müssen die Vorteile, die ECMO bietet, gegenüber den Gefahren durch ECMO sorgfältig abgewogen werden. Das Verfahren des extrakorporalen Gasaustausches ist auch heute noch mit z.T. schwerwiegenden Komplikationen behaftet. Diese müssen dem potentiellen Nutzen für den Patienten gegenübergestellt werden.

## Behandlungsergebnisse

Die Ergebnisse, die von den europäischen ECMO-Zentren bis 31.12.1994 erzielt wurden, sind in Tabelle 3 dargestellt. Mit einer Überlebensrate von 51% sind die Ergebnisse besser als die in aktuellen Studien zur Letalität der akuten respiratorischen Insuffizienz berichteten (60–70%, [6, 11]). Interessanter als die Überlebensraten der mit ECMO behandelten Patienten ist jedoch die Letalität im Gesamtkollektiv der ARDS Patienten. In Abb. 1 sind die Behandlungsergebnisse von Patienten mit schwerem ARDS auf unserer Intensivstation in den ersten 3 Jahren seit der Erweiterung des Therapiekonzepts durch ECMO dargestellt. Erwähnenswert ist, daß aus diesem Patientenkollektiv kein Patient am respiratorischen Versagen starb. Dies steht im Gegensatz zu den US-amerikanischen Studien: bei 94% [12] bzw. 84% [9] der verstorbenen Patienten lag als Todesursache ein respiratorisches Versagen vor. Im Wissen um den eingeschränkten Wert historischer Kontrollkollektive ist dennoch interessant, daß im eigenen Krankengut die Letalität von konstant ca. 45% in den Jahren 1986–1991 auf ca. 30% in den Jahren 1992–1995 gesenkt werden konnte.

Die wesentlichen Bestandteile unseres „konventionellen" Regimes zur Behandlung des ARDS sind:

- Druckkontrollierte (inverse ratio) Beatmung,
- permissive Hyperkapnie ($P_aCO_2$ 50–70 mmHg, $pH_a$ >7,3),
- Beatmung in Bauchlage,

| | $n$ | Überlebende | |
|---|---|---|---|
| | | $n$ | (%) |
| Berlin | 49 | 27 | (55%) |
| Freiburg | 31 | 15 | (48%) |
| Kuopi (SF) | 6 | 1 | (17%) |
| Mailand/Monza | 98 | 43 | (44%) |
| Mannheim | 9 | 4 | (44%) |
| Marburg | 165 | 97 | (56%) |
| München | 21 | 17 | (81%) |
| Paris (bis 31.12.1993) | 64 | 27 | (42%) |
| Stockholm | 26 | 9 | (35%) |
| Gesamt | 469 | 240 | (51%) |

**Tabelle 3.** Ergebnisse der europäischen ECMO-Zentren bis 31.12.1994. [Pappert D, persönliche Mitteilung (1995)]

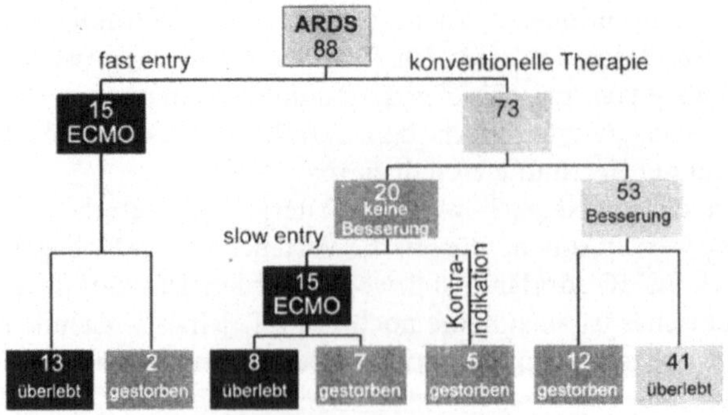

**Abb. 1.** Ergebnisse der Behandlung von Patienten mit ARDS (Institut für Anästhesiologie der Ludwig-Maximilians-Universität München, März 1992 bis Dezember 1995). Die Überlebensrate betrug insgesamt 62/88 Patienten (70%), bei den mit ECMO behandelten Patienten 21/30 (70%) und bei den konventionell therapierten Patienten (inklusive den 5 Patienten, die eigentlich die ECMO-Einschlußkriterien erfüllten, aber wegen Kontraindikationen nicht mit ECMO behandelt wurden) 41/58 (71%)

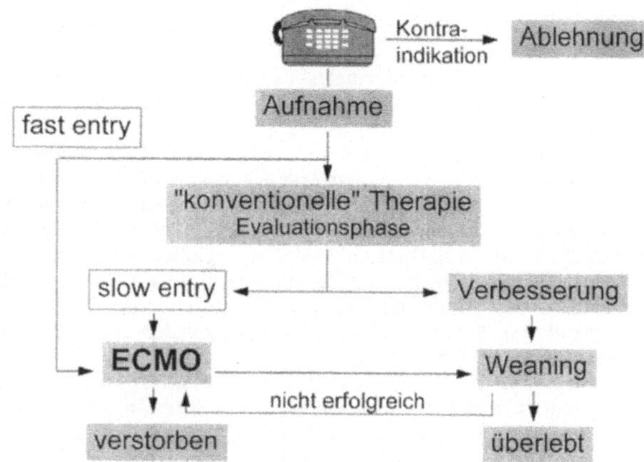


**Abb. 2.** Algorithmus zur Behandlung von Patienten mit ARDS (Mod. nach [7])

- negative Flüssigkeitsbilanz (forcierte Diurese/Hämofiltration),
- adäquate antimikrobielle Therapie,
- selektive Darmdekontamination,
- Hydrocortison-Substitution (Patienten im septischen Schock),
- optional: Stickstoffmonoxid (NO), PGI$_2$-Aerosol [PGI$_2$ = Prostaglandin I$_2$ (Prostacyclin)]

Das Vorgehen bei der Indikationsstellung zur ECMO ist Abb. 2 zu entnehmen (der Algorithmus ist in dieser Form zuerst von der Berliner Arbeitsgruppe um Falke vorgeschlagen worden [7]).

## Zusammenfassung

Eine Verbesserung der Überlebensraten von Patienten mit schwerem ARDS durch den Einsatz von ECMO konnte bisher in kontrollierten Studien nicht nachgewiesen werden. Dennoch scheint in einigen Zentren eine Senkung der Letalität dieser Patienten durch die Anwendung des extrakorporalen Gasaustausches gelungen zu sein. Diesen akut bedrohten Patienten eine solche Behandlungsoption vorzuenthalten ist unserer Auffassung nach ethisch bedenklich und eine kontrollierte Studie unter diesen Bedingungen fragwürdig. Ziel muß sein, diejenigen Patienten zu identifizieren, die von ECMO profitieren. Dies läßt sich evtl. durch genaue Dokumentation und wiederholte Auswertung der Daten von ARDS Patienten möglichst auf multizentrischer Basis im Sinne einer prospektiven Observationsstudie erreichen, wie von der Berliner Arbeitsgruppe vorgeschlagen [5]. Der Erfolg oder Mißerfolg der Therapie mit ECMO liegt letztlich, wie dies auch für andere Behandlungsverfahren zutrifft, in der adäquaten Indikationsstellung begründet.

## Literatur


1. Forst H, Manert W, Niedermeier A et al. (1994) Extrakorporale Lungenersatztherapie in München. In: Peter K, Lawin P, Briegel J (Hrsg) Intensivmedizin 1994. Organdysfunktionen. Thieme, Stuttgart, S 148–157
2. Gattinoni L, Pesenti A, Mascheroni D et al. (1986) Low-frequency positive-pressure ventilation with extracorporeal $CO_2$ removal in severe acute respiratory failure. JAMA 256: 881–886
3. Hill JD, O'Brien TG, Murray JJ et al. (1972) Prolonged extracorporeal oxygenation for acute post-traumatic respiratory failure (shock-lung syndrome). N Engl J Med 286: 629–634
4. Knoch M, Köllen B, Dietrich G, Müller E, Mottaghy K, Lennartz H (1992) Progress in veno-venous long-term bypass techniques for the treatment of ARDS-controlled clinical trial with the heparin-coated bypass circuit. Int J Artif Organs 15: 103–108
5. Lewandowski K, Falke KJ (1995) An imperative for scrutinizing extracorporeal membrane oxygenation. Curr Opin Crit Care 1: 62–70
6. Lewandowski K, Metz J, Deutschmann C et al. (1995) Incidence, severity, and mortality of acute respiratory failure in Berlin, Germany. Am J Respir Crit Care Med 151: 1121–1125
7. Lewandowski K, Rossaint R, Falke KJ (1994) Step-by-step treatment of acute respiratory distress syndrome. In: Reinhart K, Eyrich K, Sprung C (eds) Sepsis. Current perspectives in pathophysiology and therapy. Springer, Berlin Heidelberg New York Tokyo, pp 539–548
8. Manert W, Haller M, Briegel J et al. (1996) Veno-venöse extrakorporale Membranoxygenierung (ECMO) mit heparinbeschichtetem Bypassystem: Eine effektive Erweiterung bei der Behandlung des akuten Lungenversagens (ARDS). Anaesthesist (im Druck)
9. Morris AH, Wallace CJ, Menlove RL et al. (1994) Randomized clinical trial of pressure-controlled inverse ratio ventilation and extracorporeal $CO_2$ removal for adult respiratory distress syndrome. Am J Respir Crit Care Med 149: 295–305
10. Rossaint R, Lewandowski K, Pappert D, Slama K, Falke K (1994) Die Therapie des ARDS, Teil 1: Aktuelle Behandlungsstrategien einschließlich des extrakorporalen Gasaustauschs. Anaesthesist 43: 298–308
11. Vasilyev S, Schaap RN, Mortensen JD (1995) Hospital survival rates of patients with acute respiratory failure in modern respiratory intensive care units: An international, multicenter, prospective survey. Chest 107: 1083–1088
12. Zapol WM, Snider MT, Hill JD et al. (1979) Extracorporeal membrane oxygenation in severe acute respiratory failure. JAMA 242: 2193–2196

# Springer-Verlag und Umwelt

Als internationaler wissenschaftlicher Verlag sind wir uns unserer besonderen Verpflichtung der Umwelt gegenüber bewußt und beziehen umweltorientierte Grundsätze in Unternehmensentscheidungen mit ein.

Von unseren Geschäftspartnern (Druckereien, Papierfabriken, Verpackungsherstellern usw.) verlangen wir, daß sie sowohl beim Herstellungsprozeß selbst als auch beim Einsatz der zur Verwendung kommenden Materialien ökologische Gesichtspunkte berücksichtigen.

Das für dieses Buch verwendete Papier ist aus chlorfrei bzw. chlorarm hergestelltem Zellstoff gefertigt und im pH-Wert neutral.